冯欣源博士写给新手妈妈的育儿启蒙书

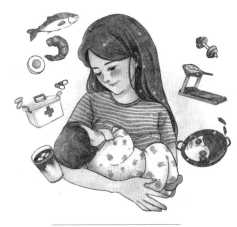

冯欣源 ◎著

母乳的秘密

——一本很香很甜的书

U0391221

 贵州科技出版社

图书在版编目（CIP）数据

母乳的秘密：一本很香很甜的书 / 冯欣源著 . --
贵阳：贵州科技出版社，2021.9
（冯欣源博士写给新手妈妈的育儿启蒙书）
ISBN 978-7-5532-0965-4

Ⅰ.①母… Ⅱ.①冯… Ⅲ.①母乳喂养—基本知识
Ⅳ.①R174

中国版本图书馆 CIP 数据核字（2021）第 165102 号

母乳的秘密：一本很香很甜的书
MURU DE MIMI　YIBEN HENXIANG HENTIAN DE SHU

出版发行	贵州科技出版社
地　　址	贵阳市中天会展城会展东路 A 座（邮政编码：550081）
网　　址	http://www.gzstph.com
出 版 人	朱文迅
经　　销	全国各地新华书店
印　　刷	贵州新华印务有限责任公司
版　　次	2021 年 9 月第 1 版
印　　次	2021 年 9 月第 1 次
字　　数	292 千字
印　　张	20.5
开　　本	710 mm × 1000 mm　1/16
书　　号	ISBN 978-7-5532-0965-4
定　　价	88.00 元

天猫旗舰店：http://gzkjcbs.tmall.com
京东专营店：http://mall.jd.com/index-10293347.html

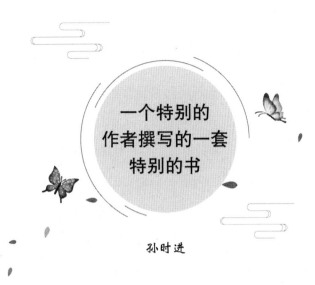

一个特别的作者撰写的一套特别的书

孙时进

　　冯欣源博士早就告诉我，她有一个雄心勃勃的著述计划，要撰写一套专为新手妈妈准备的系列丛书，要我写几句话作为序言。作为她的博士后导师，我自然责无旁贷。我粗略翻读了一下她发给我的书稿，感慨良多！这是一个特别的博士后妈妈撰写的一套特别的书。

　　我先说本书的作者，我的这个博士后学生的特别之处。

　　冯欣源无疑是我的学生中最特别的一个，因为她是带着两个孩子来复旦大学报到读书的，还不时带着孩子参加各种会议和活动。我常常一边跟她谈研究事宜，一边帮她哄孩子。我曾试图帮她寻找保姆帮助她带娃，毕竟学业有一定压力。她却婉言谢绝，原来她在拿自己的两个孩子进行儿童心理学的实验研究。而且我后来才知道，她还在拿自己做实验，探索当代中国职业女性究竟能不能同时扮演好母亲和职场竞争者双重角色，在事业和家庭这个被大多数女性认为是难以调和的矛盾中求得一种双赢的和谐均衡。

　　对于冯欣源的这种做法，我一开始是充满好奇和同情的，但后来我慢慢领悟到了她这样做的深意和精神价值。我们都知道，目前社会上愿意自己带孩子、做全职妈妈的年轻女性越来越少，尤其是高学历的女性；把孩子交给爷爷奶奶、外公外婆带，基本上已经成为我们这个社会的一种新常态，尽管人们知道"隔代养育"存在种种问题。

我也了解冯欣源和她丈夫小罗两大家族的情况，他们的父母都是高级知识分子，而且大都已经退休在家。他们夫妻二人完全可以把孩子交给双方的父母，或者请父母帮助自己带孩子，并且双方的父母也都希望如此。但他们夫妻完全不要父母插手孩子的事情。另一方面，以他们的经济情况，在上海请保姆带孩子也完全具备这个条件，但他们没有这么做。

我常常在想，如今全国上下都在提倡各种各样的创新，其实做人也需要创新，而且需要一种更为重要的创新。我认为冯欣源就是在进行一种当代中国职业女性的人生创新，她是在用自己和自己的家庭进行大胆实验，探索如何在保护妇女权益和不影响事业发展的基础上，让女性回归母亲和妻子的角色，从而拥有更和谐的家庭、更美好的亲子关系、更健康优秀的下一代。

我非常高兴地看到，冯欣源的人生创新实验已经取得初步成功。她和丈夫带两个孩子，丈夫上班，她上学并且利用一切时间写论文、写书。他们把做家务和养育孩子有机地结合起来，两个孩子的参与让家庭的日常琐事变得趣味盎然，全家其乐融融。这两年，我也亲眼见证了两个小宝贝的健康成长。我还从他们夫妇两人的父辈那里得知，冯欣源的人生创新实验已经在他们两大家族的年轻人中产生了积极的示范作用。

我再来说说冯欣源写的这套特别的书。

我说这是一套特别的书，是因为在我看来，这不是一套一般人能够写出来的书，其特别之处在于：

其一，作者的特别决定了这套书的特殊性。

冯欣源是北京大学毕业的医学博士，在北京大学医学部从本科一直读到博士。毕业后在武汉的同济医院工作了整整 5 年，加上学医实习的时间，在医院工作的经历多达十几年。冯欣源还告诉我，她之所以选择学医，是因为她父母都是医生，是我国高考恢复后首批考入医学院校的大学生。2015 年，冯欣源毅然辞去医生工作，考入复旦大学做儿童心理学研究。她与丈夫带着两个孩子来到上海发展，开始进行她的人生创新实验。我后来才知道，冯欣源来复旦大学做博士后研究并不是心血来潮的仓促之举，而是她与丈夫商量好的人生发展中的重要部分。"冯欣源博士写给新手妈妈的育儿启蒙书"系列是她多年前就开始进行的系统工程。正是在写书过程中她发现自己需要系统学习儿童心理学知识，于是决定来复旦大学从事博士后研究工作。

冯欣源把自己的医学知识、儿童心理学理论与方法、多年的从医经验和养育两个孩子的实验性经历与感悟融合成了这一套丛书，所以，这套书的特色不言而喻。

其二，这是一套用行动写成的书。

在我看来，冯欣源是在进行两个创新性的实验。一是她在拿自己做高学历职业女性的人生创新实验，检验事业与家庭是否可以实现双赢或双丰收；二是她在用自己的孩子做实验，检验母乳喂养孩子的可能性与实际效果。虽然这套书不是一个母乳喂养孩子的实验报告，但作者的确把自己两项实验的内容融入了这套著作中。因此，我认为这是一套作者用自己的行动写成的书。

其三，这是一套用爱和社会责任感写成的书，因而是一套充满正能量的书。

读者可能会产生这样的疑问：这个冯欣源为什么要写这样一套书？国内顶级医院的医生不当，去做什么博士后研究，还要拿自己和自己的孩子做实验，这到底是为了什么呢？说实话，一开始我也是感到有些好奇的。但通过与冯欣源的交流，我很快理解了她的所作所为。对于我的这位女弟子，我真的觉得不应该吝惜溢美之词：她身上有一种当代高学历女性难得的奉献精神，这种精神以爱和社会责任感为内涵并通过她的行为表现出来，述诸文字则是现在摆在读者面前的这套花费了她好几年心血才得以完成的丛书。以爱和社会责任感为基础写成的书一定能够向社会传递正能量，但这一传递过程需要经过读者的内化与认同才能完成。

我祝愿这套书尽快完成向社会传递正能量的过程！

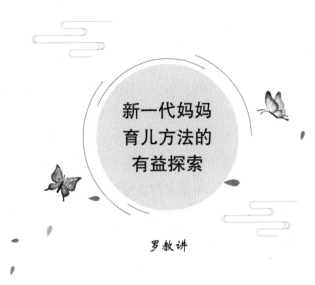

新一代妈妈育儿方法的有益探索

罗教讲

　　冯欣源博士的系列著作"冯欣源博士写给新手妈妈的育儿启蒙书"即将出版。冯博士很早就告诉过我她的著书计划，并请求我为她的著作写一个序言。我很高兴地答应了她的请求，因为我认为冯博士是运用她特有的学识和经验，特别是以其难能可贵的探索精神与社会责任心，做了一件对国家、对社会非常有价值的工作。

　　冯博士是北京大学毕业的医学博士，毕业后入职著名的武汉同济医院，成为一名医生。在当了5年医生并成为两个小男孩的妈妈后，她毅然决定辞去医生工作，投考复旦大学心理学系博士后，成为该系社会心理学专业儿童心理学方向的博士后研究人员。

　　在人生的旅程中做出这样的抉择，需要莫大的勇气和动力。冯博士告诉我，推动她放弃待遇优厚的医生职业，去复旦大学研究儿童心理学的主要动力，除了对儿童心理学的喜爱外，主要是发现我国新一代妈妈们在育儿方面存在太多的误区和问题，她想以自己在北京大学攻读医学博士所受的专业训练和从医的经验，以及作为两个孩子母亲的育儿经历和感悟这些有利条件，通过对儿童心理学的系统学习与研究，理论联系实际，总结出一套我国新时代妈妈科学育儿的理论和方法，希望以此为国家和社会做出比当医生更大一些的贡献。

新一代年轻妈妈们在育儿方面存在太多困难、问题和认识上的误区，每一个初为人母的妈妈在如何养育自己孩子的问题上，几乎都有一段困惑、忧虑、无所适从甚至痛苦不堪的经历。这些是多方面的原因造成的。

其一，中国社会的变化太过迅速，使得代际思想观念、行为方式等方面的鸿沟加大。中国人传统的育儿方式是代际传承，年轻一代按照老一辈的方法哺育自己的子女。这在过去被看成是天经地义的事情，但是现在情况发生了巨大的变化。社会的发展变化太大、太快，代际知识与思想差距迅速拉大。表现在育儿方面，则是两代人或三代人在育儿理念和方法上的冲突与斗争。在这一过程中，处于弱势、受到指责甚至伤害的无疑是初为父母的年轻夫妇，特别是年轻的妈妈们。

其二，育儿知识的社会普及存在问题。受到"为人父母不需要学习就能够胜任"这种传统观念的影响，中国社会对科学育儿方法的研究与宣传普及都没有给予应有的重视。这一方面使得人们在育儿方法上存在诸多误区；另一方面，好的、真正有价值的育儿科学读物很少，人们想要获取这方面的知识也无从下手。

我从冯博士的著述计划中看到了改变这种状况的希望。

客观地说，我国现在出版的育儿方面的书籍（包括翻译国外的）已经不算少，问题是真正好的、有价值的不多。这是因为要写出一部对初为父母的青年人科学育儿具有指导和参考作用的著作，对作者的要求非常高。写出这样的著作，要求作者不仅要具备比较高的医学与儿童心理学方面的专业素养和理论水准，而且要有科学育儿的实践经验。冯博士是我迄今所见到的出版此类著作具备上述作者条件的第一人。这样的作者经过多年的精心研究和努力出版的著作，受到广大读者的欢迎，应该是可以期待的事情。

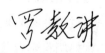

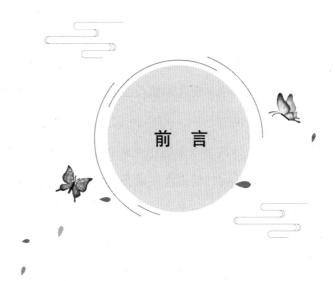

前　言

　　为什么写这套书？这来源于我真实的、刻骨铭心的经历。

　　在生育第一个宝宝之前，我跟绝大多数准妈妈一样，认为生育是所有女人都会经历的事情，一定会水到渠成，加上工作忙，也很少会花精力了解相关知识，以至于宝宝出生后感到非常困惑和被动，甚至全家都手忙脚乱。我跟大家一样，会为宝宝乳头混淆而焦头烂额，但剖宫产术后无比疼痛的自己，却躺在床上爱莫能助；经历过胀奶的痛苦，随后又为自己奶少而担忧不已；为无法吃自己想吃的食物和睡眠不断被中断而痛苦不堪；等等。宝宝打喷嚏、长湿疹、如何换尿布等诸多之前从未考虑过的问题，一股脑儿突然都摆在面前，需要一一解决，每一项操作要求都很高，都需要很强的知识储备和对宝宝细致入微的关怀。

　　那时候，在热闹的大家庭里，面对着深爱自己和宝宝的顽固家人，心里充满担忧、孤立、无助、绝望、埋怨……也许不仅仅是产后抑郁情绪作祟，还有很多深层次的家庭和社会因素夹杂其中。我深感育儿知识匮乏。基于对问题的求解欲和给宝宝最好的一切的本能, 我开始在通宵哺乳的同时, 大量阅读相关医疗、育儿书籍及文献、网络文章。但我困惑地发现, 这些文章和书籍很多说法不一, 一些粗制滥造、为了发表而发表的文章本身有许多自相矛盾的地方, 甚至许多通用儿科和妇产科教材中的内容也有不够严谨的地方。总体而言, 国外的许多权威育儿书籍, 以及国际母乳会的文章更为严谨、权威, 经得起时间的考验, 并在多人实践的过程中被多次验证了其有效性、可行性, 但因为文化差异, 很多具我国传统特色的疑问很难快速地在其中找到解决方式, 比如需不需要全民补钙, 穿多少衣服合适, 剃胎头、挑马牙、用力拍打或摇晃宝宝等有什么害处, 宝宝刚出生需不需要喂水……好在我有一定医学基础, 甄别这些信息会更高效一些。如果仍存在困惑, 我会找来更多更新的国内外文章进行对比。渐渐地, 我感觉自己开始接近真相。

为什么会这样呢?

(1) 网络文章不一定靠得住。网络盛行的今日, 很多写网络文章的人完全不考虑任何后果, 也不做详实周全的调查, 文章内容的真实性完全取决于作者的责任心。比如一篇网络文章会写妈妈不要跟宝宝一起睡觉, 大人气道里有很多细菌, 会给宝宝带来不良影响, 另一篇网络文章又介绍说妈妈要跟宝宝睡觉, 建立亲密关系; 一篇网络文章说宝宝不哭时才抱, 哭的时候不抱, 会养出很好带的宝宝, 另一篇网络文章又详实地写这样做的危害性……这些网络文章的内容往往不全面, 知识零散、不系统, 有时还会一叶障目。

(2) 国内外一些育儿书不一定靠得住。很多育儿书内容比较陈旧, 而写书的人并没有医学知识。比如一本日本的权威育儿书中建议给 2 个月的宝宝每日大量喂哺果汁。一两个月开始补维生素类物质, 这跟目前世界卫生组织、美国儿科学会等权威机构的建议相违背。

(3) 医学教材和医务人员的知识不一定靠得住。有医学知识的人写的儿科教材有些缺乏可行的育儿实践基础，比如"判断和处理婴儿腹泻"写得较为模糊，并没有强调食物、药物过敏这一最普遍的现象，以至于很多医生也未对此足够重视，仅仅常规使用抗生素、益生菌处理而未及时寻找并去除过敏原。此外，很多育儿书中的育儿知识很陈旧，没有及时更新，在医生群体中一代一代传播，比如认为剖宫产奶少，让家人给新生儿喂哺配方奶增加排便而退黄，1个月开始补充维生素 D，6 周开始补钙，4 个月添加蛋黄，1 岁建议断奶，若有体重下降、黄疸、乳腺炎、使用药物等情况通通建议暂停母乳喂养，改喂配方奶。

由于立场不同，医务人员通常不会考虑大众的可操作性。在宝宝刚出生不久，宝宝吸吮频繁、母乳量快速增长时期，添加配方奶或暂停母乳喂养非常容易造成妈妈母乳不足和婴儿乳头混淆，而追奶操作十分困难，有些妈妈还会因此患乳腺炎。因此，所有添加配方奶和停喂母乳的建议都需要非常慎重，不能为了规避所有风险而武断地给出建议。往往医生一句话，很可能造成新手妈妈和全家人很长时间的困惑和恐慌，也很可能造就一个很快就没母乳吃的宝宝。

虽然高效合理的育儿方式也需要较好的医疗基础，但医疗的重点仍是治愈疾病和规避风险，某种程度上跟育儿是两码事，因此忙碌的医务人员往往不重视自身育儿知识的更新，由医生传播的陈旧知识甚至谣言更容易让大众形成错误的认知。

婴儿不会说话，无法表达自己的需求，而无论采用什么方式养育，他们似乎都能白白胖胖地长大，能说会道，能跑能笑，看上去灵活聪明。因此，无论老人或保姆怎么带，网络文章和书上怎么写，貌似都是成功的"经验之谈"。我们也常认为宝宝头几年傻乎乎的，怎样照料并不重要，也很少关怀他的心智。有些家长还会选择性过滤掉宝宝出现的不好的现象，如彻夜哭闹，反复感染，对许多食物过敏，烦躁多动……只认为自己比较倒霉，摊上了这样一个身体羸弱、性格难缠的孩子。

我经常听到小区的阿姨们坐在一起交流育儿经验，抱怨育儿的辛苦。宝宝的活动范围仅限于家中和楼下小区，无论做什么都会被干涉和制止。比如一定要走大路，不要走石子小路；一定要赶时间跟着老人买菜回家；不允许观察路边的花朵；不能爬楼梯；不能玩泥沙；滑滑梯一定得玩直的，不能玩弯的……阿姨们不时拉过玩耍的孩子把屎把尿，塞零食、水果，每顿饭都在小区游乐场吃，爷爷唱唱跳跳，奶奶追着喂饭，有时能追着喂到街上。

抱着自家的孩子，看着别人家的孩子，我开始思考养孩子的意义：孩子出生后的头几年我们和他们真的互不需要吗？孩子给我们的工作、生活带来了无穷无尽的麻烦，还有莫大的经济负担，并且这种负担要伴随大半生，直到他结婚生子，一家人又重复我们今日的经历……那么，如今我们生孩子的目的和意义究竟在哪儿？我们错过了在他们童年时的浇灌，却迫切希望他们长大成才、开花结果，即使他们真的成功了，我们和孩子会收获幸福吗？我们的国家在社区母婴知识普及上做得还不够好，未能在源头减少疾病的发生；而三甲医院医疗资源过于集中，糟糕的医患关系和过度的医疗举措造成巨大的社会医疗资源浪费，宝宝却在反复进医院折腾的过程中饱受痛苦。

由此，我开始对社会学和儿童心理学产生浓厚的兴趣，并系统学习相关知识。我希望通过文字帮助更多孩子和新手妈妈；希望当初自己那样无助、痛苦的感觉不要再发生在其他妈妈身上；希望每个孩子和妈妈都能收获幸福，妈妈们能在无穷无尽的育儿路上追寻真理，感受到无限的乐趣和成就。

事实上，把我们的小家庭建设得更美好，也是一件惠及自己、后代和他人的好事。育儿知识普及和全母乳喂哺率提高，将大大降低宝宝生病的概率，也将减少医疗的支出，从而避免大量的医疗资源浪费。

带着种种疑问和希望，毫无育儿经验的我开始单打独斗"照书养孩"的漫漫征程。起初我会遭受一些周围人的质疑和嘲笑：大家都是给老人带大的，没什么不好；中国人跟外国人体质不同；尽信书不如无书……然而，慢慢地我终于用实践证实，靠谱的权威书籍、文献上的内容，真的经得起时间和实践的检验。

我的努力也感染了同样茫然的丈夫，我们逐渐找到更好的理解和沟通方式，他也更加理解和照顾我。第二个宝宝出生，我们请了保姆暂时照料大宝，照顾我和二宝的工作全由丈夫独立完成。之后我辞去医生的工作，来上海做儿童心理学博士后研究，并和丈夫一起带两个宝宝。

到上海后，我们一家人其乐融融。宝宝很乖，也能支持我不间断地写作。做家务时我会让宝宝一起参与，他们很愿意帮我忙，也很开心地和我一起制作菜肴。在此期间，我学会了摄影、烹饪，初步学会了钢琴和十几种小乐器，跟宝宝阅读了很多有趣的小绘本，将家布置成了美好的童话屋……我感觉实现了许多年未能实现的童话愿望！让人欣喜的是，这一切都有丈夫和两个可爱孩子的参与！全家一起出行的欢乐时光，都让我们非常难忘。

我不敢说我的宝宝最高、最健康、最聪明，将来一定出人头地，但至少当下，他们很幸福、过得很安宁。从前一大家子人带宝宝，全家都觉得身心俱疲，还会相互埋怨，而如今我依靠现存的书本知识就能轻松带好两个宝宝，还能兼顾学习、工作和家务，并且从育儿这件事上感受到浓厚的乐趣和幸福。

宝宝尚小，一切仍在努力中。然而，我迫切希望将自己了解的知识和美好的育儿感受与同样困惑的你分享。

国内目前并无知识较为系统的权威育儿书籍，各类育儿文章的水平参差不齐，而国外权威文献和书籍却未能结合中国国情，针对性地解决具有中国特色的各类育儿问题和社会问题。我有一定的医学基础，也做过一些社会学和儿童心理学研究，了解并传播这类知识具有一定优势。我希望能写一套适合我国新手妈妈的书籍，能让她们快速地查阅育儿方面的相关知识（包括医疗知识），即使是具有我国传统特色的各类育儿问题和一些与育儿有关的社会问题，都能在本套书中找到答案。

我在这套丛书中通过讲述一个个普通中国家庭生育小孩后的各种各样的故事，引出各种疑问，然后对这些疑问逐一解答，将育儿知识全面细致地介绍给你。

正因为很多妈妈存在着痛苦和困惑，我们才要不断努力，寻求改善现状的方法。生孩子本来是件令人喜悦的事，而你很可能从我的书中读到无奈的社会现实和浓浓的"负能量"。然而提前了解，或找到同道者，从别人的知识、经验中找到解决之道，岂不更好？

我希望我们国家的妈妈们能最大限度地从育儿事宜带来的种种痛苦中解脱出来。我更希望你们能在孕期就看到这套书，提前做好各种身心准备并安排好自己的生活，当然晚一些也没关系。希望我们能通过自己的见地和行动，更爱宝宝，也最终收获更好的自己。

冯欣源

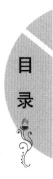

目 录

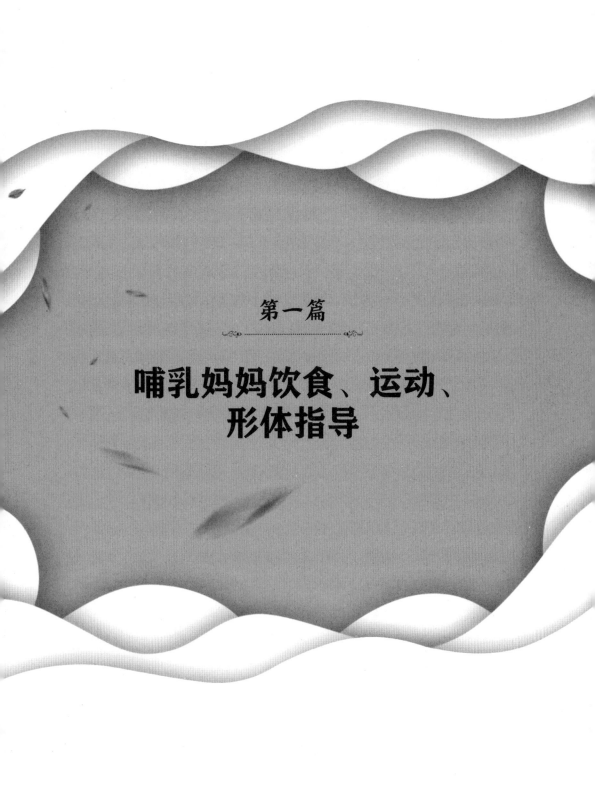

第一篇

哺乳妈妈饮食、运动、
形体指导

第一章

"退奶""发奶"的食物和中西药物

经常有哺乳妈妈问我:"欣源,怎么办,快帮帮我!我昨天吃了韭菜,当时不知道是退奶的。这下糟了,感觉奶退了一大半,今儿整整一天,乳房都没胀过,宝宝老要吃奶,吃一会儿就哭,抱着睡放下就醒。这奶还能补回来吗?"

其实这事儿的逻辑,通常是倒过来的。孩子进入了加速生长期,奶量相对不足;或因为别的什么,宝宝哭得多了点儿,同时妈妈的奶量恰好偏少了一点儿。妈妈摸摸自己软趴趴的乳房,不明所以,有些担忧,于是上网搜索,发现还有食物退奶一说,再找来退奶食谱看看。坏了,原来昨天吃了韭菜退奶了!由此,韭菜成功地当上了"背锅侠"。

哺乳妈妈很快发现,奶退得容易,补起来怎么这么难!妈妈吃遍了发奶的食物却无济于事。奶水这么少,宝宝饿得嗷嗷叫,只好将添奶粉事宜提上议事日程了。

　　跟大伙儿一样，欣源当年也经历了这么个"宝宝出生添了奶粉—乳头混淆—妈妈奶水少—心急乱投医"时期。尤其是在宝宝生长加速期，烦躁不安的宝宝不停吸吮的小嘴和我那软趴趴的乳房可是把我吓坏了。上网一搜，退奶、发奶的食物与药物"琳琅满目"，各家说法也有所不同。

　　"民以食为天"，在这刚生产的关键时刻，婆婆、妈妈自然最关心我和宝宝的口粮，可是一代代流传下来的、带着迷信色彩的传说，电视、书籍或杂志上接触到的只言片语，网络上看到的充满谣言的文章……井喷式的碎片信息让她们无所适从，争执不休。我又何尝不是如此呢？

　　"'拖仔婆，吃只鹅'！我们老家人说的，一个人吃两人份，肯定要多吃才有奶，两小时吃一次，一天一只鸡。"婆婆神秘地说，"不过这鸡汤里不能放盐，喂奶的娘不能吃盐的。里面要放'豆棍'（腐竹），这是发奶的。晚上我再炖些猪蹄汤给她喝，里面放花生，听说这个也发奶。我妈妈和大姐在老家特地杀了两只乳鸽，千里迢迢背来了，我明天也带来给她吃。"

　　"上回那个催乳师，说不能吃太油哩。"妈妈说，"太油了堵奶，她说的。我看她好胖，也怕吃了代谢不好。"

　　"我看她的奶不发人哩，挤出来清得跟水一样，小孩瘦得骇人，根本没长。隔壁老王家的孩子也是吃奶的，那么胖，孩子妈妈的奶挤出来，上面漂一层油哩。我到她家，他们打开冰箱给我看的。"

　　"好哩，有劳亲家。她奶是不怎么好，又非要喂，我这孩子犟得很，亲家多担待担待，莫往心里去。我看伢儿要么饿得叫，要么吃不出奶来累了光睡觉，又瘦又干，心疼哩。咱两个是得给她发发奶。公鸡好还是母鸡好哩？公鸡里有雄激素，母鸡里有雌激素，哪个发奶，哪个退奶哟？"

"……"两个人一阵沉默。

"我记得从'养生堂'看到过，麦芽是发奶的。不过……好像生麦芽、熟麦芽，一个退奶，一个发奶。"妈妈说，"具体哪个我记不得了，我去查查。还有通草什么的。"

"我们老家人说，小米粥最发奶。"爸爸在一旁凑过来插话，"我早上给她煮小米粥，晚上给她擀手擀面吃。"

"那怎么行，清汤寡水的玩意儿，月母子（坐月子的妈妈）哪能吃这个，坐月子吃东西最讲究了。"婆婆说，"我们当时是没条件，坐月子造孽哦。吃粥吃面那不行的，过去穷人家的搞法。"

"米酒最发奶！"妈妈说，"昨天我朋友来，在这儿说的。"

"是的哩，我最会做米酒了，我自己做的，赶明儿带点儿来，再加几块红糖。我一个同事的姑娘在国外生小孩，她找我要，我都没舍得给的，专门留给我媳妇吃。里面再加几个蛋，我们以前一天吃几十个的，我看至少30个！一次吃10个。我这个蛋，也是从老家背来的土鸡蛋，最好了。"

"10个蛋打进去，看着会不会蛮骇人哩？先打五六个看看。一天十几个也够了。"

"菜要煮的哩，不能炒，而且不能放佐料。"婆婆说，"好像放佐料对奶不好，退奶的，小孩吃不得。葱、姜、蒜都不能放。但不放又吃不下哩，那就少放一点点。"

"吃鱼好，吃鱼不胖，油又不多，孩子又聪明。我觉得鲈鱼好。"

"是的哩！不过我听说鲫鱼最发奶了。去杀个新鲜大黑鱼也行。"

…………

别怪我矫情……我想说，我最讨厌吃鸡、鸭、鹅、鸽子等一切禽（鸟）类！我还想说，我更讨厌吃猪蹄！我特别想说，我当时闻到鱼腥味就想吐……

我一直以为自己不挑食，结果坐了月子，才发现自己无比挑食。平素爱吃炒青菜带点儿瘦肉，很少吃大鱼大肉，一时半会儿光有肉没青菜吃，可真是受不了！

婆婆不辞辛劳带来些瓶瓶罐罐，拆开层层包裹的毛巾，打开盖子，热气蹿出来，她兴奋地喊我尝一尝。看着那半寸厚的油汤上面漂着的鸡皮上的疙瘩，我的胃里一阵阵地翻江倒海，身上的鸡皮疙瘩也一颗颗立起来。我只能挤出一个难看的笑容，硬起头皮啃着鸡腿，味同嚼蜡。

妈妈这边儿也没闲着，先是我怀孕时最爱喝的麻油青菜鸡蛋汤，没过多久又是一盆麦芽水（是的，盆，没夸张……），然后是一大碗米酒鸡蛋，再然后是另一盆麦芽水，之后又是一大碗米酒鸡蛋。

"妈妈，我喝不下了。这个味道好恶心。"我小声说。

"这个发奶哩，为了孩子，勉强喝一点。"妈妈说。

那天，吃到第三大碗米酒鸡蛋的时候，我已经撑得说不出话了。"妈妈，这里面几个蛋？"

"5个。"

"我今天吃了3次，一次5个，还是一天5个？"

"一次5个。"

"难不成我今天吃了15个?"

"是的哩,也是为了孩子吃。"妈妈说。

那会儿,我差点儿把那些鸡蛋通通都吐了出来。

"你也听到隔壁阿姨说的,要多喝点儿汤汤水水的,奶才多。缺水哪儿来的奶哩。鸡蛋最有营养,你婆婆的亲戚专门从老家带来的,很新鲜。"

…………

剖宫产后,觉得很虚弱,嘴里没味道,还总有口臭。肠子不蠕动,大便也排不出来(肠蠕动减弱,这是肠道突然失去压力,激素快速调整的缘故)。这会儿,更是胀得不行了。然而,热情洋溢的家人,还把我当成曾经那个神勇的"小胖墩""大胃王",让爱意满满的食物每日每夜源源不断地在我面前流转,恨不得半夜都要喊我起来吃。

更让我难受的是,当时孩子不知什么原因,白天吵,夜里也吵,整夜整夜不睡觉,从半夜一两点玩到凌晨5点!我只能整夜抱着哄,放下,又抱着哄,又放下……终于把他哄睡了,天空也已泛起鱼肚白。捏捏自己软趴趴的乳房,感觉特别绝望,眼泪一次次不争气地淌下来。

然而,我依然很想喂奶,又怕家人担忧,于是向家人隐瞒着真相,闩上门一个人带宝宝。

"产前"不努力,"产后"徒伤悲。反正没觉睡,干脆上网买了一堆育儿书,把落灰的儿科、妇产科课本也都翻出来,顺藤摸瓜找文献、权威的书和网站，开始恶补知识。

只是，这匮乏的睡眠真让人窒息，也让人没什么胃口。白天刚把孩子放下眯一会儿，一阵鱼的香气迎面扑来，睁眼一看，婆婆笑脸盈盈，将一整条鲫鱼双手端到我的面前。

"妈妈，我刚吃过饭呢，实在是吃不下了。"我面露难色，小心翼翼地说道。

"月母子要补身子，要下奶，一个人吃两人份，两个小时就要吃一次哩。"婆婆说，"我们当时条件不好，月子没坐好，后悔得很哩！我们这一代受的苦，肯定不让你再受了。你要听大人的话，我们都是过来人，都晓得怎么搞，都是为你好的，也为宝宝好。你也不是光为自己吃，也要为宝宝吃。我晓得，坐月子都心情不好哩，有啥脾气，就朝我发，我不要紧哩，我过去最会做人思想工作了……"

听到"两个小时"这几个字，我浑身上下打了个大哆嗦。面对热情的家人，我欲哭无泪，颤抖地接过那条精心烹制的鱼，味同嚼蜡。

人的忍耐力有限，胃肠更是有容量限制的。渐渐地，严重缺乏睡眠，一闻到食物就想吐的我，面对殷切的至亲，实在挤不出笑容来，脾气也越来越坏。

婆婆特地炒了黑芝麻，嘱咐我每天吃一些，说是发奶的，对宝宝的头发好，会让宝宝将来更聪明。我不想吃，只想睡觉，原封不动地放在原处。婆婆清早来看到，竟然大发雷霆："怎么不晓得好，怎么不听话？我天天赔笑脸，端到你跟前都不吃！热脸贴冷屁股！"婆婆带着哭腔，眼里泛着泪花，夺门而出。

　　婆婆一人在外面兜兜转转，我和爹妈在家面面相觑。"身在福中不知福"的我，心里像打翻了五味瓶，特别憋屈、难受，又说不出个所以然来。中午，婆婆拾掇好心情，又提了热腾腾的猪蹄汤，笑脸盈盈地送过来。

　　"别太娇气哩，过去婆婆都不给媳妇吃好的。现在好吃好喝伺候着，这样的婆婆上哪儿找去。"妈妈说。我一时语塞。

　　后来，为了吃东西和喂奶，我跟婆婆、妈妈的矛盾不断升级。一日，我把妈妈也给气坏了，两人大吵了一顿。她眼泪汪汪，第二日默默地出门上班去了。终于得到片刻清闲，我昏天黑地地跟宝宝从凌晨睡到下午两三点，终于饥肠辘辘地醒来。宝宝吃了奶，还在睡觉。我蹑手蹑脚来到客厅，看到空空如也的餐桌，愣了半晌。窸窸窣窣地从冰箱里翻了个包子出来。

　　老父亲在睡午觉，听到动静便跟了过来。接过我手里的包子，放在铁锅里开始烤。"烤包子好吃，我知道你爱吃。"一时间，我的眼泪在眼眶里打转转。"你妈妈心里也不好受。"

　　我不知道说什么好，心里特别憋屈，又被家人的爱和责备压得喘不过气，啃着包子，竟然号啕大哭起来。

　　"好乖乖，不哭不哭，哦，不哭。"爸爸停了半晌，"以后爸给你做饭吃，想吃什么跟爸爸说就行。"

　　从那以后，老爸真的接过了掌勺大权。他拿了个小本子，认真地记录我爱吃什么，不爱吃什么。我记录发奶、退奶的食物和药物的小本本，他也拿去仔仔细细地原样抄了一遍。曾经不怎么下厨的他，每天变着花样儿给我做饭，有鱼有肉有蛋，有瓜有果有菜，有粥有面有饺子……只要我哪时想吃，他瞬间在我面前摆满。我吃东西时，他便在一旁乐呵呵地逗孩子，一会儿就满头大汗。

每个人的饮食理念都不一样，婆婆、妈妈自然少不了些挑剔。老爸都"哈哈哈"地打马虎眼儿。他越做越熟稔，也越来越"精益求精"。有次在冰箱里翻出一小包冻羊肉，在小本本上查了查，发现是发奶的食物，放心地炖了。"哎呀，胡萝卜没了，胡萝卜配羊肉好吃，又有营养。乖乖帮我看着点儿火。"于是，倔强的老父亲，不顾我的劝阻，中午顶着接近40 ℃的高温，骑着叮叮当当的小破车，把三根红彤彤的胡萝卜喜滋滋地从菜场里拎了回来。

如今，想起那段时光，仍然感慨唏嘘。想起爸爸那一桌桌"发奶"的爱心美食，热乎乎的眼泪仍扑簌簌地掉下来。

其实，婆婆、妈妈弄出的又何尝不是"发奶"的爱心美食呢？她们费尽了心力"不讨好"，又何尝不憋屈？有时，我也觉得挺对不住她俩。

我想，区别仅仅在于，"我以为你需要"和"你的真实需要"吧。

宝宝转眼半岁了，带他去社区医院打疫苗时遇到一个妈妈，她怀里的小宝宝比我家的还大一圈。

我好奇地问她："宝宝多大了？长得真好。"

"3个多月了，生出来8斤①多，这会儿有十六七斤了呢！"她自豪地说。

"吃母乳还是奶粉呢？"

---

① 斤，市制重量单位，1 斤=500 g。

"吃我的奶！"她不由得挺了挺丰满的乳房。"我婆婆、妈妈对我特别好，每天都给我做好多好吃的。我月子里变得特别能吃，每天要吃一只鸡，半只鸭，好多个鸡蛋，有时还吃乳鸽和猪蹄髈。要不奶水会这么好?！每天乳房胀得跟球一样，奶稠得像粥一样，宝宝这边吃，那边喷！"她顿了顿，接着神秘地说，"教你一招，把黄酒加生姜煮热了，每天喝一点，保管奶水好，多得宝宝吃不完。我们老家都这么喝的，特产的'月子酒'。"

说罢，她挽着婆婆，推着"米其林"胖宝宝，有说有笑地离开了。

我沉默了。一切恍如昨日，历历在目。倘若，我喜欢那些鸡、鸭、鱼、肉、鹅、猪蹄髈，该会怎样呢？

吃，可真是哺乳妈妈的头等大事。"月子餐"到底该怎么吃，真有那么些讲究？哪些玩意儿"发奶"，哪些玩意儿"退奶"？有关的民间传说有道理吗？需要严格遵循吗？食物的功效真有这么神奇，可以随心所欲左右奶量，让乳房一会儿胀鼓鼓，一会儿软趴趴？且听欣源细细道来。

一、发奶的药物、食物

（一）发奶的西药

医学上比较明确的，可以使奶量增加的常见西药为维生素 E、甲氧普鲁胺、多潘利酮、西咪替丁、雷尼替丁、氯丙嗪、舒必利等。

催乳素的分泌受下丘脑催乳素释放抑制因子（prolactin release inhibiting

factor，PIF）和催乳素释放因子（prolactin releasing factor，PRF）的双重调节。它还会受到其他激素调节，又能通过短环路反馈进行自我调节。

多巴胺是主要的生理性催乳素释放抑制因子，而下丘脑分泌的促甲状腺激素释放激素、5-羟色胺等则能刺激催乳素分泌。许多药物可以影响上述各个环节，使正常的生理性调节失衡，导致催乳素过度分泌。但药物引起的高催乳素血症，血清催乳素水平多<4.55 nmol/L（<100 ng/mL），而非哺乳期催乳素正常值为1.14~1.36 nmol/L（25~30 ng/mL）（注意各实验室检测方法不同，检测值有所不同。怀孕后，催乳素的分泌开始增加，分娩之后和哺乳期的分泌量最多，为平时的10倍以上，从而产生乳汁），一般可于停药后3~6个月恢复正常。

可引起催乳素增加的药物有：

（1）干扰多巴胺合成、代谢、重吸收等过程，或阻断多巴胺与受体结合的药物：①多巴胺受体阻断剂，抗精神病药物如氟哌啶醇、利培酮、舒必利、阿立哌唑、氯氮平、奥氮平，镇静剂如氯丙嗪、安定（地西泮），抗高血压药物如利血平，单胺氧化酶抑制剂如苯乙肼、α-甲基多巴等；② H_2 受体阻断剂，如胃动力药吗丁啉（多潘利酮）、胃复安（灭吐灵、甲氧氯普胺）、硫苯酰胺（一种抗精神病药物）与西咪替丁（甲氰咪胍）、雷尼替丁等；③抑制多巴胺代谢的药物，如阿片类制剂吗啡、可待因等。

（2）影响催乳素调节激素水平的药物，如抗雄激素类药物、促甲状腺激素释放激素等。

（3）其他还有抗结核药异烟肼，以及治疗子宫内膜异位症的药物达那唑，等等。

值得注意的是，雌激素能刺激催乳素增加，也是通过调节多巴胺受体起作用的。它通过在下丘脑抑制催乳素释放抑制因子，或直接刺激垂体催乳素细胞分泌起作用。非哺乳期服避孕药、雌激素，有可能引起溢乳、闭经，可

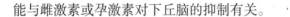

能与雌激素或孕激素对下丘脑的抑制有关。

不过雌激素可不能用来发奶，反而得当心，它是经典的退奶药物！大剂量雌激素会抑制催乳素功能，可能是影响了催乳素与其受体结合的缘故。想想我们在孕期，雌激素与催乳素都升高，可是并不出现泌乳，直到孩子出生，雌激素水平迅速下降，解除了对催乳素的抑制作用，才产生泌乳。

生长激素仅在动物身上见过用于发奶，特别是奶牛等反刍动物。可能因其是一种肽类激素，提纯困难，口服吸收会被消化分解，应用面非常窄。科学研究发现，生长激素能刺激牛乳腺上皮细胞大量增殖，从而影响乳房功能，使产奶量提高20%。

上述药物多数是通过各种不同机制影响催乳素分泌，通常是用于治疗某种疾病时发现患者出现乳房胀大、疼痛、分泌液体等副作用，进而发现它们有促催乳素分泌的效力。它们多数能进入乳汁，进而进入吸奶的宝宝的体内，因其副作用和可能对宝宝产生的不利影响，目前多未在临床直接用于催乳治疗。

维生素E与上述药物作用机制有所不同，主要通过增加乳腺血流从而促进乳汁分泌。

除了维生素E，还有种维生素L，也可能具有催乳效果。它又称催乳维生素，是维生素L_1（邻氨基苯甲酸）和L_2（腺嘌呤硫代甲基戊糖）的混合物。维生素L在1934年由日本生物化学家中原和郎发现，主要存在于牛肝、鳟鱼、酵母和一些野菜中，是鼠乳汁分泌的必需因子（L因子，泌乳因子）。事实上，当下维生素L对人类的催乳效果和催乳机制并未完全明确，也并未在临床应用。

另外，值得一提的是多潘立酮（商品名就是我们耳熟能详的吗丁啉）。西方国家真有些哺乳妇女特地找来吃，用于催乳。这个药对宝宝有没有影响？说明书上是这样写的："哺乳妇女乳汁中多潘立酮的浓度为其相应血浆浓度的

10%～50%，但乳汁中不会超过 10 ng/mL。哺乳妇女在服用本品达最高推荐剂量时，乳汁中多潘立酮的总量低于 7 μg/dL，尚不知是否会对新生儿产生危害。因此，哺乳妇女在服用本品期间，建议不要哺乳。"

不过，有些 10 多年前的国内外介绍哺乳期用药的书籍，多把多潘立酮划分为 L1 级药物，认为它对宝宝而言很安全，真的建议用于催乳治疗。多潘立酮无中枢不良反应，是由于它不易通过血脑屏障。但 1 岁以下婴儿，由于其药品代谢和血脑屏障功能尚未发育完全，用药后不能完全排除发生中枢不良反应的可能性，婴幼儿又较难沟通观察，因此应慎用。国家药品监督管理局多潘立酮混悬液药品说明书范本记录："孕妇慎用，哺乳妇女使用本品期间应停止哺乳。"

2004 年 6 月，美国食品药品监督管理局发布一项警告，告诫妈妈们不要轻信传言，盲目使用多潘立酮催乳。虽然该药在一些国家获准上市，但适应证仅限于胃病，迄今为止，还没有一个国家批准多潘立酮用于哺乳妇女催乳。有的国家因出现注射多潘立酮导致心律失常、心脏停搏和猝死等事件（多潘立酮有导致 QT 间期延长的副作用），已要求该药撤出市场。美国则从未批准过多潘立酮用于任何疾病的治疗。在一些仍批准多潘立酮口服制剂销售的国家，也在标签上增加了警示——禁止用于哺乳妇女催乳，以免危及婴儿。

我个人感觉，"是药三分毒"，能不吃就不要乱吃。毕竟拿新生儿、妊娠期或哺乳妇女做实验是有违伦理道德的事情，目前有关哺乳期用药的数据，还来源于现有的药代动力学数据和 I～IV 期临床实验观察，以及动物实验结论，很可能随着时间推移又有新的发现。另外，这些药物没有用于催乳的推荐剂量，也不了解它们相应的进入乳汁的量及会对婴幼儿产生何种影响。因此，这些直接作用于下丘脑而影响催乳素分泌的药物，总体而言是不那么令人放心的。

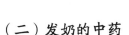

（二）发奶的中药

传说中的发奶中药，是不是含有这些发奶成分，真的能起作用？抱歉，欣源无从知晓。

我们甚至很难搞清楚一颗西红柿中的所有成分，以及各种烹饪方式、烹饪时长、佐餐食材对其营养成分的确切影响。这些营养物质在身体内是单独起作用还是协同影响，我们也不知道。中药更是异常复杂，能搞清楚一味药起主要作用的成分已经很了不起了，更何况是一服有十几味药材的方子！我们对其如何起效、有何副作用、药代动力学过程、药物相互反应、是否会进入乳汁等细节都无从知晓，所以不建议妈妈们听信传言，随意服用。

除了不了解疗效和副作用，中药最大的问题，就是容易引起过敏！妈妈吃一些食物，宝宝都可能会不舒服，更何况是这些平常很少吃的药材呢？若乱服中药引起宝宝肠胃不适、厌奶甚至拒奶，"发奶"不成，反而"退奶"，更是得不偿失。

目前，一些中成药，尤其是具有安神、止惊作用的中成药，如六味地黄丸、安宫牛黄丸等具有发奶效果。

（三）发奶的汤水

民间经常流传着一个说法：多喝些汤汤水水，妈妈容易"下奶"。妈妈们往往也有些主观感受，一碗热腾腾的汤下肚，的确乳房打了个激灵，胀了起来，有些妈妈还会出现喷乳反射，奶水喷了出来。这些现象让妈妈们对这个说法深信不疑，每日强迫自己喝大量的汤水。

如果热腾腾的汤水里有些酒精，短期内酒精促进微循环和输乳管收缩，下奶的感觉还会更强烈些。但欣源要明确地说，酒精是退奶的。此时下奶的感受是暂时的，酒精只是让已经分泌好的奶水流出来而已。

那么，喝汤发奶有用吗？

西方还真有较真的科学家就此做了研究。结果发现，大量喝水的妈妈，乳汁分泌量并不比正常饮水的妈妈多。相反，过多的水分反而可能妨碍乳汁的分泌。总体而言，"聪明"的乳房是按需分泌的，也就是孩子吃多少就分泌多少，就像我们吃多少食物就分泌多少口水和胃液一样，不多不少，刚刚好。

那为什么我们会感觉奶胀呢？那是因为汤是热的啊！"热胀冷缩"，局部血液循环加速，乳汁分泌量会暂时增多，也就不难理解了。妈妈一时间感觉奶胀，心里一阵窃喜，心里念着宝宝该吃了，喷乳反射就来了。不过这种下奶作用是暂时的，最终的总奶量仍然是由宝宝的肠胃容量决定的。

所以喝汤量多少，并不是奶量的决定因素。很多妈妈问我："欣源，我每日汤汤水水喝了不少，自己贴了一身膘，奶怎么总不见多点儿呢？孩子吃我的奶总睡不实，老在哭，非得吃奶粉才管饱。我辛苦追奶2个多月了，实在是坚持不下去了。"看了上述内容，我想你不难理解真正的原因所在了。

所以，想不想喝汤，喝多少，全看妈妈个人选择吧，只要喝得高兴、舒服就行，多喝点儿少喝点儿对奶水影响不大，更不必为了下奶逼着自己喝。只是，这些汤的营养成分很单一，溶出的氨基酸、矿物质等有用的成分少之又少，还有大量的油脂、嘌呤等营养垃圾，除了往自己身上"堆膘"，对下奶真的没多大功劳。妈妈吃得太油腻，奶水很黏稠，容易"堵奶"；孩子吃这油腻腻的奶，也未必肠胃舒服、好消化，还会拉些油光可鉴、臭气熏天的大便，真是得不偿失。

虽然"一人喝，两人用"，哺乳妈妈的确需要补充水分，不过要考虑供需平衡，口不渴、尿不黄就行，过多的水分对妈妈的身体也没好处，尤其是刚生产之后。孕期孕激素有保钠、保水的作用，刚生产不久，新妈妈体内水分过剩（多出10%~20%），需要通过出汗、泌乳、利尿等方式将这些多余的水分快速排出体外。此时激素快速变动，新妈妈感到浑身燥热难当，大量"出虚汗"，原理即在于此。传统上让新妈妈喝大量没盐的油汤，还要"捂月子"，实在是没多少道理——本来水分就过多，还需要额外补水吗？出汗时容易带走身体的盐分，还非得给她大量补充没盐分的汤，让血液稀释、水肿迟迟难以消退吗？大量出虚汗，还得喝油汤，"捂月子"，不洗澡，对新妈妈真是各种"残忍"啊……

（四）发奶的食物

欣源个人挺反对在宝宝刚出生、奶还没吃多少的时候，就让妈妈吃大量发奶食物的做法的。

不过，听到这话，你可能心里一阵窃喜："那么，欣源你这么说，是认为发奶食物真的存在咯！"

其实我们研究下发奶食谱，还真有章可循：

（1）很多发奶食物，都是发物或容易上火的东西。所谓"发物"，很多都是容易导致过敏的东西，或者含一些特殊的油脂，可以增加类似炎症介质的物质。过敏及炎症介质可暂时性地扩张外周微循环系统，使局部组织渗出增加（所以人们过敏的时候皮肤会长疹子，局部组织肿胀），因此一段时间内也能让奶水分泌增加，输乳管压力增加到一定程度也容易刺激其收缩。

我们看看发奶食物都有哪些：高蛋白食物，比如鲫鱼、牛奶、蛋类、海鲜、牛蛙、猪蹄髈等；坚果类，比如花生、芝麻等；菌类，比如香菇等。

（2）含酒精的食物，也能暂时促进血液循环，增加泌乳，比如米酒等。

（3）含维生素较为丰富的物质，特别是含维生素 E、维生素 L 丰富的食物或药材。这个范畴就比较广了，鱼、肉、蛋、奶、瓜、果、蔬菜都有，比如莴苣、山药、豆类、蛋类、粗粮、玉米、坚果、植物油等。

你可能很疑惑："欣源，你这样分类，好像挺有道理呢！既然知道可能有用，为什么不建议随便吃，尤其是给刚生宝宝的新妈妈吃呢？"

主要原因如下：

（1）妈妈奶水分泌量还是让宝宝的小嘴决定，跟宝宝的需求相平衡比较好。宝宝刚出生时食量很小，跟妈妈的乳头、乳房还处于磨合期，不那么会吃奶，就会出现民间说的"乳腺没吃通"，尤其是在曾经用奶瓶干扰而造成宝宝乳头混淆的情况下。另外，民间这些发奶的食物和汤水，很多都会增加母乳中的油脂含量，使其黏稠而不易流出；同时也增加孩子的饱腹感，减少吃奶频率，或让孩子感到肠胃不舒服而拒奶。

妈妈这边卖力吃东西发奶，短期内非常容易"供"大于"求"，多进少出，"不通则痛"，进而导致"堵奶"、乳腺炎等。

（2）妈妈刚生产，身体的激素水平快速调整，连带免疫系统也快速调整，身体更容易出现免疫紊乱、过敏等情形，有些平常不过敏的食物，这时候都容易使其产生过敏症状。有些妈妈身上会长一大块一大块的风团，有些妈妈感觉手脚瘙痒，还有些妈妈乳房上瘙痒或长湿疹，不停地搔抓形成搔抓性皮炎，迁延不愈。

产后激素调整在刚出生时最为明显，最容易出现各类过敏症状。免疫功能基本稳定需要几周到数月的时间，事实上整个哺乳期内免疫功能都可能不同于以前。文献报道块状痒疹、湿疹、神经性皮炎等皮肤病及自身免疫性疾病的发病率，在哺乳期都会有所增加。所以，哺乳妈妈在这些特殊阶段的饮食需要格外注意，吃平常经常吃的食物就好，切勿节外生枝。平素也要尽量保持心情愉悦，换季时衣物增减不要过于明显（身体突然变冷或变热，有时候会促发一些免疫性疾病），合理休息和运动，这些都有助于提高免疫力。

哺乳妈妈出现过敏症状，仍然可以继续母乳喂养，只需口服一些抗过敏药物。可以查阅一下哺乳期用药分级，绝大多数药物是安全的。比如马来酸氯苯那敏（扑尔敏）是比较常用的药物（不过说明书上写着哺乳期慎用，但绝大多数药品说明书很保守）。尽管氯雷他定有引起神经系统不良反应的风险，不过它进入乳汁的量很少，妈妈们用得也较多，迄今未发现引起婴幼儿不良反应的报道。

另外，妈妈吃了容易产生过敏反应的食物，宝宝也容易过敏。

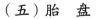

（五）胎　盘

很多人很想了解胎盘能不能吃。很多哺乳动物在产后会把胎盘吃掉，是不是说明这是很好的东西？

中医对人类的胎盘特别推崇。胎盘制成药材后叫"紫河车"，是一味珍贵的药材，民间认为可以大补、发奶，还能美容养颜。有些家庭生了孩子后，要求将产妇胎盘带回家，仔细挤污血、剔筋膜，剁成馅料，加点葱花、生姜去腥，包成饺子给产妇吃。不过，产妇自己要是知道了，多半会吐出来吧。

吃胎盘是否有好处、是否安全，国内外对这个问题还真有些研究，不过迄今为止都没有明确的结论。其实，哺乳动物为什么会吃掉胎盘，迄今也没有科学家真的搞清楚，一切还停留在假说阶段：

（1）哺乳动物产后不方便马上觅食，胎盘是一块血肉，很有营养，有助于产后恢复。

（2）有学者认为哺乳动物吃掉胎盘，是希望不要留下痕迹，引来天敌。不过这个说法存在争议，毕竟哺乳动物生产会留下不少痕迹，比如血液、体液、羊水、气味等，吃掉胎盘就能把生产痕迹抹掉的说法比较牵强。

（3）胎盘中有许多活性成分，比如免疫球蛋白、孕激素、干扰素、生长因子等，可能有助于动物产后恢复。事实上，还真有些动物实验支持这一假说。

（4）胎盘是一块血供丰富的肉，有助于产后补充铁质。生产过程中本来会有不同程度失血，产后马上把新鲜的、血淋淋的胎盘吃掉，貌似真的不错。

（5）发奶的效果也可能是存在的，毕竟除了雌（孕）激素，还真有不少生物活性物质可能存在发奶功效。

（6）激素的回头补充，也可能会让哺乳动物产后激素水平波动不那么剧烈，对抑制产后免疫调整可能有好处。

所以，如果你能接受动物那样"茹毛饮血"，不介意血腥，吃胎盘貌似是不错的选择。是的，你没看错，前提是——生吃！

把血挤掉并仔细处理过的胎盘，再一煮熟，就是一块熟肉而已。血挤干净了，铁质大部分流失了；蛋白质煮熟了，免疫球蛋白等免疫活性物质、多数生长因子、干扰素等都没用了。

唯一可能有用的是雌（孕）激素类物质。《本草纲目》中也的确建议用酒煮胎盘服用，因为雌（孕）激素类物质属于小分子物质，在酒精中有一定溶解度，在高温下不易降解失活，经常能被细胞直接吸收。所以，用来美容养颜，的确可能有效果。不过，跟吃避孕药效果差不多——很多妈妈吃避孕药也能让皮肤油光水滑、白皙细嫩，何必要花大价钱买胎盘吃呢？怪恶心的。另外，雌（孕）激素吃多了，可能会增加许多癌症（特别是乳腺癌）、自身免疫性疾病的发病概率。

吃其他人的胎盘，就更不好了。毕竟是血淋淋的一块肉！血液能传播的疾病，乙肝、艾滋病、梅毒……它都能传播，一个不少。也许你觉得煮熟了应该没事了，可是处理胎盘的过程中总要接触这些血液吧？煮多久才能把这块肉煮透，把那些病毒全部杀死？

所以，有鸡、鸭、鱼、鹅、猪、牛、羊吃，就不必非吃自己身上的肉不可了。实在舍不得扔，埋在山头哪棵树下，留个念想，也挺好。将来带孩子去看看，"这树下有你跟妈妈连在一起的胎盘！"想想，也有些趣味。

哎，真让人沮丧，欣源你说了半天，看上去没什么食物、药物、汤汤水水确定有效、好用又没副作用的呢。

为什么一定要依赖食物、药物、汤汤水水发奶呢？宝宝的小嘴才是最强悍的"发奶用具"。只要妈妈是正常成人，宝宝刺激乳头，就会刺激妈妈下丘脑分泌催乳素，进而泌乳。这种方式天然、安全、供需平衡。那还需要那些不明就里，又不知道安不安全的药物、食物帮忙吗？我想答案已经很明了了。

二、退奶的药物、食物

（一）退奶的西药

医学上比较明确的可以使奶量减少的西药为维生素 B_6、含雌激素的口服避孕药（如己烯雌酚）、雄激素、卵泡刺激素、溴隐亭、麦角新碱、伪麻黄碱、前列腺素 E_2、左旋多巴、多巴胺、阿托品、金刚烷胺等，多为中枢抑制催乳素分泌、外周抑制催乳素对乳腺起作用的药物。此外，呋塞米（速尿）等利尿药可能因其利尿作用而减少乳汁分泌量。

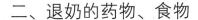

1. 催乳素功能阻断剂

催乳素功能阻断剂包括激素和前列腺素 E_2。

（1）激素：值得注意的是，几乎所有雌（孕）激素、雄激素及其衍生物，都有退奶的作用，比如雌二醇、己烯雌酚、去氧孕烯炔雌醇片。还有些有雌激素活性的中药，如茴香、黑升麻等，可能有减少乳汁分泌的作用。雄激素如睾酮也有退奶作用。

我们最常见的摄入性激素的途径，就是口服避孕药。它通常是雌激素和孕激素的复方成分，紧急避孕药多为单纯大剂量孕激素。我们来挨个看看：这些药哺乳期究竟能不能吃；如果不小心吃了，需不需要停喂母乳，以及停喂的时间；想用来退奶，怎么用合适。

雌激素类：天然雌激素为雌二醇、雌酮及雌三醇，由卵巢、胎盘及肾上腺皮质分泌。临床上多用雌二醇，其作用强，吸收快，但效果短暂，脂化后可延长作用时间。雌三醇活性很弱。合成雌激素有半合成及完全合成 2 种：

半合成雌激素由甾体雌激素衍生而来，常用作口服避孕药，如炔雌醇，其效力为己烯雌酚的 20 倍，另有炔雌醇甲醚和炔雌醇环戊醚（又名炔雌醚）2 种；完全合成雌激素为非甾体类雌激素，有己烯雌酚、己烷雌酚等。临床上常用己烯雌酚、炔雌醇口服及苯甲酸雌二醇肌内注射。

雌激素类药物的确常用于退奶处理（副作用较大，尤其是其可导致高凝倾向，可能导致中风甚至死亡。不到万不得已，不要轻易使用）。口服己烯雌酚，每次服用 5 mg，每日 2 ~ 3 次，连续服用 3 ~ 5 d；或肌内注射每日 1 次，每次 4 mg，连用 3 ~ 5 d（这个量可真不小！用于补充体内不足，每日仅 0.25 ~ 0.5 mg，周期性服用）。肌内注射苯甲酸雌二醇，每日 2 mg，连续注射 3 ~ 5 d。

如果觉得退奶效果不好，多吃几天行吗？雌激素类药物不要乱服，可以看看药品说明书，上面罗列出来的副作用真得念上半天：短期内使用可能出现恶心呕吐、头痛、困倦、抑郁情绪、肢体乏力或疼痛、白带增多、乳房胀痛、尿频、尿痛等表现；长期大剂量应用，主要存在致癌、内分泌紊乱、肝损害、血压升高、水液潴留、低血糖、阴道感染等风险，以及产生高凝倾向，容易导致血栓性静脉炎或血栓栓塞，偶有血钙升高。所以，妇科内分泌疾病、乳腺疾病、高血压、脑部疾病（脑血管疾病、癫痫、偏头痛等）、肝胆系统及肾脏疾病、高凝倾向、水肿、哮喘、心脏病、糖尿病、癌症、甲状腺疾病或高钙血症患者禁用或慎用。抑郁症患者慎用，它能增强三环类抗抑郁药的毒性反应（因此，有产后抑郁的妈妈们要注意，雌激素有可能增加不良情绪，吃抗抑郁药还可能增加副作用）。

有人问欣源："如果吃雌激素退奶了，之后又后悔了还想哺乳，停药多久开始哺乳合适呢？孩子哭得怪可怜的，我实在于心不忍，让他舔两口总没事吧？哺乳期想要做爱，能不能吃药避孕？我不知道避孕药不能随便吃的，不小心吃了，多久以后才能喂奶，对孩子有危害吗？"

一般口服避孕药多与血浆蛋白中度结合，理论上会有部分进入乳汁，特别是在大剂量用于退奶的时候。《中华人民共和国药典（2015年版）》介绍约有1.1%的药量能进入乳汁，不过已失去雌激素活性，对乳儿无直接毒性反应。不过这些药不仅可能减少乳汁的量，还可能影响母乳成分，使得母乳中的蛋白质、脂质、钙质减少。所以，哺乳期最好不要吃避孕药。

你有可能会问："对乳儿无毒性，那是不是说，偶尔吃了避孕药喂奶也没关系？平常也能偶尔用避孕药避孕是不是？宝宝多吃两天，奶量不就回来了嘛。总感觉戴套套不够惬意呢，咱还是想吃药避孕。"不过，欣源仍对雌激素类药物有所忧虑。我们对吃奶婴儿的药物代谢研究或许并不那么确切，可是药物对胎儿的影响还是有文献证实的。20世纪七八十年代，已烯雌酚很时髦，可是那一代吃了药的孕妇生的孩子，女孩宫颈或阴道良性病变、恶性病变都增加得较为明显，男孩生殖系统疾病尤其是睾丸异常性疾病的发病率也相应增加。这都是追踪了10年以上的文献报道。

也有一些文章认为，某些男宝宝乳房增大、女宝宝阴道上皮增生，可能跟其母亲在哺乳期口服避孕药存在关联，但这一相关性是否确切还需进一步研究证实。毕竟实验追踪期很长，有关数据并不多见。

因此，尽管孩子在婴儿期生殖系统发育较慢，到青春期才会快速发育，谨慎起见，还是少给他们吃带雌激素的奶水比较好。毕竟有没有问题，也只能等数十年以后才见分晓呢。

所以，哺乳期能不能偶尔吃避孕药，看个人选择吧，欣源是不推荐的。万一吃了怎么办？一般来说，等5个半衰期，可以认为药物在体内代谢干净了。已烯雌酚半衰期在20 h以上，炔雌醇半衰期为6~14 h，苯甲酸雌二醇半衰期为25~30 h。所以，吃了这些药物之后，特别着急的情况下也要等1 d以上再哺乳，稳妥起见最好能等上4~7 d。打了复合雌孕激素长效避孕针，那就更不推荐哺乳了。

孕激素类：单纯孕激素没有退奶功效。在此介绍一下，因为妈妈们往往对能不能吃孕激素类紧急避孕药很关心。

紧急避孕药多为单纯大剂量孕激素（其他还有低剂量米非司酮，与孕酮竞争受体，拮抗其作用，并无激素活性，与催乳素关联不大，此处不展开讨论），成分多为左炔诺孕酮，均为非处方药。主要有两种规格：一种是0.75 mg，单次口服 2 片，或首次服 1 片，间隔 12 h 服再服 1 片，这类以"毓婷（商品名）"为代表；另外一种是 1.5 mg，单次口服 1 片，这类以"丹媚（商品名）"为代表。

紧急避孕药使用一次所摄入的孕激素量，是常规短效口服避孕药中孕激素含量的 8～10 倍。大剂量激素容易造成女性内分泌紊乱、月经周期改变，因此，建议紧急避孕药每年使用不要超过 3 次，1 个月最多使用 1 次。

有网友问："欣源，跟丈夫做爱了，吃了紧急避孕药，多长时间能喂奶呢？会退奶吗？盒子上写了大大的'72 h'，广告里也写着'关爱 72 h'，是不是可以认为药物在 3 d 内有效，得停 3 d 母乳？上网一搜，那些网络文章多半也建议停 3 d，也有建议停 5～7 d 的。我到底听谁的？"

其实，广告里写的是这个意思：房事后 72 h 内有效，如果在服药期间又有性生活，那时间要重新推算。育龄期健康妇女排除妊娠后，应在性生活后 72 h 内应用，越早服用效果越好，超过 72 h 往往失败率较高。服用方法为避孕失败或无保护同房后的 72 h 之内一次性服用 2 片，或者服用 1 片，间隔 12 h 再服用 1 片。为什么这样用呢？跟受孕周期有关。不过，大伙儿包括很多医生看到这些字眼，也就以为药物在这段时间内有效力，就简单地以为要停这么久母乳了。还有些医生看到说明书上写不能经常吃，每年只能吃几次，认为药物作用时间会很长，不经考虑便直接要求妈妈断奶，这是不负责任的行为。

理论上讲，单纯孕激素是不影响乳汁分泌量的，一般也不会对婴儿身体造成伤害。不过这么大的剂量，仍让人不太放心。美国儿科学教授 Thomas W. Hale 提出的哺乳期药物危险分级系统，将孕激素划入 L3 级，需权衡使用。因此，国际权威机构基本还是会建议妈妈们停喂母乳一段时间，有写 4 h 的，也有写 8 h 的。美国国立卫生研究院哺乳期用药安全性系统 LactMed，关于左炔诺孕酮的描述如下：中等质量的证据显示左炔诺孕酮并不影响乳汁的合成、婴儿的生长发育以及乳汁的分泌，一般认为服用该药后 3 ~ 4 h 可恢复哺乳。

所以，至少我们能肯定，停 3 d 是不需要的，要求断奶更是胡扯了。该药服用后 0.5 ~ 2.0 h 内可达血药峰值，在血液中半衰期为 10 ~ 24 h；蛋白结合率为 93% ~ 95%，在乳汁中的浓度远低于在血液中的浓度；代谢挺彻底，不易在体内积蓄。所以，避开峰值，数小时后喂奶一般问题不大，可以密切观察宝宝反应。

国外有专门针对哺乳妇女生产的只含孕激素的口服避孕药，量很小，也有长效避孕剂。世界卫生组织经过临床观察，哺乳妈妈在泌乳 6 周后应用醋酸甲羟孕酮注射剂，未发现对乳汁分泌量、分泌持续时间、乳汁成分造成影响，追踪 8 年，也未发现对婴儿生长发育造成影响。

所以，只含单纯孕激素的避孕药，总体而言比其他含雌激素的药物安全许多。不过由于追踪期并未延续到生育年龄，我们对其远期影响仍然知之甚少，很多问题尚在研究中，此类避孕药仍然需要谨慎使用。

雄激素：鉴于其副作用，单用雄激素退奶的情况还是挺少的。雄、雌激素两种药物联用的确曾有文献报道，而且效果还不错。比如庚酸睾酮/戊酸雌二醇合剂，退奶效果更佳，而且雄、雌激素能互相减少对方的副作用，不过对年龄较大、肥胖、有高凝倾向的患者要慎用。只是这种应用方式多停留在理论和实验阶段，目前临床上应用其退奶的人群很少。

肾上腺皮质激素：理论上可抑制催乳素分泌，并降低促甲状腺激素释放激素所引起的催乳素释放反应。不过考虑到其效能不够明显，副作用比较大，临床上很少采用肾上腺皮质激素退奶。

（2）前列腺素 E_2：其抑制泌乳的作用机制尚未明确，考虑可能与它能迅速、持续地使乳房血管收缩、抑制泌乳功能有关，它也可能直接抑制垂体分泌催乳素。不过在使用时，要注意足量。

2. 催乳素释放抑制剂

催乳素释放抑制剂包括维生素 B_6、溴隐亭、甲麦角林、麦角乙脲、双醋环烷等。

（1）维生素 B_6：相对而言，效果比较确切，副作用相对较小，临床应用较多。作用原理与其促进脑内多巴胺的生成，从而激动多巴胺受体、促进下丘脑催乳素释放抑制因子作用，而减少垂体催乳素分泌有关。维生素 B_6 是多巴羧酶的辅酶，可能会使下丘脑神经元中多巴转化为多巴胺。

使用方法是从生育 $2 \sim 6$ d 开始，用药 $5 \sim 6$ d，200 mg/次［这个量很惊人，根据国家卫生健康委员会发布的《中国居民膳食营养素参考摄入量 第五部分：水溶性维生素》（WS/T 578.5—2018），成人推荐摄入量 1.4 mg/d，可耐受最高摄入量 60 mg/d］，口服，3 次/d，$10 \sim 12$ h 生效，其抑制乳汁分泌率达 95%，比雌激素生效快，效果好。维生素 B_6 片剂常用规格为 10 mg，维生素 B_6 缓释片规格为 50 mg，复合维生素 B 片含维生素 B_6 0.2 mg，维生素 B_6 针剂每支 $25 \sim 100$ mg，复合维生素 B 针剂每支含维生素 B_6 2 mg。片剂或针剂规格多高于推荐摄入量是因为需要药用补充，平素保存不易，遇光或碱易破坏，不耐高温，多余的维生素 B 在体内难以贮存，大概仅停留 8 h，代谢、排泄迅速的缘故。因其具有水溶性，可随汗液、尿液等排出体外，大剂量服用尿液可呈黄色。

维生素 B_6 在肾功能正常的情况下几乎不产生毒性。有研究认为使用极高剂量（每天 300 mg），治疗放射线照射后呕吐、吃药后呕吐、麻醉呕吐、旅行生病的呕吐等，均可达到治疗效果，而未发现明显毒性反应。

不过欣源仍然不建议长期过量服用。很多妈妈觉得退奶效果不理想，吃很久的大剂量维生素 B_6，以为没副作用，实不可取。长期大剂量（大于 50 mg）服用维生素 B_6，可能出现烦躁、疲倦、食欲减退、头痛、恶心、眩晕、视力模糊等副作用；可能导致严重的周围神经炎，出现神经感觉异常、步态不稳、手足麻木；还可引起血小板聚集、血栓形成。还有文献报道，若每天服用维生素 B_6 20 mg 持续 30 d 以上，可产生维生素 B_6 依赖综合征。因此，一般建议不可超量服用，服用超过 3 周需停药。

维生素 B_6 的哺乳危险性等级属于 L1 级，代谢、排泄迅速，即使大剂量服用，服药期间也不需要停喂母乳。所以，服用维生素 B_6 断奶期间孩子哭得厉害，吸几口母乳问题并不大。

（2）溴隐亭：是一种半合成麦角生物碱，目前临床上应用较多，较为有效。其作用机理是作为多巴胺受体激动剂，直接作用于垂体前叶催乳素分泌细胞的多巴胺 D_2 受体，从而抑制催乳素的合成和释放。它不会影响其他垂体激素。应用 14～21 d 奏效，血清催乳素水平迅速下降，乳汁分泌几乎完全被抑制。停药后有时会出现泌乳反跳现象，再次使用仍然有效。

用于退奶，每次 2.5 mg，每日 2 次，连续 2 周，必要时可用至 21 d。服药 1～3 h 内达到血浆峰浓度。服药 1～2 h 即可发挥降低催乳素作用，服药 5～10 h 达最大效应（血浆催乳素降低 80% 以上），作用可维持 8～12 h。

溴隐亭主要在肝脏代谢，半衰期约 15 h（8～20 h）。有些妈妈想退奶而吃了溴隐亭，或因为治疗乳腺炎不得已吃了，之后又想喂奶，别担心，停药 1～3 d（根据 1～5 个半衰期计算得来）接着喂奶就行了。因为它有退奶的作用，所以一般文献介绍它在哺乳期禁用，不过它的血浆蛋白结合率很高，约为 96%，理论上不容易通过血乳屏障进入乳汁而对乳儿造成影响。参照它的妊娠期用药分级为 B 级（来源于美国食品药品监督管理局颁布的《妊娠期使用药物危险性等级表》)，一般而言对婴幼儿比较安全。

溴隐亭的不良反应呈剂量依赖性，通常降低剂量可控制，并有可逆性。不过一些病人用任何剂量都可能恶心、呕吐、腹泻、头痛、疲乏、眩晕，但不至于严重到需要停药。它可能引起体位性低血压，尤其最初几天较为明显，需要监测血压。服用溴隐亭引起的鼻塞也很常见。大剂量应用时偶可出现精神紊乱症状，如幻觉、运动障碍、精神错乱、精神运动性兴奋等。偶见下肢痉挛、周围动脉障碍（如肢体末梢缺血，特别是患雷诺病的患者）、心血管系统异常（心绞痛、心动过缓、心律失常等）、过敏等。

也有许多学者强调溴隐亭影响心血管系统、可能会造成中风等风险，在一些诊疗机构已被停止使用。总的来说，使用溴隐亭等药物退奶还是要谨慎地权衡利弊。

（3）甲麦角林：近年来发现该药具有多巴胺样作用和抗5-羟色胺作用，可抑制垂体催乳素分泌细胞合成和分泌催乳素。与溴隐亭相比，它作用迅速，$5 \sim 10$ d内能完全抑制乳汁分泌；效力持久，对催乳素抑制作用可达21 d以上，停药后无明显泌乳反跳现象。

有学者认为，甲麦角林在某些情况下抑制泌乳较为安全，不过目前此药还没有通过美国食品药品监督管理局的批准。

（4）麦角乙脲：是一种半合成麦角生物碱衍生物，具有多巴胺样作用和抗5-羟色胺作用，能抑制催乳素分泌。它能阻断宝宝吸吮反射引起的催乳素释放，作用比溴隐亭持久，停药后无泌乳反跳现象。

（5）双醋环烷：是雌激素受体拮抗剂，作用于下丘脑和（或）垂体细胞的雌激素受体，抑制催乳素释放，相比溴隐亭作用缓慢而持久，停药后无明显泌乳反跳现象。不过它有促使催乳素腺瘤发病率增加的作用，不宜常规使用。

很多妈妈问："坏了坏了，欣源帮帮我，我刚吃了感冒药/复合维生素B

片/避孕药，不知道是退奶的，这会儿乳房再也胀不起来了，还能补救吗？"想想，那些用于退奶的药物剂量，动辄就是常规剂量的数十倍，还得吃许多天，这一丁点儿的量影响还是很有限的。要不怎么那么多新妈妈，真想断奶的时候，吃什么药都不管用呢？多数人不会把感冒药（经常为伪麻黄碱或咖啡因等生物碱、金刚烷胺等药物的复合制剂，可能存在不同程度退奶效力）、维生素片、避孕药当饭吃，相反哺乳妈妈往往还很注意，一般不会长期大剂量用药，以免对孩子产生影响。奶胀与不胀的主观感受并不确切，乳房软经常是加速生长期等母乳相对不足时期的表现。所以，只要孩子频繁吃奶，奶量很快就涨回去了（不过不排除一些孩子吃了"含药水的奶"有点不舒服，好哭、烦躁甚至拒奶，但程度往往很轻微，持续时间也很短，坚持喂奶就好了）。

欣源在此强调一点，如果想断奶，不到万不得已，尽量不要药物断奶。药物断奶的副作用往往惊人地大，可能对妈妈身体产生不利影响，一时间乳房过分肿胀，还可能损伤乳房悬韧带而造成乳房下垂。服用药物暴力断奶，不仅对妈妈影响很大，对宝宝身心也十分不利。

（二）退奶的食物和中药

退奶食谱中的食物以及那些神秘的中药材，会不会含有上述退奶的药理成分？的确有可能，不过一般而言作用很有限，不用太过于紧张。

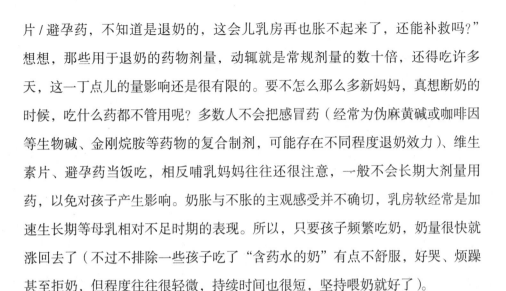

1. 含激素的食物

如今，用于养殖的很多人工催产技术都用到了激素，吃这样生产的食物会退奶吗？人工添加的激素会进入妈妈的奶水，影响孩子的身体吗？

看了上面的内容，我想你又该吓坏了。想吃点儿鸡汤，到底是公鸡退奶，还是母鸡退奶，"傻傻分不清"！听说老母鸡含雌激素，是不是不能吃？大公鸡含雄激素，是不是会抑制雌激素，那就是能吃咯？不对……雄激素好像是抑制泌乳的，是不是公鸡也不能吃？现在啥都喜欢用激素催产、促排卵——猪、牛、羊要打性激素催情，一年多生几胎；猪、牛、羊、鸡、鸭、鹅、鱼还要用各种激素促进发育、快速增重，"速成鸡""速成猪"事件迄今仍让我们心有余悸；牛奶也是等小牛生出来后，用生长激素催出来的奶，很多奶牛正产着奶又怀孕了，奶里面雌激素更高了……激素的使用遍地开花，防不胜防，是不是市面上的鱼、肉、蛋、奶都别吃了？使用的这些激素好像不都是雌（孕）激素，还有生长激素、肾上腺皮质激素、各类促激素……这些玩意儿对泌乳有没有影响？上网搜索，谣言满天飞，又有不少专家辟谣，该信哪个？

从菜场和路边菜摊买来的食材，敢不敢给哺乳妈妈吃？是不是一定得买超市盒装的纯天然食材？超市的这些食材可不可信？是不是一定没用激素，产量减少了，才这么贵？

这些食物是不是因为含激素而有退奶的效果？孩子吃了"含激素的奶"，会不会对他们的身体造成影响？

对于这个问题，大可一笑置之。一切离开"剂量"的探讨，都是"耍流氓"。即使有激素残留，那也是痕量，很难撼动哺乳妈妈体内整体的激素水平，进而影响奶水的质和量；这些激素透过血乳屏障，进入乳汁，再在孩子身上经过一轮消化、代谢，最终影响孩子身体代谢，几乎是不可能的。我们实在没理由过分担忧。

（1）性激素类、糖皮质激素类多属于类固醇激素（甾体激素），很多热稳定性是很好的，溶解度还挺可观，也容易被肠胃吸收，血浆蛋白结合率不十分高，透过血乳屏障进入乳汁不是没可能。不过，我们每天吃的食物中激素总量还是微乎其微的，在体内的代谢也很快。想想前面介绍的用性激素来退奶的剂量，这一点儿痕量的激素残留，真不至于影响奶量，或进入乳汁影响孩子身体。

（2）很多激素属于肽类激素，遇热是会灭活的，比如用于提高奶产量的生长激素，一些生长因子也是如此。即使奶或肉没烧透，这些激素没有被彻底灭活，它们到肠胃里还得被消化一次，也被分解得差不多了。担心还没消化干净？大可不必！少量激素进到血液里面，再经肝脏处理，也就所剩无几了，产生的效力几乎可以忽略不计。所以，前段时间很流行的"牛奶威胁论"，传谣者说牛奶里面含大量生长激素，影响生长又致癌，更是无稽之谈！更何况，催产用的是牛生长激素，对人产生的效力又如何？更别说进到奶水里影响孩子了（不是说牛奶对人体一点儿影响也没有，尤其在一些幼年期未吃母乳却长期大量饮用牛奶的人身上，更容易出问题）。倘若是人工喂养或混合喂养的婴幼儿，奶制品是他天天赖以生存的重要口粮，也容易受到影响——药品级别的监管水平能将婴幼儿奶粉中的毒物控制在一定安全范围内，但不是完全没有。普通的巴氏消毒法更不能完全将这些物质灭活。孩子的消化能力较弱，胃肠通透性高，身体却更敏感，这些激素真的有可能透过胃肠壁进入身体里起作用。

（3）天天吃的肉食中残存的微量激素、抗生素，经年累月，对身体有没有影响？很可能是有的。现在有很多科学家认为，如今肥胖、性早熟高发，除了"多吃少动"的生活方式、遗传及早期养育因素使然，食物和环境污染的因素也不能不考虑。不过，考虑到剂量和代谢途径，这样做只会影响吃大鱼大肉的妈妈的身材，也可能影响直接吃辅食的孩子的身体，不过对哺乳妈妈的奶量和纯母乳喂养的宝宝身材的影响仍然可以忽略不计。

读到这儿你们应该可以放心了，即使哺乳妈妈大量吃鸡、鸭、鱼、鹅、猪、牛、羊，其中所含激素的退奶效力几乎不用考虑。不过，哺乳妈妈大量吃鸡、鸭、鱼、鹅、猪、牛、羊，对宝宝的身体真的一点儿影响也没有吗？咱不能只考虑激素的影响，还得考虑营养过剩的问题！

欣源在社区医院门口碰到前面提到的那个3个多月就十六七斤的硕大

的宝宝时，又陷入沉思。他的妈妈吃了不少荤食，量可真惊人，不光没"退奶"，还挺能"发奶"，给宝宝"催肥"效果也真不是吹的（当然也要考虑宝宝们的个体差异）。孩子不光胖得睁不开眼睛，皮肤也显得有些黝黑、粗糙，不像一般母乳喂养的宝宝那么白嫩、细腻。学过医的欣源条件反射地想起许多类固醇激素能引起肥胖、色素沉着、皮肤粗糙、长痤疮，自然而然地又担忧起食品安全问题来。

你很可能跟我当年有一样的疑问：在这样大量吃荤食、喝油汤的前提下，如果宝宝体重真的跟食物和奶水中的残留激素、抗生素关联不大，那该如何解释吃母乳的宝宝能长这么胖呢？

兴许，妈妈吃的鱼、肉、蛋、奶中的那点儿残留的激素、抗生素，可能并不是母乳喂养的宝宝肥胖的主要原因！而是高脂肪、高蛋白的肉类本身，影响了奶水中的成分，进而影响孩子的身体代谢，引发肥胖！

从古至今，不管是养殖中有没有应用催产技术的年代，人们都能轻易地观察到一个现象——多吃荤、少吃素、不活动，容易变胖！荤食中有大量的蛋白质、油脂，若吃多了，当然容易往身上堆肉。要想"keep fit"（保持健康），当然要"管住嘴，迈开腿"，从两个方向同时着手效果最佳！要知道，几乎只吃肉类的野生肉食动物，为了生存，多数都是风驰电掣的运动健将！狮子、猎豹的身形，多么矫健呀！一旦它们被关在动物园里吃了睡，睡了吃，也会胖得走不动路。而且，我们的烹煮方式做出的荤菜，可能要比动物吃的生肉更容易让人发胖——我们为了口感，还要煎炸、烹煮，额外加入油脂和调料，不仅增加油脂总量，还改变了油脂的配比，很可能"牵一发而动全身"，影响身体的各项内分泌代谢！

我们可能都有些感受，特别爱吃肉、很少吃菜的人皮肤容易变得黝黑、粗糙，体格更粗壮，脸上容易长痘痘，很多时候就是不同程度内分泌失调的表现（当然不能一概而论，必须考虑遗传差异性）。如果大量添加碳水化合

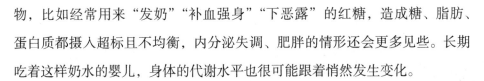

物，比如经常用来"发奶""补血强身""下恶露"的红糖，造成糖、脂肪、蛋白质都摄入超标且不均衡，内分泌失调、肥胖的情形还会更多见些。长期吃着这样奶水的婴儿，身体的代谢水平也很可能跟着悄然发生变化。

想想，妈妈在坐月子期间光吃不动，而且要突然改变日常进食方式，大量吃荤食，还得"俩小时吃一次"，并且还要大量喝那除了油脂和营养垃圾之外没多少营养价值的"发奶"油汤！这么一来，妈妈、宝宝身上更容易堆肉，是显而易见的事情。

所以，真别纠结"母鸡退奶，还是公鸡退奶"这种小事情了。宝宝光吃奶粉，吃母乳太少，妈妈吃多少只鸡也没用。如果宝宝愿意吃奶，不管妈妈是吃家养"土鸡"、山里跑的"野鸡"，还是农场里的"速成鸡"，也无论公、母，更无论这些鸡曾用过哪种激素，通通都堆肉。

看到这儿，你反而可能有些动心：如果坚持母乳喂养的妈妈多吃荤食，就能让孩子又高又壮，不也很好吗？那么，想让妈妈奶水好，上面漂着厚厚的一层油，最终获得这让人眼馋心动的"米其林"胖宝宝，是不是就真的得按照传统坐月子的方法，让妈妈疯狂吃肉、喝汤呢？

为什么一定要让孩子胖呢？

科学家已经证实，幼年期或童年期肥胖的孩子，长大以后肥胖的概率要更高。"米其林"宝宝这会儿在大人堆儿里被交口称赞，长大些又该被同样一群人指指点点，辛苦地张罗减肥了，多么讽刺啊！肥胖带给孩子难看的体形，自卑的情绪，不健康的身体……有百害而无一利。反观瘦这件事，只要体重处于正常范围内，几乎没坏处呀！

所以，"胖"只是让我们这些虚荣、焦虑的大人放心一些而已。自己估摸着自家孩子比邻居家的孩子瘦小就是不正常，而不是仔细核对、研究身高体重普查表格，实在说不过去。一般而言，"瘦"给宝宝带来的健康收益，将让其受惠终身。

还有网友问："欣源，我听说豆类和豆制品中含有类雌激素物质，是不是不能吃？蜂蜜、蜂王浆、牛初乳、燕窝及很多补品中都含激素，是不是也不能吃？听说吃了会导致孩子性早熟！"

别担心，这些大部分只是不切实际的传言而已，即使有类雌激素物质，含量也微乎其微，不必太担心，既不会影响大人，更不会进入乳汁影响宝宝。

拿经常给孕妇和哺乳妈妈吃的燕窝为例：燕窝只不过是雨燕科动物金丝燕等在孵卵前由鸟夫妻俩共同吐筑的巢，主要是唾液、绒毛、羽毛等成分，也就是口水！口水有营养吗？应该也是有的，不过也没有到传说中能美容养颜、包治百病的地步。燕窝的主要成分就是碳水化合物和蛋白质，可能矿物质含量更丰富一些。不过，它几乎不可能含有作用于人体的雌激素，至于有没有鸟的内源激素不得而知。不过即使真的有，其含量也微乎其微，能对人体产生多大的作用？

我想，在自然界，食物本来可贵，没有哪个物种能将宝贵的营养吐出来做窝，而不是用于自身发育、繁衍后代的；也没有哪种营养丰富的食物，能挂在岩石壁上风吹日晒，而不被微生物腐蚀，不被别的物种叼走当食物的；更没有哪种激素，能在离开本体后长久存留在外界还能保持生物活性，且还能对人体产生作用的。所以，对待这类传言，大可一笑置之。

况且，物以稀为贵。中国孕产妇这么多，真的有那么多金丝雀不停地做窝给咱们吃吗？随便上网一搜，曝光假货的新闻层出不穷。

总之，燕窝价格昂贵，营养成分没有太特殊，假货却不少，个人感觉吃这些东西的性价比并不高。

不过雪蛤一类食物还是尽量别吃了。跟燕窝有些区别，雪蛤的子宫、卵巢或输卵管部分可都是动物性雌激素的"大本营"！中医认为雪蛤"滋阴""养颜"，恰恰也是雌激素的作用。

2. 麦 芽

"欣源，中医说，大剂量炒麦芽能退奶。这是真的吗？还有类似的退奶中药吗？可信度高不高？是否值得吃？中药真的没副作用吗？"

麦芽退奶，的确是有可能的。这个内容曾写进一些妇产科课本里。欣源跟你仔细讲讲它退奶功效的来龙去脉。

麦芽含麦角胺等生物碱、维生素 B_6 等，能在一定程度上抑制下丘脑分泌催乳素。

如今，麦芽是退奶功效相对明确的一味中药材。它是由禾本科植物大麦成熟的果实经发芽干燥后得来。用麦芽退奶、治疗乳腺炎，早在明朝就有记载，距今已经有 600 多年历史。我国当代科学家还针对其成分做了些研究，发现它有双向作用，小剂量有轻微发奶功效（10～15 g），大剂量才能退奶（60 g 以上）。有些想要断奶的妈妈对各类"麦"傻傻分不清，或不知道剂量，天天喝也没多大效果（不过只要宝宝还在频繁吃奶，几乎一切断奶食物、中药材，在宝宝的小嘴面前都没多大效果）。

那么，想用麦芽退奶，到底是生麦芽好，还是炒麦芽好（炒麦芽就是将生麦芽在锅里炒成深黄色得来的）？金元时期名医朱丹溪提出大剂量炒麦芽退奶的观点，后来被清朝宫廷一直沿用。如今，中医研究人员不主张对麦芽过分烹煮、炙炒，否则其中的有效成分会被破坏。也有人主张生麦芽、炒麦芽都用效果较好，尽管两者成分有所不同，但都能退奶，作用机制可能不一样。

综上所述，麦芽是生的还是熟的，多大剂量有效，并不十分明了，国内这些文献的结论还是估摸着来的。

不过，说起麦芽，欣源很想提一提"麦角"。麦芽的退奶效果，很可能与它密不可分。

麦角其实是一种真菌，称为麦角菌。它寄生在黑麦、大麦、小麦、燕麦、鹅观草等禾本科植物的子房内，将子房变为菌核，看上去挺像麦粒，所以人们称其为麦角。

麦角能使麦类大幅度减产，并含有剧毒，牲畜吃了可中毒死亡，人吃多了可昏睡、产生幻觉、流产甚至死亡。然而，它也是珍贵的中药材！麦角含有多种生物碱，主要为吲哚类生物碱，其中最重要的是麦角胺、麦角毒碱、麦角新碱！看看，这些成分个个都是退奶高手（别忘了，最常用于退奶的溴隐亭也是麦角碱类药物）！不过麦角是有剧毒的，古代中医当然不敢随意使用，而是多用于妇产科抢救。麦角碱类对子宫肌肉有选择性兴奋的作用，效力强大而持久，常用于治疗产后出血，并能促进子宫复旧。孕妇当然是禁用的了，因为它可收缩子宫而导致流产。

如今，面粉制作工艺精良，我们很少有因食用含有麦角菌的食物导致中毒的案例了。不过好端端的、可用作食物的麦芽竟然含麦角碱，有退奶的功效，我们不得不考虑有麦角菌在其中起作用的可能（要知道，麦芽的主要成分是麦芽糖、葡萄糖、蛋白质、B 族维生素和一些酶类等，本身并不含生物碱）。现代谷物清洗操作能去除绝大部分的麦角，但通常不能彻底清除！残留量的影响因素还不少，主要取决于所用的设备、麦角初始含量、菌核有没有破损等因素。事实上，世界范围内有不少关于麦角残留的报道，即使是婴幼儿食物也可能有一定的检出率，所用的方法就是检测其中的麦角生物碱残留。

所以，欣源有理由怀疑，麦芽不是真正的退奶"主角"，麦角才是"幕后高手"。

倘若麦芽能够退奶真的是麦角的功劳，那退奶的功效就取决于残余麦角的量而不是麦芽的量！而且经过炒和烹煮等高温处理，麦角碱是有不同程度损耗的，根据加工方法、时间等不同，损耗 30% ~ 70% 都有可能。至于麦芽中的另一退奶成分——B族维生素，本身含量就不多，只是比别的成分稍微丰富点，更何况稍微加热一会儿也所剩无几了。

所以，用麦芽退奶不是没有副作用，只是我们不知道而已。我们也不知道其中的起效物质性质、剂量、药代动力学特征、热稳定性等参数，所以也无从知晓或炒或煮或生吃，哪个真有效，效力如何。再考虑到中药材污染等林林总总的问题，用麦芽退奶貌似不是性价比高的选择。既然起作用的是麦角碱，那么若一定要用药物退奶的话，为什么不直接吃溴隐亭呢？

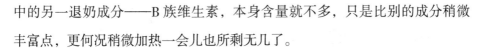

3. 中　药

对中药而言，我们无从知晓其中是哪种成分起的作用，以及其作用机制、有效剂量和副作用等。上面提到过，我们很难弄清楚中药中所有成分的作用和危害，药代动力学特点、用药方式及安全剂量区间，以及各成分之间的交互影响。迄今为止，从自然界的动植物中提纯出来的搞得比较清楚的药用成分仍为少数，比如青霉素、维生素、奎宁（金鸡纳霜）、阿司匹林、青蒿素、三氧化二砷，以及东莨菪碱、咖啡因、阿片等生物碱……我们知道喝咖啡、茶水提神，是咖啡因、茶碱等的功劳；咀嚼甘草片能镇咳，是阿片的功劳；喝柠檬水、苹果汁能预防坏血病，是维生素C的功劳……不过一整棵人参，乃至一整个中药方子十几味药呈现在眼前，普通百姓乃至科学家们，可就都傻眼了。

因此，欣源不建议让哺乳妈妈及宝宝吃这些不明就里的中药。不是一棍子打死，盲目否定它们的效果，而是对其所知太少，让我们缺乏安全感。比如在儿科很常用的中药甘草、钩藤，起作用的竟然是阿片类、有镇静和降压作用的生物碱！一些丹、丸制剂，孩子吃了乖乖的，不哭不闹，竟然是汞、铅中毒的"疗效"！近年来，中药导致的不明原因肝肾损害屡屡见诸报端，孩子脏器如此娇弱，如何承受？中毒剂量该是多少？是什么东西、通过什么机制起作用的？真能把副作用去掉？我们一概不知道。

另外，中药不是我们常吃的食物，还有个很大的问题，就是容易引起过敏。尤其孩子的胃肠娇嫩，通透性很高，过敏概率要比成人高很多。哺乳妈妈吃一些食物，其成分进入乳汁中都可能引起孩子不舒服，更不要说直接给孩子吃了。

🦋 4. 含酒精的食物、药物 🦋

含酒精的食物、药物，比如米酒、月子酒、米酒炖鸡、藿香正气水等，不建议用于发奶、退奶。

如果哺乳妈妈吃了含酒精的食物（米酒含 1% ~ 5% 的酒精，煮沸 10 min 也会有一定残留），哪怕度数很低，酒精也能轻易地、迅速地进入乳汁（酒精能在乳房屏障内外自由穿梭，血药浓度和乳汁中的浓度基本没有差异，只挤掉一部分乳汁根本没用，还是得等身体里的酒精代谢干净，乳汁中才不会含有酒精），让宝宝感到饱胀感，也会像喝了酒一样昏昏欲睡——毕竟，小婴儿的身体是如此敏感。另外，跟烟一样，酒精也有特殊气味，有些宝宝可能不喜欢，会出现拒奶行为。

有研究证实，吃了"酒精奶"的宝宝，吃奶量要下降 1/5 左右！宝宝吃得少了，奶水自然分泌得少了。酒精本身也能抑制泌乳反射，降低母乳产量，这可能是酒精干扰了催乳素等激素分泌的缘故。

更糟糕的是，酒精会扰乱孩子的睡眠节律，让他变得很爱吵闹，尤其是夜间。一些宝宝的睡眠可能会昼夜颠倒，这其实是一种"酒精戒断"症状，喝了酒昏昏欲睡，酒醒了就异常兴奋！想想，宝宝"喝酒"多在白天呢，当然会晚上起来吵了。宝宝哭吵、烦躁的情形下，通常不会好好吃奶。西方一项研究证实，宝宝喝了含酒精的母乳后，睡眠时间会减少 25%，哪怕是 0.1% 的血液酒精浓度都能影响到孩子的睡眠！

看到这儿，你可能会大跌眼镜，有点儿后悔，也很疑惑："真的吗？周围几乎没哪个妈妈没吃过米酒呢！个人感觉，米酒下奶的作用，好像真的很明显呀！欣源你是不是太危言耸听了？"

其实，民间用米酒来"下奶"的做法，看上去管用，实际上并不科学。短期内，一碗热腾腾的米酒下肚，乳房局部血液循环加速，乳汁暂时分泌增加；酒精还能刺激输乳管收缩，哺乳妈妈感到乳房胀满，像"过电"一样，喷乳反射"呼之欲出"（虽然每次喷乳反射感受挺明显，实际上，总体而言酒精是抑制喷乳反射的，会使喷乳反射的反应时间、次数等减少）。有了这些体验，哺乳妈妈当然对"米酒下奶"的说法深信不疑。不过，酒精的作用，仅仅只是"下奶"啊，让已经分泌好的奶水加速流出来给孩子喝而已，并没有增加奶水的量。总体而言，酒精本身能抑制乳汁分泌，还会因为减少孩子的吸吮而"退奶"！

更糟糕的是，酒精对孩子的大脑、脊髓等神经系统是有伤害的，这种伤害累积到一定程度则不可逆转。孩子不能像成人一样很好地代谢酒精，哪怕是很少的酒精，也会对他们产生影响。

西方也有研究证实，如果哺乳妈妈经常大量喝酒，孩子运动发展和智力评分是会下降的，这些不良影响与酒精摄入量和频率成正相关。酒精也能引起快速发育期大脑细胞凋亡，尤其会损伤脆弱的海马细胞（它十分重要，掌管认知、记忆、情绪等）。尽管我国没有类似的研究数据，不知道一次喝多少酒、喝多长时间才会弄坏孩子的脑袋，但我们不能不对此有所担忧——在孩子刚出生，全身组织尤其是大脑飞速发育、特别娇弱的情况下，少量多次地摄入酒精合适吗？事实上，酒精对孩子没有安全剂量。如无特别需求，稳妥起见，哺乳妈妈最好滴酒不沾！

你可能还是不服气："有的地区还流行吃'月子酒'，那个度数可不是盖的，难不成孩子都得变傻了？"

虽然酒精摄入并不必然导致孩子变傻，但潜在的风险仍是存在的。总之，摄入酒精这种事，没多大好处，可能有害处，为什么要做呢？还是稍微忌口点，规避风险比较妥当。至少也不要在孩子刚出生、身体最为敏感脆弱的时候，偏要顺应民俗，摄入酒精。

可能你还是有些顾虑："中医说，米酒有帮助排恶露的作用，对妈妈很好的，那要不要喝呢？"

欣源当时也喝了米酒。热腾腾的一碗下肚，没多久下腹部微微有些难受，本来已经干净的恶露又稀稀拉拉流了好几天。欣源一瞬间明白了，米酒"排恶露"的作用，也是来源于其扩张血管作用。血管扩张，血流加速，本来子宫内部已经自然愈合的伤口又流血了，让人感觉好像酒精在帮忙将恶露往外排。

另外，喝完酒再跟孩子同床共枕，哪怕不喂奶，也可能产生安全隐患——呼呼大睡的妈妈很难好好照料宝宝。在母婴同床的研究中发现，如果妈妈饮酒或吸毒，宝宝发生新生儿猝死综合征的风险将增加 9 倍！

因此，欣源非常不建议正在哺乳的你天天吃米酒做的食物，甚至直接饮酒。一小杯红酒或一杯啤酒，可能需要 1~2 h 才能完全代谢掉。这一点个体差异很大。美国儿科学会的一些研究认为，妈妈可以喝酒，还给出了饮酒量和浓度的非常确切的建议，不过得等酒精代谢干净了之后才能给孩子喂奶（至少 3 h）。可是，我们怎么知道身体里的酒精有没有代谢干净呢？停喂母乳说起来容易，做起来难，孩子哭闹起来，醉醺醺的、乳房胀得老高的妈妈，能忍着坐视不管？我们对于未知的事物需要保持警惕，所以，欣源认为，哺乳妈妈还是不喝酒比较稳妥。

❧ 5.易致敏的食物 ❧

妈妈吃某些食物产出的奶水，可能导致婴幼儿过敏。最常见的是高蛋白食物，比如鲜奶、鱼、海鲜等，还有些是坚果、热带水果、酒精等。这些容易过敏的食材经常用于"发奶"，而它们的实际功效很可能是"退奶"。

想想看，我们最常用来"发奶""补气血"的食物，都是些啥？吃鲜奶、孕产妇奶粉"吃奶补奶"；吃鲫鱼汤、黑鱼汤、猪蹄花生汤、乳鸽、米酒、月子酒、红糖等下奶、补血；平常一顿十几个蛋，还经常吃鹅蛋、鸽子蛋、鹌鹑蛋，一天鸡、鸭、鱼、鹅、猪、牛、羊恨不得都得吃全；亲朋好友送的名贵水果，挨个都来尝上一尝，对产后便秘也有好处，还有"妈妈多吃水果，孩子皮肤好"的说法，木瓜更被认为是"丰胸""通乳"的佳品；芝麻、核桃、花生、开心果、腰果……这些东西营养又体面，亲友经常提礼盒相送，哺乳妈妈得挨个尝尝，"孩子头发黑又亮，脑袋灵光，像陀螺一样转得快"；产妇得"大补"，月子里没"补"够会"身子虚"，让你"终身悔"，"一人吃两人用"，人参、燕窝、虫草、当归、黄芪、蛋白粉伺候，不补到流鼻血誓不罢休；如果还觉得奶少，再去抓专门的催乳中药吃，王不留行、通草……病急乱投医，恨不得把能找到的偏方都试一试。

过敏的本质是啥？就是人体对不认识的东西产生排斥反应！比如内陆的人到沿海地区吃海鲜、热带水果，就容易过敏。看看上面这些东西，海鲜、热带水果、坚果、各种蛋、发奶和补身子的中药……我们平常都会吃到吗？还有些是对过剩的营养物质产生排斥反应，大鱼大肉，大量红糖，我们平常会这么吃吗？再来点儿酒精，扩血管作用让人"发"得更明显了。

仔细研究下，很多发奶食物、药物其实就是中医经常说的"发物"，很多都是易导致过敏、类炎性反应的物质，比如鲫鱼、海鲜、牛蛙、花生什么的。"发物"引起不同程度过敏、炎性反应，使血管扩张、血流加速，能暂时"下奶"也就不难理解了。

你很可能会问，那这些东西真的能下奶，不也挺好吗？

我们来看看妈妈、宝宝身上都发生了什么事。上面提到过，妈妈产后激素迅速调整，一段时间内免疫功能较为紊乱，通常情况是增强免疫。这段时间内，妈妈们很容易出现过敏反应。吃点儿鲫鱼、蘑菇什么的，哪怕是以前吃了不过敏的，这会儿身上长些大风团，或手脚瘙痒，也就不难理解了。还有些妈妈会长出非常难受的痒疹和乳房湿疹。家人本来一番好意，弄这个那个给新妈妈吃，想让她奶水好点儿，这会儿反而更质疑她的奶水喂哺孩子的能耐了——"你身上有'湿毒'啊！体内有'湿气'，体质不好咧，这奶也'有毒'哩，还能给孩子吃不？"

宝宝吃了"发"奶，长湿疹（传说中的"奶癣"）、肛周溃疡，身上痒得难受，屁股又红又疼，当然闹腾了（很多都是大家常说的"上火"表现）。宝宝还会出现肠绞痛、肚子胀成球、腹泻、便秘、吐奶增加等状况，更是不肯睡觉，哭闹不休。有些孩子因为肚子不舒服而拒奶，有些孩子因为裂舌头这一过敏表现而出现严重拒奶。

而宝宝出现这些情况时，妈妈们对此的识别率特别低。除了怀疑妈妈的奶不好，大伙儿还会怎么做呢？不停地给宝宝喂药，给长湿疹的红屁股抹药，但宝宝的各种症状还是反反复复，迁延不愈。结果这些吃的药也刺激肠胃，容易过敏；这些抹的药，通常含些激素类物质，经年累月抹，合适吗？

看到这儿，你还会觉得这些食物真的有发奶功效吗？孩子肚子不舒服，吃得少，不想吃奶，妈妈的奶水当然也就少了！真可谓，"偷鸡不成蚀把米，发奶不成反退奶"！

注意，吃这些食物，妈妈不一定过敏，但吃妈妈奶的宝宝因为胃肠通透性高，早期更易过敏。宝宝体质各不相同，过敏的食谱也因人而异。我们只能说鸡蛋、花生过敏率较高，但不是所有的孩子吃这些东西都会出现过敏情形。

这些食物中，奶和奶制品含有潜在致敏风险的异种蛋白质，是最容易引起宝宝过敏的，常造成宝宝胃肠不适、湿疹、肛周溃疡等。欣源当时吃了鲜奶，孩子就会过敏，长湿疹、烂屁股、肚子胀气，白天、黑夜不肯睡觉；吃了米酒，宝宝的作息更是昼夜颠倒。欣源一时间也非常苦恼。夜里彻夜抱宝宝吃奶，一边看书恶补知识，了解了这些内容后，把这些玩意通通停掉，宝宝的湿疹、烂屁股很快不药而愈。后来生了二宝，我也发现只要我一吃含鲜奶的东西，比如鲜奶小面包、拿铁咖啡等，他都容易过敏，特别是容易红屁股，把可疑的食物停掉就好。还有个妈妈，每天把鲜奶当水喝，一直哺乳到孩子2岁多，孩子全身湿疹一直反反复复不断根，用了各种各样的药物都不见好转。我建议她把鲜奶停掉试试看，没几日湿疹竟然不药而愈！

谷类和坚果中，最容易造成过敏的是花生、小麦、玉米、燕麦等（东方人种对谷类和麦类过敏率很低，西方人种要高许多，跟长期饮食习惯有关）。一旦确定了某种食物是导致宝宝过敏的罪魁祸首，妈妈可能需要3~6个月以后再吃试试看。

所以，宝宝出现任何异常情况，别先急着用药，先从妈妈饮食找找原因，把可疑的食物停掉试试看，通常1~2 d就能好转。若过敏原不去除，宝宝的症状很难好转。

妈妈都不能乱吃东西，更别提直接往孩子嘴里弄些啥尝尝了。世界卫生组织建议对6个月以上的宝宝再添辅食，直接给这么小的孩子喂中药、水果汁、钙剂、维生素D……他能好吗？很多孩子闹腾着不肯吃奶，也就不难理解了。宝宝的肠胃受损后容易继发乳糖及乳蛋白不耐受，进而引起宝宝腹部不适、腹泻迁延不愈，自然也没多少胃口，生长速度也变慢。当然，这些情况经常又让母乳当"背锅侠"，大伙儿一致认为它"不够吃""没营养"，还

"有毒"，把好端端的孩子"喂坏了"。新妈妈真是百口莫辩，"哑巴吃黄连"，对孩子又心痛又内疚。

看到这儿，你可能觉得母乳也没那么好了。"喂个奶，妈妈这也不敢吃，那也不敢吃，动不动把孩子吃坏了，早知道这么麻烦，还不如不喂呢！"老人家也经常说："奶不好，有'湿毒'，把孩子喂坏了可不好。"

可是，不吃母乳，改喂奶粉，更容易过敏。奶粉本身就是很强的抗原性物质——这是异种的、含高蛋白成分的奶啊！有学者统计，奶粉过敏率达到10%～40%，而且过敏程度比吃母乳重很多。总体而言，经过妈妈身体的消化吸收，进行抗原筛选后产生的奶水，还带着众多的免疫活性物质，即使宝宝发生过敏，症状往往也较为轻微。母乳本来就是增强免疫、抗过敏、防感染的良方啊！所以，不要因为喂母乳偶尔遭遇挫折就"因噎废食"，轻易放弃它。

一些有特殊气味的食物，比如葱、姜、蒜、韭菜、芹菜、洋葱等，也可能会让妈妈的奶水跟着变点儿味儿，孩子可能不喜欢，稍微有些抗拒。也有些宝宝是因为原本香香的妈妈身上染了这样的味道，或有口气，不让妈妈抱或不肯好好吃奶。

有些饮料或食物含咖啡因等生物碱，比如咖啡、可乐、巧克力、茶及某些感冒复方制剂等。不过通常是妈妈大量吃这类食物，宝宝才会出现不适症状。研究显示，母亲摄取咖啡因或巧克力，只有0.5%～1.0%会进入母乳，因此一般不用严格禁止食用。不过欣源仍然不建议哺乳妈妈大量吃这些东西，毕竟这些饮料和食物有利尿效果，可能会让你流失宝贵的矿物质和水分。

有些食物可能味道有些刺激、辛辣，妈妈吃得较多的话会让孩子不太喜欢吃奶，比如花椒、胡椒、辣椒等。

有些高淀粉、高纤维的食物，妈妈吃了容易胀气，宝宝也容易胀气。比如土豆、红薯、花椰菜、卷心菜、青椒、韭菜和一些水果。不过，生吃可能会让宝宝觉得不舒服，但煮熟了以后症状往往不那么明显。

给新妈妈喝大量"发奶"的油汤，如猪蹄汤、鸡汤、鸽子汤、排骨汤、米酒红糖鸡蛋羹等，会让过量的油脂、糖分等进入乳汁，增加宝宝的饱腹感，降低他的食欲，从而降低吃奶量。我们成人会对某些营养过剩的、油腻的食物产生厌恶情绪和饱胀感等，宝宝也一样。而我们却为了"发奶"强迫自己进食这些食物，这些不好的感觉自然也会通过奶水传递给宝宝。过量的油脂还会引起宝宝消化吸收不良，增加腹泻的概率。这些都会让宝宝不想吃奶，进而让妈妈奶量减少。

于是，尽管妈妈们老老实实遵照长辈的要求，天天喝油汤，奶量却好像总没怎么增加，乳房软趴趴的。新妈妈自己贴了一身膘，甚至感觉自个儿越胖奶越少。

不过，尽管宝宝可能吃"油奶"的量会少些，他的个头可真不一定很瘦小，甚至还可能过胖！

有些利尿、通便的药物，中医认为会导致奶水减少，比如减肥茶中常用的巴豆、番泻叶等。但这些东西用量不大，还不至于让身体大量失水，影响奶量，基本可以放心。不过，这些东西可能会引起宝宝过敏。

除了确实引起宝宝过敏的食物，宝宝对其他有特殊气味、刺激性、让人胀气的食物的喜好和接受程度因"娃"而异，有的宝宝来者不拒，有的宝宝就显得敏感挑剔些，有些孩子兴许这回不爱吃，下回又爱吃了。不过，妈妈饮食均衡些比较好，某种食物一次不吃太多，一般就不会出现这类症状。

当然，随着宝宝的需求变化，妈妈的奶量也会稍微有些上下浮动。我们对照一下民间传说的"退奶食谱"，发现很多都是有气味、高纤维、易致敏、可能含麦角或B族维生素、利尿通便的食物、药物！这么一来就很好理解了。这些东西退奶的作用十分有限，只要宝宝频繁吃奶，奶量很快就能补回来。只要对宝宝身体没什么影响，妈妈大可不必战战兢兢，对照这些食谱严格忌口，或是整日清汤寡水，什么佐料都不敢放。问问曾经有过"暴力断奶"经验的妈妈就知道了，真想断奶的时候，这些玩意轮番吃一遍，也没见起什么作用。放宽心吧。

如无异常，真不建议妈妈们短期内"暴力断奶"。"暴力断奶"对宝宝身心不利，对妈妈的乳房也不好，过度胀奶会导致乳房悬韧带不同程度受伤、松弛，更容易出现乳房下垂！

也许前面的内容你已经看得晕晕乎乎的，心里还不是很明白。"欣源，你说了半天，哺乳妈妈究竟该怎样吃才算科学，奶又多又有营养呢？"

原理和建议十分简单——平常怎么吃，这会儿就怎么吃！渴了就喝，饿了就吃，怎么开心怎么吃，十分自然。真不用逼着自己为了奶水吃这喝那，家人更不应为了"吃"这件事给哺乳妈妈增添太多负面情绪、肠胃负担，或频繁干扰哺乳妈妈睡眠，否则只能是得不偿失。

哺乳妈妈尽量不要喝酒，少喝咖啡之类；日常食物换着吃，不要一样食物天天吃、吃很多。如果平素有饮鲜奶的习惯，最好能换成酸奶，毕竟鲜奶的致敏率是最高的，酸奶是经过益生菌发酵后的产物，长链异种蛋白被分解成小分子多肽类，与人类身体接近，身体对它们的排异性会小很多，较少出现过敏的情形。如果实在不想喝酸奶，喝了少量鲜奶后可以密切观察宝宝是否出现湿疹、肛周溃疡、肠绞痛等各项过敏表现，没有的话可以接着喝试试看。别的易致敏食物，也是如此。

有些妈妈对自己产后臃肿的身材不满意，不肯"吃吃吃"，反而刻意节食减肥，行吗？欣源是不赞成的。虽然前面提到过，只要妈妈没饿到"吃土"的地步，奶水的营养一般不会有大的影响。只是，哺乳本身就是很大的消耗，很多妈妈自然而然就能瘦下来，又何必跟食物过不去呢？多数学者认为节食不是科学的减肥方法，还是应该与运动结合起来。所以，哺乳期稍微"管住嘴，迈开腿"，管住嘴以不让宝宝过敏为基准，不用吃高油、高糖的垃圾食品，自然会获得完美体形，不信你可以试试看！

第二章

吃凉的东西能喂奶吗

曾几何时，吃凉的东西不能喂奶的说法在民间甚嚣尘上。

大热天，新妈妈浑身燥热，饥渴难耐，眼巴巴地望着一家人围着茶几啃西瓜，口水涌了出来，只得咽回去。想当年，我一人大半个瓜，吐瓜子儿跟机关枪似的，生猛啊！这日子何时是个头儿哩？

总有家人苦口婆心地说："西瓜是凉性的，不能吃的。吃了奶也变凉，孩子会拉肚子。"

那喝点儿凉白开总行了吧？大热天的，那冒着热气的水，实在难以下咽啊！

想喝——不敢。新妈妈的脚一直在冰箱前徘徊，嘴和心正英勇地做着斗争。

这说法科学不？上网一搜，坏了，几乎没有人支持吃凉的东西：

"哺乳期不能吃凉的东西，不然会回奶的。"

"吃凉的不好，宝宝吃凉奶，容易得肠道疾病。"

"加冰、冷冻都不行！'凉性'大了，宝宝会肚子疼的。"

"不小心吃了，喂奶前拿热毛巾敷一敷。"

…………

唉，算了，咱还是为了孩子好，忍忍吧。

忍一次不打紧，关键是，这忍的时日一眼望不到尽头啊！而且，这凉的不能吃，多少度才算凉呢？37 ℃，26 ℃，20 ℃，4 ℃，0 ℃？家人连室温的凉白开都不让喝，非得给热热，真是受不了。一桌美食，这不让吃，那不让碰。馋了想啃个苹果，他们也抢过去帮你切了煮了。大热天的，不给开空调，让人穿得跟粽子似的，还不让人碰一点儿凉的，在打开门的冰箱前站一会儿，一家人都惊恐万分地围将过来……

其实，妈妈们无法长时间坚持母乳，也跟这一点一滴的生活质量下降有关。

相比之下，老外心大多了。他们平常的饮食唯恐不"生"不"冷"。欣源的朋友在国外生产，刚生完，还躺产床上呢，老外护士就给她倒了杯冰水，特意加了满满当当的冰块给她"解乏"，可把她给吓傻了。

那么，这些民间传说是真的吗？我们该不该冒着风险，不管孩子受不受得了，图一时之快吃"冰"喝"凉"？啥程度才算凉？且听欣源给你细细道来。

一、哺乳妈妈可以吃凉的

不让吃凉的，说是奶也跟着凉了，会让孩子拉肚子，逻辑上不成立。从

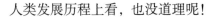

人类发展历程上看，也没道理呢！

　　想想看，我们喝了一杯冰水下肚，五脏六腑给暖暖，才进到血液循环里面。要知道，血液可是大概 37 ℃恒温的。这恒温的血液里面的水分经过九曲十八弯，最终进入乳汁里面。在乳房厚厚的皮肤和脂肪层的庇佑下，乳汁也是大概 37 ℃的！

　　欣源就奇了怪了。这大概 37 ℃的乳汁，怎么就凉了孩子的肠胃呢？怎么还得在喂哺前拿热毛巾焐一焐乳房？

二、宝宝拉肚子的原因

　　我想你肯定充满疑惑："欣源，我吃了凉的，孩子明明就拉肚子了呀！这现象是有的，我亲眼所见，绝不骗你。这怎么解释呢？"

　　这得分情况。绝大多数情况是一丁点儿影响都没有的。比如你咕嘟嘟一大杯冰水下肚，再给孩子喂奶，奶绝对不会低于 37 ℃。

　　下面几种情况，孩子大便可能会变稀：

　　（1）妈妈吃了含糖分过高的东西，量还很大。比如抱着大半个西瓜一阵狂挖，或者买了雪碧、可乐，瞬间一大瓶下肚，之后 1 h 内的血糖高峰期就喂奶。这样，奶里的糖分可能超标，会刺激孩子胃肠蠕动，使得大便稀一些，并且可能会发绿、有泡沫。这是因为奶水含糖量高，影响了大便的 pH 值，并产生了一些碳水化合物的不完全代谢产物，由此大便里出现泡沫。

　　不过呢，即使如此，孩子一般情况还是非常好的。有些孩子的肠胃对果糖更为敏感些，可能会不舒服。不过，大量果糖在血液里稀释、代谢，再进入乳汁，最终对孩子肚子产生的影响非常微弱。

　　（2）妈妈吃了令孩子过敏或不舒服的东西。前面提到过，妈妈吃了令孩子不舒服的东西，有可能让他有拉肚子、肠绞痛的表现。这些食物多为鲜奶、高蛋白食物、酒精、药物、坚果、热带水果等，并且多为妈妈和宝宝不经常吃的东西。还有，食品添加剂。想想，饮料和甜点中，添加剂得有多少啊！咱们不知道它们会不会进入乳汁，如何代谢，对孩子影响又有多少。不过，从我们人类漫长的发展历程看，显然我们的祖先不经常吃添加剂，我们或孩子的身体不接受添加剂，也在情理之中。

不过母乳过敏导致的腹泻往往不严重，好起来也非常迅速。毕竟有血乳屏障挡着，这些东西进入乳汁的量很少。另外，乳汁也能提供抗体，会对孩子的肠胃有保护作用。总体而言，会比直接给孩子吃这些东西引起的过敏反应小得多，妈妈停止摄入，孩子即可不药而愈，立竿见影。

（3）有时候仅仅是妈妈的心理作用，觉得孩子腹泻了。孩子的大便就是不停变化着的。尤其是母乳喂养宝宝的大便，更是变化多端。医学上有个名词——"母乳性腹泻"，描述的就是母乳喂养宝宝的大便，像拉肚子一样难看。这种大便经常引起妈妈们的恐慌，也时常让她们找不到北。早上那泡稠一点，下午那泡稀一点；生长加速期没大便，过后拉稠稠的一大堆；天气热的时候稀一点；妈妈吃了什么，宝宝的大便一会儿稀一会儿稠……

然后，刚好孩子哪泡拉稀了一点，或放屁带出来一点儿屎，妈妈就不淡定了。旁边的人也跟着责怪："看看，都怪你吃凉了吧？"

另外，人的心理作用真的很神奇。如果心里根深蒂固地认为某件事是事实，那在同样的情境，几乎必然会出现既定的结果。因此，大伙儿觉得吃凉的该伤肠胃了，孩子吃了"凉奶"也该坏肚子了，孩子哭两声就会被认为是肚子不舒服，大便哪哪儿都不顺眼。所以，孩子常常是"被腹泻"的。

如何判断他是不是真的不舒服呢？看孩子状态就好了！能吃能睡能玩，偶尔一次大便稀一点儿，不必放在心上。

另外，我们要相信孩子，他真的没我们想象的那么娇弱，6个月以内的孩子还带着母亲的抗体；如果吃母乳，母亲的抗体还会源源不断地供给他，他是不容易生病的。即使真的生病，好起来往往也非常迅速。

三、哺乳妈妈吃凉的要适量

一些哺乳妈妈吃了凉东西的确有可能肠胃不舒服。这些妈妈往往是还在坐月子期间的妈妈。她们的体内激素剧变，可能会造成胃肠轻微的水肿，蠕动功能不良，很容易受刺激。所以，坐月子的妈妈可能更容易肚子不舒服、腹泻。古话里让"月母子"忌生冷，还是有一定道理的。

如果妈妈拉肚子拉厉害了，可能会影响奶量。不过，不到拉脱水的地步，对奶量的影响真没那么严重，孩子多吸吸乳头，奶量很快就上来了。

至于整个哺乳期都不让吃凉的，吃凉的会回奶，真的没任何科学根据！只要妈妈、宝宝没不舒服，啥都能吃，只是最好别过量就行。刚才提到，吃几片西瓜解馋一点儿事儿都没有，把西瓜当饭吃，兴许有那么一点儿事儿，不过也没多大事儿。

哺乳期真没那么多禁忌，否则咱们的祖先和动物们都别活了。妈妈们为孩子好，也要对自己好，自个儿心里舒服，孩子也跟着舒服。为了这些"莫须有"的民间传说，百般禁忌，真没必要。"民以食为天"，所以，想吃点儿啥，妈妈别太亏待自己咯！

第三章

哺乳妈妈能运动吗

　　曾有位妈妈焦急地问我："欣源，我婆婆坚信我活动完不能给孩子喂奶。我下班赶车到家后，她非拦着我不让喂奶，说奶里有'热气'，产'湿'，孩子吃了'热气奶'会拉肚子，一定让我把奶挤了丢掉，再等上半小时。我乳房胀得难受，孩子哭得可怜，她宁可给孩子喝白水都不让他吃奶。我想问问：她说的是不是真的？运动后，妈妈的奶水真的会变酸，孩子吃了不好吗？"

　　还有不少妈妈有类似的疑虑："我是运动型的，以前有健身的习惯，一天不动弹都不舒服。这会儿生孩子快3个月了，在家憋得实在难受！请问我能接着健身吗？这会不会影响奶水质量？出汗会不会让奶水变少？什么程度的运动才合适呢？"

　　妈妈们不放心：上网搜搜，有些文章建议少运动，说大量运动容易影响奶量，还把营养都给耗掉了，奶水里都是代谢垃圾，宝宝吃了不好；还说出汗了奶水会少。另有些文章恰恰相反，建议多运动，说妈妈多运动更容易恢复，身材更好，心情也好，乳房局部血液循环变快，奶量也会增加！还有的说得模棱两可，剧烈运动不行，轻柔运动就好，比如瑜伽就行，跑步不好。有说出月子就能动弹的，有说3个月的，还有说半年的……"专家"们各执一词，咱听谁的好？

运动真的会让奶水变少，乳汁酸掉，营养被消耗掉吗？妈妈们多虑啦！且听欣源细细道来。

一、哺乳妈妈能不能运动

哺乳妈妈究竟能不能运动？多大强度的运动才算合理，不至于消耗太多营养，流失太多水分？

我们来看看我们的祖先是怎么干的。动物之所以叫"动"物，是因为"生命在于运动"。在自然界，没几个野生动物会像在动物园里的动物那样，躲在小房间里吃食，趴在小山坡上百无聊赖地晒太阳打发时间。鸟会飞，鱼会游，马和豹子会奔跑……它们需要四处觅食，为了生计不停地奔波，或时刻准备躲避天敌。这一点，无论是雄性的，雌性的，怀孕的，带宝宝的……通通不例外。我们的祖先也是如此。

我们进化至今，显得格外娇气：经期不敢动，怕得妇科病；准备怀孕，不敢动，怕怀不上；怀了孕，不敢动，怕孩子掉了；生了孩子，不敢动，怕奶又少又不好，把孩子喂坏了……为什么自然界只有人类的后代如此娇弱？咱们的运动能力真的退化了吗？

其实，较真的外国人真的做了不少研究，目前尚没有不支持孕期、哺乳期运动的文献出现。国外很多妈妈也身体力行，用事实证明这一点——她们什么强度的运动都做！有怀孕接近临盆，还疯狂举重的；有产后刚出月子，就整日泡在健身房挥汗如雨的，孩子放旁边的摇篮里，时不时喂点儿奶；还有经常参加马拉松比赛，跑完就喂奶的……

是的，研究证实，什么强度的运动都可以！这是为什么呢？

我们运动时，虽然整个身体的代谢是加速的，但血液里面很多物质仍然能保持恒定，这边厢把储存的能量物质分解、代谢掉，那边厢把营养垃圾迅速排出。运动那一会儿，是不会把身体里的营养都耗光的。如果多运动一会儿就能造成水、电解质、营养物质等代谢紊乱，那动物们就都别活了。血液里面各项物质基本恒定，乳汁里面也一样。

虽然身体在出汗，不过整个循环系统是加速的，所以乳汁的量基本是恒定的。很多妈妈运动完，都感觉乳房胀胀的。如果身体缺水，妈妈一定会感到口渴，要知道口渴感可是非常难以忍受的，身体不会等到乳汁等分泌物都明显减少了才提醒妈妈喝水。当然，妈妈在运动前后补充水和电解质，还是非常有必要的。

再说，乳汁是根据孩子小嘴的需求下的"订单"，吃得多，就分泌得多，就像我们吃东西产生口水和胃液一样。只不过有些研究认为，剧烈运动可能会暂时抑制喷乳反射。但总体而言，运动对奶量影响很小，所以妈妈们多虑啦。

相反，经常运动，会让身体更健康——有更稳定的血糖、血脂等，也有很合理的激素水平。因为整个身体代谢加速，存留的代谢垃圾、炎性物质都会相应减少。运动也会让妈妈心情更好，这会跟身体代谢形成良性循环。经常吃阳光快乐的妈妈的健康奶的孩子，当然也会更健康啦！

所以，妈妈们喜欢做什么运动，就做什么运动吧！只要自个儿开心就行。一般的瑜伽、慢跑、散步都很好，跳舞、举重、游泳、马拉松跑也可以。

像本章导读里提到的那个妈妈，只是坐坐车，快速走回家而已，这样就不让她喂奶，实在是太离谱了。所谓"热气奶"是没有依据的说法。人类是恒温动物，怎么会没事专让乳房"发烧"呢？世界卫生组织都说了，即使发

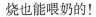

烧也能喂奶的!

二、哺乳妈妈运动后乳汁会变酸吗

为什么有这么个说法呢?这源于国外的一些研究。有些科学家把高强度运动后妈妈的奶水挤出来,放奶瓶里给孩子喝,结果孩子不怎么想喝,由此他们便得出"运动可能会让孩子拒绝吃奶"的结论,推测原因是"乳汁成分和味道可能有所改变"。

一时间,这个说法风靡全球。其实真正仔细多看两眼,就会发现这些实验有多么不靠谱了。一是实验样本少得可怜——个位数!二是实验是将奶水挤到奶瓶里给孩子吃的。处在一个新环境中,再加上之前没怎么吃过奶瓶,有几个孩子愿意吃的?

我们再来分析分析,看乳汁在啥情况下可能变酸。其实血液的 pH 值基本恒定,只有在短时间、高强度剧烈运动的情况下,身体会进行无氧代谢,把糖分分解得不完全,产生乳酸等酸性物质。我们在大力举重物、冷不丁加速跑、跳高的时候,会感到肌肉酸痛,就是这个缘故。不过,乳酸等物质还有代谢价值,身体觉得浪费了它们着实可惜,很快就把它们接着氧化利用掉了,这个过程不超过半小时。

科学研究数据也能证实这一点。如果妈妈进行的是举重、短距离加速跑等高强度运动,乳汁内的确可能有点儿酸性物质,不过半小时之后基本检测不出来了。有些敏感的宝宝的确有点儿不喜欢这个味儿,不过,大部分宝宝都没有感觉,扑在汗淋淋的妈妈身上就开始大快朵颐,丝毫看不出一丁点儿嫌弃的样子。

再说了,兴许是汗臭味和湿漉漉的皮肤和衣衫,或变了样子的妈妈让孩子"嫌弃",未必是稍微变了一点儿味儿的奶水呀!其实,孩子平常很能接受奶水变味儿的,妈妈每顿吃的东西都不大一样,相应的奶水味道也不尽相同。

他们反而更容易接受各种味道，只要不是非常刺激的味道，便不大挑剔。

如果考虑到身上出的汗味儿可能让孩子不喜欢，那就去洗个澡吧！抱着香喷喷的妈妈，孩子一定会胃口大开的。

三、哺乳妈妈运动的益处

我们都知道，运动对健康好。其实，运动对心情也很好。好健康会带来好心情，心情好则更健康……总之，这是个良性循环！

运动能让身体进入一个良性的代谢状态。而神经、内分泌、免疫、代谢功能常为一体，牵一发而动全身，所以运动能带动整个身体状况好起来。好的神经功能、内分泌功能，会带来好的心情。要知道，妈妈或多或少会出现产后抑郁的情形，运动对缓解这种"情绪小感冒"，实在是再合适不过了。

想想，我们放下育儿焦虑，忘记幽闭在家中的无趣，听着风声鸟鸣，望着蓝天绿树，沐浴阳光，挥汗如雨，释放压力，感觉不能再好了。最好能带上孩子一起享受，让孩子参与到我们的日常生活中来，分享我们健康的爱好，让他们变成我们的同路者，而不是我们牺牲自己的生活，这感觉也不能再好了。

我们身体里藏了另一个原始的生命，它完完整整地属于大自然，孩子也是如此。所以，带着孩子，回归我们的自然属性，找回我们的自然习性吧！很多身心问题都会得到最好的解决，根本不再是问题了。

健康、阳光、自信的妈妈非常有魅力，会带动宝宝，也常会让丈夫更着迷。家庭每个成员都是同道者，一齐行走在美好的生活道路上，处处是惊喜的风景，真是非常美妙的体验。

四、哺乳是很好的塑身办法

有不少妈妈怕哺乳影响身材，或不方便健身，就早早给孩子把奶断了。

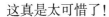

这真是太可惜了！

大伙儿对哺乳妈妈貌似有个根深蒂固的印象——肥胖，慵懒，皮肤松弛，一身睡衣，一头乱发，生活满满当当地围着孩子转悠。很多人惧怕变成这样，早早地放弃了母乳喂养。

但是，许多事实和研究表明，亲自哺乳的新妈妈能更早地恢复身材。哺乳会让"瘦妈妈"变"壮"，"胖妈妈"变瘦，"前凸后翘"，更加"有型"。这是为什么呢？

我们可以观察到，过胖或过瘦的妇女容易存在各类内分泌紊乱现象，自然受孕率会降低，怀孕后流产、早产、死产的概率也会相应有所增加。因此，适龄妇女有性行为之后以及在孕期，神奇又细心的大自然往往会设计让她稍微多囤积一些脂肪，有更好的激素水平和能量，帮助受孕及生产。孕期囤积的脂肪也能为将来哺乳这一"重体力劳动"作能量储备。

生产之后，大自然会给哺乳妈妈一次非常好的改善体形的机会。

"瘦妈妈"因为孕激素、催产素分泌增加等原因食欲会变好，也会为了增加母乳量而主动进食。此外，哺乳行为还能改善心情和睡眠质量、防治疾病，而照顾宝宝的"吃喝拉撒睡"也相当于锻炼身体。"瘦妈妈"往往会变"壮"一些，体形丰满，从而有更强壮的身体、更好的能力照料新生宝宝。

生产高营养、高能量的乳汁是一个活跃的代谢过程，"胖妈妈"会因每天制造乳汁而消耗许多热量。此外，照顾宝宝的日常行为也令"胖妈妈"活动量加大，因此她们不需要刻意节食和运动减肥，每天正常饮食，少吃多餐，多数"胖妈妈"会很快地瘦下来。

而采取人工喂养的妈妈会如何呢？她们往往会因孕期和哺乳期囤积的能量无法消耗而体形臃肿。另外，她们往往有更多产后抑郁的概率，生活的积极性往往会减低，很可能对自己的形象产生厌恶和悲观情绪。

因此，不哺乳的妈妈，反而会在瘦身道路上遇到更多的困难。

五、哺乳妈妈运动时需穿戴合适的文胸

对于哺乳妈妈来说，运动的时候乳房上下抖动，体验真不那么美好。另外，乳房悬韧带受到强力拉扯，也会增加乳房下垂的风险。不过没关系，目前市面上有不少设计比较好的运动文胸可供选择。

我们不要选择太紧的文胸，这样会让身体默认乳房已经足够胀了，可能会减少泌乳。另外，过紧的文胸会限制局部血流，并不利于乳房的健康。我们可以选择较为宽松的类型，或比自个儿平常的尺寸大一号。还有那种哺乳小背心，也是不错的选择，看大伙儿喜好。

六、哺乳妈妈开始运动的时间

其实，从产房回到家就可以了。没有采取剖宫产或进行会阴侧切的新妈妈行动起来会更方便。

当然，一开始我们可以选择一些比较轻体力的运动，比如柔美的舞蹈、温和的瑜伽。这会让我们的身体加速康复——胃肠功能早日恢复，食欲大开；孕期微微有些错位的关节、肌肉、韧带，更好地复位；产后激素突变引起的焦躁心情，也能慢慢平复下来。这样更有利于乳汁分泌，也会让我们把孩子照料得更理想。

之后呢，我们的身体自然会告诉我们，怎样的强度是适合自己的。剖宫产妈妈就不要勉强了，早期还是以休息为主，辅以轻微活动更利于伤口愈合。顺产的妈妈，待到恶露基本排尽，自我感觉理想，便可以选择自己想要的活动方式和强度。这个时间多半在6周到3个月左右（对于大多数产后妇女来说，怀孕导致的生理解剖改变在产后6周左右能恢复至孕前水平）。

第四章

哺乳妈妈的乳房护理

很多妈妈为了保持好身材，从孕期开始，就不打算母乳喂养，即使喂养也不会坚持太长的时间。她们根深蒂固地认为，母乳喂养一定会损害体形，喂夜奶一定对皮肤不好，哺乳妈妈都是皮肤松垮、身材臃肿、眼神呆滞、蓬头垢面的……

即使决定哺乳的妈妈，也抱着一种为孩子牺牲的心态："吃母乳孩子身体好，自己体形又算得了什么？反正自个儿迟早要老的，老了自然会乳房松弛下垂的，早一点晚一点而已。"

如果做个网络调查，几乎没有妈妈会认为哺乳跟乳房下垂无关的。毕竟，这是我们切实观察到的现象！欣源曾在网上发布了一篇喂母乳有助于保持体形的文章，结果文章阅读量和点赞数都是历史新低，妈妈们显然是一点儿都不买账。

到底乳房下垂跟哺乳时间长短有没有关系？这得做个追踪期很长的对照实验，分出不喂奶组、喂 6 个月组、喂 1 年组，追踪 1～10

年甚至更久。追踪期太久的实验，做的人都很少，即使有，数据往往也不那么可靠。所以，从数据上，我们得不到有效的线索。

事实如何呢？哺乳真的会与好身材"不共戴天"吗？且听欣源细细道来。

一、妈妈乳房下垂的原因

有3个重要的组织决定着乳房的形状：乳房悬韧带，乳房内容物，乳房皮肤。如果乳房悬韧带、乳房皮肤松弛，乳房内容物减少，乳房就会垂下来。我们按照时间顺序来看看，怀孕、哺乳前后乳房的变化。

（1）怀孕期间，受到雌激素、孕激素、催乳素影响，乳腺增大、肿胀，乳房内部渐渐有了初乳。一些妈妈还常感到乳房疼痛。妈妈们心里窃喜，乳房比平常能大上1~2个罩杯！

别高兴太早哇！孕期乳房增大得太快、太厉害，往往会给将来乳房下垂埋下伏笔！这会儿乳房变重，乳房悬韧带和乳房皮肤开始受到牵拉。另外，孕期整个激素内平衡变化是有助于一些组织松弛的，比如子宫及子宫周边的韧带等组织。乳房悬韧带也可能会受到"牵连"，易于拉伸、延展。

有些研究数据证实，孕期乳房变化过大，之后乳房下垂的概率会增加。也有少数妈妈乳房变化不那么明显，那么乳房下垂风险也会相应减小。

（2）生产后3~4 d，很多妈妈会经历生理性胀奶期。之后头几个月，只要孩子吃的间隔时间长了，妈妈就容易感到胀奶。当然，尽量不要让乳房经常过胀，否则会进一步加重乳房悬韧带和乳房皮肤的负担。想想一根橡皮筋老去拽，时间长了，是不是也要出现老化、松弛了呢？更要尽量避免发生乳腺炎，否则不仅胀的感觉非常强烈，炎症还会导致局部形成瘢痕、组织挛缩，更容易导致乳房萎缩、变形。

（3）哺乳几个月后，妈妈乳房胀满感越来越不明显了。可是小家伙儿的力量是越来越大，吃奶常不老实，经常对乳房生拉硬拽。妈妈们经常感到自个儿乳房能被孩子拽得老长。不过呢，对这种情况妈妈们不必过度担忧，毕竟相比长时间胀奶，孩子拽乳房的时间和力度都小得多。想想，长时间拽着一个橡皮筋，比间断地拽橡皮筋，哪种情形更容易造成橡皮筋老化、松弛呢？

在此，欣源推荐侧卧奶睡。这样乳房搭在床上，不会承受太强烈的重力拉拽；孩子吃起来也比较平静，不会经常扯乳头。相比之下，坐着喂奶，乳房往下垂，抱孩子的手举高了也挺累，孩子吸吮的时候就会顺势往下拽乳头。

（4）最好能自然离乳，切忌突然暴力断奶！暴力断奶需要经历一段相当长时间的剧烈胀奶，少则几天，多则一两周，妈妈们经常胀疼得死去活来！这对乳房是一次非常大的打击。如果不慎弄出乳腺炎，那就更糟糕了。

其实，很多妈妈对"哺乳跟乳房下垂关联不大"这句话无法产生共鸣，很可能跟曾经有过暴力断奶的经历有关。暴力断奶不仅对妈妈不好，对宝宝的心理也会产生非常糟糕的影响。断奶不可操之过急，需掌握些方法。

（5）断奶后，有段时间乳腺会萎缩，之后脂肪慢慢回填，需要数月到数年的时间。因此，刚断奶的时候乳房瘪瘪的，有点儿难看，还是蛮常见的事情。

不过，妈妈们也不用太灰心。有些幸运的妈妈，由于激素调整，可能会出现乳房"二次发育"，重新塑形！她们的乳房会变得更丰满、坚挺。

二、哺乳会加速乳房下垂吗

纵观孕产前后乳房的整个变化历程，欣源发现一个令人失望的事实：只要你选择当妈妈，乳房下垂，兴许是难以避免的一件事。

不过，妈妈们很关心，哺乳会不会让乳房下垂的速度加快呢？

很难说呢！不过，这跟我们是否经常胀奶，还是颇有点儿联系的。只要把孩子放在身边频繁喂哺，过分胀奶、长时间胀奶的情形便很少出现，并且随着时间流逝，胀奶的感受越来越不明显。

如果妈妈为了体形好看，早早断奶，或在孩子刚出生时就把奶生生憋回去，这反而对体形影响很大呢。

如果能喂到自然离乳，妈妈坚持锻炼、保持好心情，争取当那个被"自然之手"选中的、进行乳房"二次发育"的妈妈，简直不能更好了！

三、哺乳妈妈该挑选什么样的文胸

曾几何时，网上的文章一边倒地支持妈妈们穿文胸以避免乳房下垂，哺乳妈妈更应穿文胸。前不久，西方一项研究在我国网上炸开了，法国贝桑松教学医院教授 Houillon 历时 15 年对 320 名不穿文胸的妇女进行了跟踪测试，结果认为 G 罩杯以内，不穿文胸者的胸形更坚挺！

Houillon 教授的解释很好理解，人是活物，生命在于运动，"用进废退"。没生命的皮筋吊着个重物，兴许会老化，越拉越长；可是韧带和皮肤等组织吊着乳房并不是如此，它们都是活物，一定的应力刺激会让组织结构更健康。相反，如果长时间用文胸承托，身体便以为支撑乳房的韧带等组织很轻松，不需要发力，便会产生废用性萎缩、松弛。想想看，如果一个人长期卧床，虽然每天吃好的、喝好的补充营养，可是肌肉、骨骼、韧带等组织缺乏应力刺激，骨钙流失，肌肉组织萎缩，韧带挛缩变脆，如果没有被动活动，还会出现关节变形！这些组织一旦再次承重，便会非常脆弱。乳房支撑结构又何尝不是如此呢？

不仅如此，如果文胸过紧，影响周边血供，对局部组织活性更为不利。

但是，身体的零件儿不用不行，过度使用好像也不行啊！刚才提到骨骼、肌肉"用进废退"，可是运动过度，不也会造成组织损伤吗？如果天天做拉伸运动，身体延展性真的能变好些呀！乳房如果短期内变大、变重，天天如此，周边支撑组织会不会也觉得"压力山大"，产生适应性的延展呢？答案是肯定的。

毕竟 Houillon 教授做的研究，是针对没有怀孕和哺乳的妇女！想想，孕期乳房突然变大、变重，周围韧带等组织还会受到变化的激素影响而变得松弛，以适应这种乳房变化。产后乳房经常沉甸甸的，时不时胀奶，再来个暴力断奶，即使激素变化会让组织有所回缩，但能回缩成原来那样吗？显然不会。

其实，这跟一些妈妈产后漏尿在原理上有点儿类似。宝宝出生前，子宫周边支持组织比较松弛，以适应子宫的增大，并为宝宝从阴道娩出作好准备。小宝宝呱呱坠地之后，妈妈身体的激素变化会让子宫和周边组织回缩，变得基本和孕前一样。不过，如果产妇年龄太大，生产次数太多，或者产后不注意活动，子宫和周围组织回缩就不那么给力，有可能影响到膀胱周边组织，引起漏尿。

想想，乳房支持组织回缩好像也是如此呀！

诚然 Houillon 教授的实验研究很有道理，但我们更关心的是，经历了怀孕、哺乳这种特殊情况之后，乳房会不会下垂，穿文胸有没有预防作用，以及如果要穿，穿什么样的文胸才合适。

欣源建议如下：

（1）如果想要美胸，最好不要怀孕生孩子。同理，不怀孕生孩子，漏尿的风险也会大大减小。不过，别忘了，生产、哺乳能降低多种妇科疾病的发病率，具有一级证据的就是"大名鼎鼎"的乳腺癌。

（2）尽量不要让乳房过胀，更不要较长时间暴力断奶。怀孕期间，乳房已经撑得很大了，后面哺乳对乳房变形其实影响并不大。乳房过胀对乳房周边支持组织伤害挺大，也会给身体一个信号——不要让韧带等支持组织回缩得太厉害，从而适应这种经常过度肿胀的、沉甸甸的乳房。

（3）勤哺乳。哺乳期穿文胸是否能够预防下垂，并没有试验数据证实。从理论上来讲，承托能减少乳房支持组织过分拉拽，好像有点道理；Houillon教授说的让支持组织承担自然应力，反而韧性更好，好像也很有道理呢！我们还是期待哪天有数据说话吧。不过可以想象，勤哺乳、经常排空乳房的话，乳房对支撑组织的拉拽作用并没我们想象的那么大。所以，勤哺乳就好啦！

（4）穿宽松、材质舒适的文胸。我们不指望这种文胸能有多少承托的作用，不过它会减少走路、跑步、做家务时乳房的剧烈晃动（所以健身的时候更要穿了）。倘若乳房突然经受撞击，文胸也能起到一定的保护作用。

（5）哺乳期不要穿过紧的文胸。穿过紧的文胸一方面限制血液循环，另一方面也会让乳房易于感受到一个信号——有点胀了，准备减少乳汁分泌！这对妈妈、对宝宝都有些影响。当然，更不要穿着文胸睡觉啦！

哺乳期如何美美的，真让人犯愁。

其实，并不只有穿紧紧的文胸这一种方法才能保持美美的。我们可以找一些时尚杂志来看，有些衣服款式，比如大V领、蝴蝶袖、宽肩带、荷叶边、希腊女神式，并不怎么挑胸形，一样可以摇曳生姿！哺乳期的我们大可向这些"女神"们学习。

再说，有孩子以后，在家的时间要多一些。偶尔出席正式场合，穿一穿塑身文胸倒也无伤大雅。平常就根据自身情况和习惯，随便穿！但有一点要注意：文胸的穿戴时间最好不要过长。

其实，丰腴的乳房，浓浓的母性光彩，会让这时的你格外有女人味，我们大可珍惜这段"丰乳肥臀"的好时光！

四、避免乳房过早下垂的方法

刚才提到，想要乳房不下垂，最好别怀孕，跟哺乳关系不大。当然，这一点我们实在不想做到啦！如果要当妈妈，我们要尽量控制体重，勤哺乳，规避乳腺炎风险，不要暴力断奶，文胸穿宽松点，穿戴时间不要太长。除此之外，我们还需注意哪些问题呢？

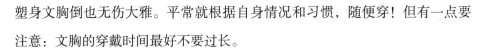

1. 孕期控制体重，产后不要过快瘦身

孕期要控制体重，否则当过胖的时候，充满脂肪的乳房也很大，产后韧带得费好大劲儿才能拉住乳房；产后快速瘦身，脂肪又迅速被消耗掉，乳房填充物也会跟着缩水，会让乳房看上去瘪一些。

2. 运 动

产后瘦太快的妈妈也别着急，咱还有办法，那就是运动！不仅是乳房下垂，我们看到有些哺乳妈妈皮肤松弛、身材臃肿、眼神呆滞、蓬头垢面，主要也是没有足够运动造成的。

运动也能让妈妈拥有好心情，释放压力，缓解产后抑郁情绪。自信阳光的妈妈，自然昂首挺胸，更加美丽。运动能让激素水平变化更平稳，一定程度上也对韧带回缩、重新塑形有帮助。

怎样的运动量合适呢？量力而行，自个儿感觉舒服就好。

我们可以根据自身情况，进行一些胸部力量训练。胸大肌、胸小肌发达，会让胸部坚挺些，形状也会好看些。不过不要练得太过火，有些妈妈比较心急，训练的强度突然过大，有可能造成乳房组织牵拉伤，出现乳腺炎！

运动时一定要穿文胸。我们试着跑两步，两个大乳房剧烈地上下晃动，感觉太不好了，这样也容易把乳房悬韧带等支持组织拉伤。有一些运动哺乳文胸可供选择，一般的宽松文胸其实也能用。妈妈可以根据自身情况和运动种类，怎么舒服怎么来。

3. 其 他

其他导致乳房下垂的危险因素还有吸烟、高龄怀孕等，因此，我们应尽量避免这些情况。

五、断奶后，去美容院做乳房护理有用吗

刚才提到，自然离乳后，胸部会有一段时间比较干瘪。数月或数年后（一般为 1~3 年）胸部"二次发育"，脂肪回填，就没那么干瘪了。一些幸运妈妈的乳房比孕前还要坚挺、丰满、迷人！

很多美容院打着产后胸部护理的招牌，其实用处并不大，不要太过迷信胸部护理。当然，有空按摩下倒也无伤大雅。尽量不要针灸，小诊所不具备

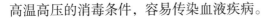

高温高压的消毒条件，容易传染血液疾病。

尽量不要用乱七八糟的药抹乳房，这些药大多含雌激素类物质。那些号称"纯天然"的产品，很多都是假的，添了点儿西药而已。即使是真的，"雪蛤""胎盘"等美容、养颜、丰胸珍品，起作用的物质还是雌激素！哺乳妈妈要给孩子喂奶，更不要没事乱吃药了。

六、哺乳妈妈两侧乳房不对称怎么办

宝宝是有很强秩序感的小生物，不喜欢变化。所以，经常有孩子不喜欢换边，否则会感到妈妈抱法不太一样，有点别扭。即使换边，也常有明显的偏好，一侧吃得多，另一侧吃得少。另外，有些妈妈乳头本身有点儿不对称，孩子吸起来感觉不大一样，也常会出现明显的偏好。时间长了，宝宝与吸得多的这一侧乳房配合越来越好，这一侧喷乳反射明显，奶流速度理想，他咕嘟嘟吃得很带劲儿，就更不喜欢吃量少的那一侧了。

很多妈妈很担心，怕这样奶不够孩子吃。这一点儿大可放心，乳房很"聪明"，自己会调节：吃得多的一侧分泌快，量大；吃得少的一侧分泌慢，量较少。倘若不是这样的话，吃得少的那一侧很容易患乳腺炎。一些有吸奶器使用经验的妈妈能够证实这一点，孩子吃得少的那侧乳房吸出来的奶就会少些，两侧总量加起来还是足够的。

不过妈妈还是犯了难。这一侧乳房装 100 多 mL 奶，另一侧乳房只装 30～50 mL 奶，时间长了，两侧乳房会不会不对称呢？

的确是个问题。由于乳房悬韧带等支撑组织受到的牵拉、挤压程度不一样，乳房的确可能出现不对称的情形。不过呢，也不像我们想象的那么严重，只要勤喂哺，自然离乳，两侧乳房都没有过度牵拉，脂肪回填、"二次发育"后，两侧不对称的情形并不那么明显。

如果你还是很想知道，怎样让孩子"宠幸"两侧乳房，使其"雨露均沾"的话，有些小方法可供你参考。

（1）刚才提到，孩子秩序感很强，我们也可以利用他的秩序感，来做到这件事。方法就是不要动静大地换边！我们可以侧卧奶睡，让孩子吃了下侧吃上侧，练一练，还是很容易做到的。

如果坐着喂奶，也可以用"橄榄球法变摇篮法"，或"摇篮法变橄榄球法"，把孩子悄悄地平移来平移去。不过个人不大喜欢这种做法，毕竟动静还是不小，两侧抱法不一样，许多孩子仍然不喜欢。

（2）乳汁是按需分泌的，让他多吸量少的那一侧。侧卧奶睡的时候，可以把量少的那侧乳房放下边，孩子一般喜欢吸吮下边的乳房睡觉，这会让他和妈妈都感觉放松一些。

（3）让他迷迷糊糊的时候吃量少的那一侧乳房，效果往往很理想。

（4）吸奶器给量少的那一侧空吸追奶。我个人不是非常推荐，毕竟供需平衡，妈妈才轻松，宝宝才好带，而吸奶器容易打破这种供需平衡。

"爱美之心人皆有之"。我们完全不用为成全孩子的营养和陪伴而牺牲自己的喜好，改变自己的生活。相反，让孩子参与到自己的生活中来，并且在他眼中保持美好、自信、坦然，更加重要！

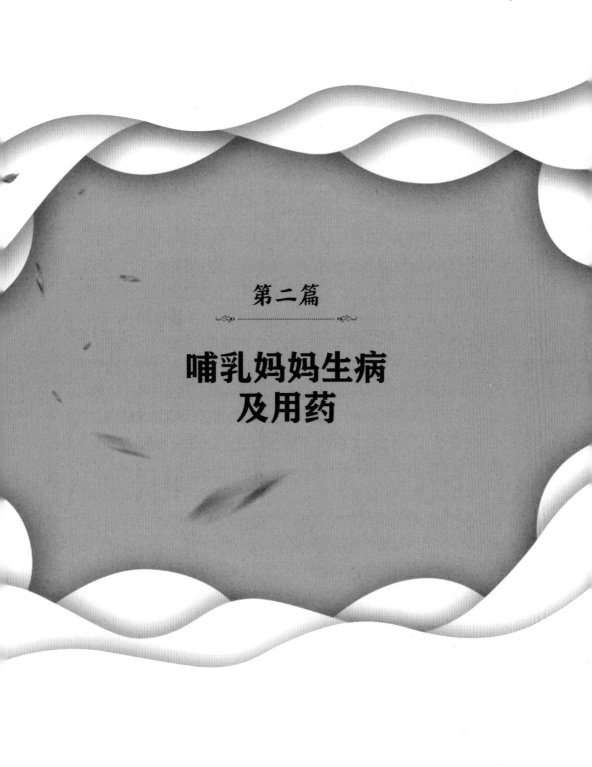

第二篇

哺乳妈妈生病及用药

第一章

乳头皲裂如何防治

　　如今，乳头皲裂真挺常见。卖力吸吮乳头的宝宝可真不知道心疼妈妈，一不留神就把娇嫩的乳头吸破了，上面出现了裂伤、水疱、溃疡等，有些局部渗液、渗血，甚至流脓、结黄痂。裂伤可以是横向的，也可以是纵向的，横向的伤口"张牙舞爪"，纵向的伤口在乳头外观上未必能看出来，而在乳头内部顺着输乳管方向深入。因为婴儿反复吸吮，旧伤口不断撕裂，甚至还时不时添加新伤口，反反复复，经久不愈。

　　这疼痛真是让人"发指"，经历过的妈妈们一定会心有余悸——乳头属于性器官，皮肤娇嫩，神经分布很密集，本身非常敏感、脆弱。所以，乳头皲裂造成的疼痛非常剧烈！每次决定亲自哺乳之前，乳头皲裂的妈妈都像一名悲壮的、舍生取义的勇士；即使做足心理准备，小宝宝的每次吸吮仍让妈妈如坐针毡，疼得咬牙切齿、手脚发抖，眼泪在眼眶里打转转。

　　乳头皲裂难以痊愈，特别是在经常给孩子喂奶的情况下。一天疼个七八次，一次疼大半个钟头，一般人可真受不了！事实上，很多妈妈乳头能疼上几周甚至一两个月的时间！啥时候是个头？这真让尚处困境中的新妈妈们感到胆怯和无望。

其实，乳头皲裂还将带来不少问题。不光乳头会疼，一些妈妈整个乳晕、乳房都跟着疼好半天！这现象往往在吃完奶 $0.5 \sim 1.0$ h 出现，叫作"雷诺现象"。原因不明确，很可能是疼痛使得内环境紊乱，输乳管持续痉挛而造成的。还有学者认为，乳头皲裂会让致病性微生物从皮肤破口流入血液、脏器等，增加乳腺炎的发病概率（我个人持保留意见）。

因此，乳头皲裂将本来幸福的哺乳体验变得异常糟糕。很多妈妈就此打了退堂鼓，或因为反复折腾而奶量跟不上、发生乳腺炎、无休无止的疼痛等，渐渐放弃了纯母乳喂养。

很多人在网上发文，不遗余力地描述喂母乳的痛苦和辛苦，歌颂母亲的伟大。"妈妈们喂母乳，经历了很多痛苦的历程。从出生开始，孩子便把乳头一次次咬破流血，出牙期咬得更厉害！妈妈们经常感到胀奶的痛苦，还有些妈妈罹患乳腺炎！妈妈夜间哺乳，经年累月，整夜不能安睡……"兴许，这期望社会重视妇女权益的初衷是好的，可是却渗透出一股浓浓的反母乳喂养的负能量。想想看，一个准备要孩子的女子，或一位怀孕的准妈妈，看到这些文字，得多害怕啊！孩子还没出生，心里就做足了盘算，不打算亲自喂哺孩子，甚至不打算亲自养育孩子。

欣源可就奇了怪了。如今，怎么这么多妈妈，乳头会被孩子吃破？以前的人是怎么熬过来的？为什么人类的妈妈如此痛苦，而小动物妈妈们却如此安宁祥和呢？早早长出尖利牙齿的小猫、小狗、小狼、小狮子、小老虎，为什么没把妈妈的乳头咬得血肉模糊？

是时候了解一下乳头皲裂的来龙去脉了。

一、哪些妈妈更容易出现乳头皲裂

（1）如果妈妈的乳头皮肤较薄，或乳头有特殊形状，比如乳头内陷等，孩子容易把乳头吸破。

（2）如果宝宝属于"贪婪"的"大快朵颐"型宝宝，吃起饭来狼吞虎咽，又急躁又卖力，更可能把妈妈乳头吃破。这在小男孩更为多见。

（3）如今早期混合喂养率居高不下，乳头皲裂较之以往更为多见。由于奶瓶的干扰，小宝宝难以适应反复变换的喂哺方式，容易出现乳头混淆，不大容易掌握吃母乳的正确方法，因此经常有妈妈与宝宝配合不佳、宝宝含乳方式不恰当的情形出现——乳头受力较强而乳晕没有得到有效挤压，宝宝费了较大的力气却吃到较少的奶水，反而会更加焦躁、卖力、频繁地吸吮乳头，妈妈的乳头被他弄伤就在所难免了。

（4）孩子进入加速生长期，较为焦躁，吃奶频繁且每次吃的时间长，更容易造成乳头受损。

（5）如果妈妈的乳头存在某些疾病，比如被宝宝的鹅口疮传染而出现念珠菌感染或乳头湿疹等，更容易造成破溃。不过这种类型的破溃往往伴随更为明显的瘙痒感受，乳头皮肤苍白、发灰或发红，有些会有渗液（普通的乳头皲裂，后期特别是伤口愈合期也可伴瘙痒，但程度一般很轻微）。

（6）新妈妈刚生宝宝，孩子没吃两天奶，乳头非常脆弱，容易受到伤害。想想体操运动员手里起了一层老茧，就不会把手磨破了。哺乳妈妈的乳头也是如此。其实孩子掌握方法，多吃一小段时间，乳头受到摩擦，局部皮肤增厚，就不容易破溃了。因此，乳头皲裂多发生在宝宝出生头几天到1~2个月，如果没有奶瓶等干扰，3个月以后基本就不会出现了。

我想你看出来了：乳头受损，最常见的原因就是之前用了奶瓶，或用别的什么器具干扰了孩子的小嘴（其实我们公认很安全的小勺也会），孩子不会吃乳头了！其实，孩子刚出生是需要与妈妈磨合的，反复尝试，通过天性自然而然找到吃奶的精准方法。如果孩子刚出生或处于生长加速期（出生1周，出生2~6周，满月前后，与乳头皲裂、乳腺炎的高发期是对应的）时乳头混淆一直未能纠正，强烈的求生欲望和生长诉求会让他变得焦躁和恐慌，卖力地咬着乳头一阵乱吃，吃得不得劲就闹腾，过一会又更生猛地乱吃，乳头不被吃坏才怪！如果妈妈的乳房刚好有乳头扁平或内陷、皮肤菲薄等因素，乳头皲裂发生率就更高了。

然而，如今有几个孩子出生伊始，就老老实实地只吸奶头的呢？出现了乳头皲裂，有几个妈妈能坚持乳房哺乳而不反复使用奶瓶的呢？所以，现在乳头皲裂发生率这么高，发生以后数周甚至数月难以纠正，也就不难理解了。尽管完全没被奶瓶干扰过的孩子也可能把妈妈乳头吃破，但相对而言概率低很多，往往也不会很严重，妈妈好起来也较为迅速。

反观小动物可就不会这样了。它们刚出生就会蠕动到妈妈乳房旁边，妈妈舔舔它们湿漉漉的皮毛，母子深情配合地开始喂奶。偶尔宝宝也会弄疼妈妈，妈妈会疼得动弹一下，调整姿势，龇牙咧嘴拱一拱，提醒顽皮的孩子，妈妈和宝宝很快就磨合得挺不错。过一段时间，即使孩子长出尖牙利齿，但吃奶和亲密的欲望也会让它们控制自己不咬妈妈的乳头。人类的小婴儿也是如此，咬得最厉害的时候就是出牙期，如果过渡得好，几天或几周以后孩子再也不会咬了。

所以，想要避免乳头皲裂，重在预防。方法很简单——让孩子像小动物宝宝一样，从出生伊始只吃乳房，别的什么都别吃。

如果乳头混淆已经发生，或者觉得自己孩子吃奶的样子不怎么理想，比如只咬乳头不含乳晕，乳头总被吃得很疼，可以轻轻拔出来，耐心地让宝宝多试几次，相互磨合。如果还掌握不好，可以咨询靠谱的哺乳指导人员，寻求他们的帮助。

二、减少皲裂侧乳头哺乳，说起来容易，做起来难

如果新妈妈乳头不幸已经发生皲裂，一脸期盼地去问医生，或上网查阅，或翻课本，得到的结论多半是"停喂患侧乳房，用健侧哺乳。患侧吸出乳汁喂哺孩子，并维持奶量，等到乳头痊愈后再接着亲自喂哺"。

看看，多么言之凿凿，有理有据！然而，写这话的人肯定自己没经历过乳头皲裂，甚至没喂过奶。因为实际操作起来非常困难！不除外这么做有妈妈成功的，但真的屈指可数。

（1）妈妈停喂一侧乳房，经常会害怕奶不够孩子吃而给孩子用奶瓶喂奶粉。而皲裂的乳头好起来，少说也得好几天甚至几周，这期间妈妈经常很疑惑，采取怎样的方法才能维持奶量。因为这时候往往需要宝宝频繁吸吮乳头刺激泌乳，这是奶量增加的关键，用器械很难模拟宝宝的吸吮频率和时间。时间长了，恐怕奶真的不够吃了，追奶又非常麻烦。

（2）停喂一侧乳房，宝宝就会卖力地加强"马力"吸吮对侧。很快，曾经完好的健侧乳房也跟着"中招"了——难不成两侧乳房都要停喂，乳汁得吸出来喂孩子？

（3）宝宝把乳房吃破的时间往往是加速生长期。孩子吸吮需求非常旺

盛，特别需要妈妈，而这会儿妈妈怕疼，只能减少给孩子喂奶的次数。孩子的"口欲"得不到满足，多么困惑、焦躁啊！有些孩子秩序感特别强，不喜欢换奶瓶、换人，甚至更换乳房。这突如其来的变故，且得让他们闹腾一阵了。

（4）初乳和过渡乳比较黏稠，妈妈的输乳管又容易痉挛，倘若孩子没有及时吸吮，很容易"堵奶"，有些妈妈就继发了乳腺炎——"不通则痛"，溃破的乳头很可能让致病性微生物乘虚而入，进入乳房深处！堵奶现象在生产后4 d左右的"生理性乳胀期"更为常见，事实上，宝宝出生几周内，妈妈都容易堵奶。如果这时妈妈吃些"发奶"的食物、药物等，或大鱼大肉不断，喝一些黏腻的油汤，乳汁分泌加速，却非常黏稠不易排出，堵奶的现象还会更加严重。

堵奶就用吸奶器？我想告诉你，不是每个妈妈都这么幸运，能跟吸奶器配合理想。事实上，很多妈妈都感到吸奶器吸不干净。乳房太胀的时候，周边组织把输乳管堵得死死的，更是吸不出来！另外，吸奶器会不断刺激乳头泌乳，或在吸不出来的情况下频繁刺激乳头周边组织，让输乳管局部水肿，使得输乳管堵得厉害，反而会增加乳腺炎发生的概率。

这一点，欣源深有体会。因为当初缺乏知识，大宝起初喂奶不那么顺利，二宝出生时心急的我常在孩子吃完奶后拿吸奶器空吸，试图畅通输乳管，增加奶量。"聪明反被聪明误"，违逆自然规律也让我付出了代价，没两天乳房便胀得死去活来，这时候拿吸奶器竟然一滴也吸不出来，差点患上乳腺炎。要知道，那时候我已经有近2年的全母乳哺乳经验，并会娴熟使用吸奶器了！最后还是冷敷后，让孩子频繁吸吮吃通的——原来孩子的小嘴才是最厉害的吸奶器！

（5）不让孩子吃乳头，那就只能让孩子吃奶瓶。要知道，造成乳头皲裂最重要的原因就是乳头混淆，反反复复使用奶瓶，乳头混淆怎么纠正得了呢？我曾经收到过一些新妈妈的提问："欣源，救救我，我乳头太疼了，怎么办？孩子出生没几天就把乳头吃破了，后来只得给他添奶粉，一直混合喂养。乳头好了没几天，又给吃破了，断断续续快2个月了！每次喂奶疼得牙齿打战！没想到喂母乳这么痛苦啊！这啥时候是个头？有什么办法让乳头快点好吗？我还能有福分坚持喂母乳吗？"看到这儿，我想你该明白了——妈妈不断用奶瓶喂养，宝宝吸吮方式变来变去，不知道怎么吃母乳，就容易把乳头吃破。

（6）吸出母乳用奶瓶喂更加麻烦。孩子吸吮乳房是用牙龈按摩乳窦，看上去像咀嚼的动作，产生的负压很小；而吸奶器是采用震动按摩刺激喷乳反射，负压吸奶，跟孩子的小嘴吸吮方式是不一样的。所以，有些妈妈皲裂的乳头也受不了吸奶器的负压，特别是有纵向裂口的，使用吸奶器一样还是很疼。

宝宝吸吮需求很旺盛，吸完母乳后，还会多吸一阵来安抚自己（吸吮量大于实际母乳需求量，而母乳需求量基本等于妈妈乳房分泌量——这是供需平衡的原理）。奶瓶自然是满足不了孩子这种需要的。经常看到孩子吃完瓶中的奶后仍不满足，没一会儿便想要接着吃！如何安抚这些口欲强烈的孩子呢？还接着喂吗？他们经常会变得焦躁，有时会更加频繁地索要妈妈的乳头！妈妈不给乳头，接着用奶瓶喂奶就会造成过度喂养，腹胀、胃食道反流等跟着就来了。不喂奶瓶又不喂母乳，该怎么哄？反自然行为的器械干扰，真是个死循环。

三、乳头皲裂后怎么办

"欣源，有什么办法能够让孩子接受，不那么闹腾；能够帮妈妈维持奶量，不会让宝宝产生乳头混淆；妈妈的乳房不会堵奶，进而继发感染出现乳腺炎；伤口没那么疼，愈合快一点……"反正，欣源的头已经想破了，好像没有其他好办法，只能硬着头皮接着喂！

这时，疼得咬牙切齿的你，一定感觉从头到脚被泼了盆凉水。宝宝天天吃，一天最多吃十几次，每次吃很久，还让不让奶头长好了？

欣源告诉你：能长好的，就是时间挺长，真难熬。你一定感到这部分文字写得很有体会，聪明的你猜对了——这是欣源的亲身经历哇！

欣源刚生大宝时跟你一样也没多少经验，对自己两个像火山口一样内陷的乳头缺乏信心，孩子也被喂了不少奶粉。后来纠正乳头混淆费了老大的劲儿，在第2~3周才实现全母乳喂养。没能开心几天，昏昏沉沉、老爱睡觉、吃奶总不得劲儿的"马拉松"小婴儿突然变得很"贪婪"，吸奶时马力全开（进入加速生长期了），很快把经常吸的右乳头吃破了。欣源只好用吸奶器吸右侧乳房，让他吃左侧乳房，结果很快左侧乳房也"躺枪"了。

那乳头看着真吓人。血红的、一道道的裂口，刚愈合，旧伤上面又添新伤；旁边有淡红色或淡黄色连成片的血疱。每次孩子吸吮，刚瘪下去些的血疱又变大了一点点。

疼得钻心的我，病急乱投医。买书看，上网查，采用了各种方法：用过护乳头罩，疼痛轻了些，不过里面的伤口还是疼（纵向裂口），又怕影响奶量，没用两天便揭了；拿吸奶器吸，吸的时候还是乳头里面疼。而且孩子在头几个月吃得相当频繁，用吸奶器折腾简直麻烦得要命；吸出来的奶量太少，把自己吓得要死，家中长辈更是担忧指责；孩子吃完奶瓶中的奶没一会儿就又要吃，有时吃到一半发现奶没了，气愤地张开小嘴，哭得天都快塌了。

不得已，为了追奶，维持奶量，为了让家里人不再拿着奶瓶理直气壮地指责、规劝，为了不让孩子哭得那么伤心，我只好忍痛接着让孩子吸乳头。为了纠正乳头混淆，我反而需要更长的时间来忍受他那烦躁又怪异的吸吮方式！每次当他"咔嗒"一含上，撕裂的疼痛像过电一样从头皮麻到脚尖，一时两眼冒金星，脑子里一片空白。我真想尖叫着跳起来，可是只能忍着不敢叫唤，因为妈妈看到会心疼，又该规劝我喂奶粉了。

过了1~2周，血疱总不见好，而且还越来越大，连成一大片。学医的我略知一二，如果类似烫伤的血疱，不戳破好起来会很慢，因为身体吸收需要更长一些时间。我便拿了根缝衣针（有条件用无菌注射器更好），在蜡烛火焰上烤一烤，冷却了后一咬牙戳进了血疱！然而，第一次针眼太小，黏稠的分泌物竟然没流出来多少，破口又闭上了！我定了定神，咬牙又戳了一次，还往旁边撕了撕，口子变大了，里面的液体一股脑流了出来，血疱终于瘪下去了。我又拿无菌棉签按了按，确保所有的液体都流了出来，再用棉签蘸点儿酒精消消毒。

"不戳不知道，一戳疼得跳"。乳头竟然这么娇嫩，感觉身体最敏感的一部分神经都在这儿了。乳头上狠心的"两戳一撕"，欣源真差点儿疼晕过去了。更残忍的是，对侧乳房还要同样遭一次罪！现在想来，除了剖宫产，这辈子对自己最狠的一次，莫过于此了！

戳完了，也没敢让这受伤的乳头歇着。学医的我深知，流动的奶水和孩子的唾液是最好的抗菌药，更不至于让细菌顺着破口逆行进入乳房深部。孩子每次吸吮，我还是胆战心惊，不过没了血疱，终归是没那么疼了。疼习惯了，也就不怕让孩子多含一会儿安抚他睡着了。乳头拔出来，上面还带着残留的乳汁和宝宝的唾液，有保护和滋润作用，我便没有擦掉。

其间伤口经常蹭到衣服上，有时还会粘住，又是钻心的疼。试过防溢乳垫，还是会粘住，还不透气，很快便没再用了。于是，孩子不吃的时候，我便套上护乳头罩。平常偶尔挤点儿奶水滋润下，也能帮着抑制致病性微生物，促进愈合（乳汁中的一些免疫活性物质可能有修复作用）。

戳了血疱，乳头也没有马上好转。掰着指头数日子，足足疼了2个多星期，我开始有点儿绝望——这反复吸吮，伤口反复裂开，能好吗？可又有什么办法呢？

到了第3周，终于没那么疼了。仔细端详，这会儿乳头上结了厚厚的一层血痂，因为一直有乳汁浸泡，痂一直是湿漉漉的。没过几天，这层湿漉漉的厚痂自己脱落了，露出底下粉红色的、娇嫩的新鲜皮肤。再过一两周，这粉红色的皮肤颜色渐渐加深，与周围皮肤看不出区别来了。

从那以后，乳头再没疼过，我想，该是因为长了薄薄的茧子吧。我欢天喜地、日复一日地喂着奶，非常享受，很是珍惜这来之不易的哺乳时光。

等到了生二宝时，我已有了近2年的哺乳经验，也确信乳头早该吃出茧子了，兴许不会再被吃破了。我从手术台下来，刚回到病房就开始给孩子喂奶，除了乳头，什么都没喂给他吃。有了哺乳大宝的经历，我很担忧奶水会少，于是经常在二宝睡着后拿吸奶器空吸一阵。结果吸太久，用力过猛，乳头有点儿疼了。

二宝跟大宝不同，吃奶时性子挺急，有些粗暴。果不其然，不到第二天他就把乳头吃破了，当然，这可能有过度使用吸奶器的原因在里面。不过这回症状轻了很多，乳头外观上看不出来伤痕，只有孩子吸吮的时候能感觉到，很可能是纵向裂口。两三天后，欣源便再也感觉不到疼痛了。

因为医生建议、网络文章的观点五花八门，乳头皲裂的妈妈们自个儿处理起来也各不相同。目前，医学界并没有统一处理乳头皲裂的办法。你可以根据自己和宝宝的习惯、需要、愿望等谨慎抉择。欣源的故事尽管是个案，但希望能给你一点儿参考：

（1）孩子第一口奶，第二口奶，第三口奶……都应该吃乳房，而不是用奶瓶或小勺喂。减少乳头混淆的概率，就能大大减少乳头皲裂的概率。

（2）出现了乳头皲裂，最好能忍痛坚持喂哺，不用任何器械干扰。

（3）可以让宝宝含着乳头睡觉，等他进入深睡眠之后再拔出来。

（4）宝宝吃完注意保护乳头，减少摩擦，可以用奶水或滋润的用品护理。

（5）谨慎地处理血疱，能稍稍减轻疼痛，加速愈合。处理好血疱之后仍要坚持喂哺。

（6）即使孩子频繁吃奶，乳头皲裂几周后也能自行愈合；愈合后的乳头通常能耐受吸吮，不会再发皲裂。

虽然破损的乳头还是很疼，虽然愈合得不够快，虽然看上去什么也没做，但坚持亲自哺乳仍然不失为性价比最高的方法。请忘掉书本上和网络文章里那些不切实际的建议吧。

有些文章提到，皲裂的乳头可能出现红肿、化脓、疼痛加重等问题。其实，无论从理论还是实践上，坚持喂哺的乳头并不会出现这种情形——反正欣源是一次都没见到过。想想，动物受伤后都会用舌头舔伤口呢！我们自己也常有体会，手指割伤了，在嘴里含吮一会儿，不仅很快能止住血，还有助于消肿，手指也就没那么疼了。孩子小嘴造成的负压，有助于乳头和乳房消肿，而且孩子的唾液和流淌的乳汁是最好的消毒剂。

四、如何护理受伤的乳头

以下一些方法，兴许能让你那受伤的乳头舒服一些。

（1）可以试试护乳头罩。如果乳头破得厉害，护乳头罩能帮它歇口气。不过，别指望它特别管用，疼痛会好一点儿，但仍然没法保证一点儿都不疼——只要孩子在吸，咀嚼式的按摩、组织牵拉以及负压仍然不会让伤口自个儿静静地长上。

有些宝宝吸吮护乳头罩这样的橡胶制品，仍然找不到合适的吸吮方式，可能会烦躁不安。另外，护乳头罩会隔断孩子小嘴对乳头的直接刺激，时间长了有可能影响奶量！所以，试着用一两天就别用了，让乳头休息会儿就行，见好就收。不管乳头好没好彻底，最好再试试别的方式。

护乳头罩还有个用处，就是孩子不吃的时候，能罩在上面，免得受伤的乳头蹭到衣服引起疼痛。有时，乳头渗出的组织液还会把衣服粘住，撕开的时候真是令人痛彻心扉，采用护乳头罩就能很好地避免这一点。

如果妈妈不喜欢在乳房上贴护乳头罩，那就尽量选用宽松、透气、光滑的衣物，暂时采用含胸驼背的姿势会让乳头舒服点。乳头上也可以抹一些滋润的用物，能减少与衣物的摩擦和粘连。

（2）孩子吃完奶，不用把湿漉漉的乳头擦干。如果孩子长时间没吃奶，还要稍微挤出点儿奶水滋润下乳头。这个方法最简单，也最有效，因为乳汁中存在大量的抑菌成分和促进修复的成分。

网络上一些文章建议经常擦掉奶水，清洗乳头，保持乳头清洁干燥。他们说奶水营养丰富，是"细菌培养基"，不能让宝宝吃进"被污染"的奶水。不少妈妈真的这么干，从孕期开始就养成经常清洗乳头的习惯；孩子出生后，每次喂奶前后都要用肥皂水仔细地擦洗。事实上，母乳中含有的活性抑菌成分能保护乳汁在常温下放七八个小时不变质！让它当乳头的"卫兵"，再合适不过了。如果老用毛巾摩擦，用肥皂去除天然滋润物，反而可能造成乳头损伤。另外，孩子也需要乳头上的正常菌群，有些孩子也不想吃带有肥皂味儿的乳头，若没洗干净让他拉肚子就更不好了。

看到这儿你可能还有点儿疑惑。平日咱们皮肤受伤，不是该让伤口保持干燥才愈合得快吗？干吗要把它经常打湿呢？

其实"皲裂"这个词挺贴切的，就像孩子的小脸蛋到了冬天太过干燥，皲得疼。怎么办呢？抹润肤油！乳头也是如此，大自然设计出这样娇嫩的皮肤，还常有一些脂性分泌物来滋润它，就是希望它耐受潮湿，并希望它能保湿。有过乳头皲裂的妈妈往往也有体会，干燥的时候乳头更疼，用什么东西滋润下反而会好些。

（3）那别的滋润物可以用吗？理论上，能抹脸的滋润物都能用。不过，我们还得考虑下孩子，因为他经常要吃乳头，我们不可能时常清洗、擦拭得干干净净——得保证孩子的"食品"安全。目前，国际上最为推荐的产品莫过于羊毛脂，大部分育儿书都会提到它。这东西很安全，不经过身体吸收，滋润效果非常理想。如果不放心，孩子吃之前擦掉也行。还可以抹少量的鱼肝油。也有人建议抹少量食用油，比如麻油等。感觉有点儿恶心，黏糊糊的好像也不怎么干净。欣源对此不太推荐。国内的医生经常建议抹莫匹罗星软膏（百多邦）、红霉素软膏，希望预防感染。欣源对此不是很推荐。孩子一直吃奶的情况下，不需要药物帮助预防感染。上述药物属于抗生素，会干扰乳头的正常菌群。如果孩子仍在吃奶，我们很难在孩子吃奶前把皲裂的乳头清洗干净。

（4）喂哺完毕，倘若孩子含着奶头睡着了，不要惧怕他长时间的含吮，最好耐心等他睡深了自然松口——经历 15～30 min 浅睡眠，他总会睡深的。浅睡眠期扯出乳头，他很可能不干了，往往很卖力地试图嘬回去。拉出乳头时动作要轻，生拉硬拽容易导致破损，或加重已有的损伤。

（5）曾有文章提出乳头皲裂可以用湿润的茶叶袋敷，或用吹风机吹、太阳灯烤等。但最新研究证明，这些手段的目的是收敛、干燥，反而会加重乳头皮肤皲裂，所以不再提倡。

第二章

乳头白点

　　在许多妈妈眼里，乳头白点也是神奇的、让人生畏的事物——有些白点会造成疼痛，还有许多人认为它是堵奶的重要原因之一！经常听到妈妈提问："欣源，帮帮我，我乳头白点又复发了，孩子吃起来很疼！感觉奶又堵了。怎样能恢复啊？上次好长时间才好。"

　　在网络上看文章，或直接咨询医务人员或哺乳指导专员，处理意见分成两极：一派认为乳头白点不能挑破，容易造成感染，进而继发乳腺炎。这不，还有活生生的例子："欣源，都怪当时那'破'护士，自个儿什么都不知道，看到白点上来拿针就给我挑了，血水直流，疼得我龇牙咧嘴！她当时说不挑破奶就会堵！当天晚上我就觉得身上发冷，后来发起烧了，只能去医院打针，说是乳腺发炎了。这下可好，好多天都不能喂奶了。白点是挑不得的啊！"问了问回来喂奶了没，她回复说："医生嘱咐过我，乳头要休息才好得快，回来不敢喂奶，乳汁都是拿手挤出来的。"另一派是主张挑破的："欣源，我孩子刚出生，乳头就长了个白点。亲身经历，不挑破，两三个月，断断续续都好不了呢！即使好了还很容易复发！""乳头上长白点，就是说明底下的输乳管堵塞了。我当时就堵得厉害，乳房胀得很疼，一摸乳房里真长出了个块块！当时医生很有经验，拿根大型号注射器的针，一下子捅下去，奶就飙出来了！看来乳头白点不戳破，孩子吃不出来奶，乳房一定憋出毛病来的。我特别感激那医生。"

这乳头白点究竟是怎么来的？医护人员真不好当，一样是挑，怎么有的被骂，有的被赞？到底能挑还是不能挑？不挑真的会堵奶吗？且听欣源细细道来。

一、造成乳头白点的原因

（1）乳头白点并不神秘，多数时候就是没破的小水疱，如果破了就叫乳头皲裂！所以，乳头白点经常伴随疼痛，吸奶时更明显些，不过也有少数妈妈反映不怎么疼。

这小水疱可以呈现各种颜色：如果里面主要是组织液，就呈现淡黄色；如果掺了一点儿血，就呈现水红色或血红色；如果掺了乳汁，就呈现白色。

（2）有些乳头上的白色东西，仔细看并不是水疱，而是些脂质或蜡样分泌物，从孕期就可能从乳头的小孔里看到。宝宝出生后，残留在乳头上的奶水干燥皱缩后就会出现小块，轻轻擦拭或拿牙签轻轻地挑，很容易就能弄出来。

如果乳头上残留的是蛋白质、脂质更为丰富的后奶，这种小块会更多见一些。妈妈如果吃得过于油腻，也有影响。混合喂养的孩子吸吮乳头的时间少，吃奶间隔更久，小白块有更多时间皱缩，也不容易脱落，出现的概率也会高些。但它没有害处，还有抑菌、滋润的作用，孩子吃进去也不打紧，大便里只会多一小块奶瓣。充其量有点儿不好看——不过除了妈妈自个儿，也没谁会琢磨乳头上的小洞洞。实在手痒忍不住弄掉倒也无妨，但不要太粗暴，以免弄伤乳头皮肤。

这种小块主要出现在孕晚期和孩子刚出生几周时。出生以后挂在输乳孔的小块，多半还是孕期产生而尚未脱落的。初哺乳时乳汁较黏稠，妈妈又经常吃大鱼大肉发奶，也能产生些奶块。总体而言，若孩子吃奶频繁，不大容易出现这种稍干燥些的奶块形成并长时间地挂在输乳孔。几周或几个月后，这些小块要么被孩子吞进肚子里，要么被妈妈的衣服蹭掉，要么被局部组织吸收，乳头看上去就比较干净了。

（3）还有些乳头白斑是念珠菌感染。妈妈的乳头通常不会自己染上念珠菌，多半是被孩子嘴里的鹅口疮传染上的。乳头感染了念珠菌的样子多种多样，有的整个乳头呈现膜样的灰白色；有的深浅不一，呈现不同大小的块状白斑；有的没见发白，整个乳头表面发灰，或呈现淡红色。感染了念珠菌多半挺痒，有的还伴随"雷诺现象"，可以帮助辨别。

如果是小块状白斑，有时会被误认为小水疱给挑了。不过二者的样子还是不大一样，有经验的医护人员能够辨别。事实上，拿针戳这种白斑，无法实现挑破的效果，轻轻擦拭，可能露出底下发红的皮肤，或造成出血——跟孩子嘴里的鹅口疮是类似的。当然，治疗起来也跟鹅口疮差不多。抹制霉菌素就好，这种药物基本不会经由胃肠吸收。不过得用 1~2 个疗程甚至更久，疗效也各不相同。妈妈得跟孩子一起治疗，最好能咨询专科医生意见。

二、乳头白点真的能堵奶吗

（1）理论上小水疱的确有可能在局部堵奶，不过概率并不高，也不影响

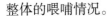

整体的喂哺情况。

刚才提到过，乳头白点最常见是没有破溃的小水疱。如果这个水疱跨度稍大，裂进了输乳管里，可能会堵塞这一根输乳管。

不过，这个情况没有传说的那么严重——充其量这根输乳管下游奶水排出不畅，可能局部形成个奶块，这个乳腺叶由于压力增加便不再分泌奶水了。

看到这儿，你可能很忧虑奶水是不是就流不出来了。经常有妈妈忧心忡忡地问我："欣源，我乳头上有个白点，感觉它把奶堵了。摸了摸乳房，感觉里面有好几个奶块！我找催乳师揉了揉，第二天又堵了！怎么办？孩子吃不出来奶，我好着急啊！"

当然不会堵奶！要知道乳腺中的输乳管有20~30根，堵了1根，剩下的都能代偿！上面的那个妈妈为什么总感到堵奶，孩子吃不着呢？仔细询问才知道，她很少亲自喂哺，大多时候用吸奶器，但与吸奶器配合情况也不大理想。孩子存在乳头混淆的情况，不大会含吮。孩子没怎么吃，她却老想着用这样那样的方式"通奶""下奶"，当然是徒劳的了。乳头白点，只是这些现象的"背锅侠"而已！

你可能还是很疑惑："欣源，你上面举的那个例子，拿针一戳，奶就飙出来了，不就是奶堵了的证据吗？该怎么解释呢？"

水疱和下游壅塞的奶水，本来就把这根输乳管撑大了。戳破了水疱，里面堵塞的奶水是会流出来一些。如果紧张和疼痛刺激引起了喷乳反射，乳汁便会往外飙了。这并不神秘。

欣源曾看到过一位医务人员写的文章：她喂奶间隔长了（在工作岗位，孩子不在跟前），觉得奶堵了，拿根针往输乳管里面扎，通过刺激引起喷乳反射让奶飙了出来，乳房就能轻松点。但扎通了这根输乳管，不代表所有的输乳管被弄得畅通无阻了（相反，有些妈妈不得要领，还可能弄伤局部的组织，造成红肿和疼痛）。其实刚才提到过，一根输乳管堵了，其他输乳管完全能代偿；输乳管是不是老堵，关键在于孩子是不是经常吃！很多妈妈以为输乳管堵了，孩子会吃不着奶，就不给孩子吃；如果孩子恰好因乳头混淆等原因不好好吃奶，往往会印证她们这一想法。她们以为用这样那样的方法"通奶"后，孩子就会老老实实吃了，多数时候是徒劳的（不乏有些运气好的妈妈，折腾来折腾去孩子最终吃了奶，以为是自己做了些什么的功劳）。

奶水结块，到底要紧不？其实，奶块里未流通的奶水也不断地被周围组织重吸收，不理会它一点儿关系也没有。时间长了，水疱被吸收，输乳管解痉，乳腺畅通，奶块自然而然地就消失无踪了。

当然，什么东西的通奶效果都比不上孩子的小嘴。孩子天天吃，这些恼人的奶块多半就慢慢消除了。

（2）很多哺乳指导认为输乳孔的一小团脂质分泌物会堵奶，总要想办法把它弄出来。她们还会叮嘱新妈妈不要吃得过分油腻——她们认为是饮食结构不当造成了乳汁黏稠，奶块壅塞，从而堵了奶管。

其实，这一小团东西非常松软，本质就是一小块奶油（脂肪）+奶瓣（蛋白质）的混合物，并不像我们想象中类似伤口组织液凝固后形成的硬痂。有的妈妈拿毛巾蹭蹭就掉了，掉出来的时候小块就差不多散架了。流动的奶水长时间冲洗、浸泡，宝宝小嘴对乳窦的碾压、对乳头产生的负压，以及妈妈自身产生的喷乳反射，怎会对这么松软的玩意儿奈何不了呢？所以，它是无法堵住输乳管的。不要小看宝宝的小嘴，输乳孔那一丁点儿松软的奶油，如何能抵挡孩子旺盛的吸吮需求和强悍的求生欲望呢？

不过妈妈在月子里的饮食还是得均衡些，不要过分油腻，确是正解。

（3）还有些哺乳指导人员，理解的因果关系是相反的。妈妈的这根输乳管堵塞了，奶流不出来，输乳孔的奶水才会滞留，干燥后结了个小块。所以，见到小块，可能提示底下有根堵塞的输乳管，得想办法处理处理。

其实，细心的妈妈能够观察到，宝宝刚出生几周至几个月，大部分奶孔上面都有小奶块。这是孕期残留的奶块被新鲜的奶水泡软了，还有初乳和未成熟乳量少、黏稠、流速缓慢等性质，决定了这一时期奶孔口容易有点儿脂质、蛋白质沉淀析出来。看见这么多奶块，难不成底下的输乳管都给堵了？这显然是不可能的。事实上，乳头上存在不少奶块的妈妈，当中很多人的奶流出非常通畅，乳房也软软的，里面并没摸到堵奶的结块。

所以，输乳孔的小奶块与乳腺是否堵塞并没多少关联。有些哺乳指导人员这样讲，师傅教徒弟一代代传下来，其实是将"小奶块"与"堵奶"强搭上了一条因果关系——想想，她们应邀探访心急如焚、孩子没怎么吃上奶的新妈妈，摸摸她乳房里面有些结块，再看到乳头表面的块状分泌物，难免会将二者联系起来。但她们却忘了调查，不管堵没堵奶，多数刚开始哺乳的妈妈乳头上都有奶块。

（4）至于乳头念珠菌感染，那就更不存在堵奶这一说了。欣源实在想不出理由，输乳管会因此堵塞。临床上的确也没见到过。

三、乳头白点应该挑破吗

我们暂时只考虑乳头白点是水疱的情况，乳头念珠菌感染、脂质分泌物肯定是不需要挑破的。

看到本章开头的两个例子，我想你该犯迷糊了：这小白点，到底是该挑还是不该挑？同样的操作，怎么一个护士被骂，一个医生被赞呢？挑破了真的会有引起炎症的风险吗？看那第一个例子，挺怕哩！

由上述我们知道，堵奶和白点是两码事，并不存在因果关系。我们抱着通乳腺的目的来戳白点，是徒劳的。想通乳腺，关键还是得让孩子吃，其他所有的方法都只是辅助。

其实这小水疱不戳也没事，时间长了，它就像嘴里的血疱一样，会慢慢吸收愈合。不过吸收需要时间，愈合会慢很多。其间如果经常被孩子吸吮，水疱刚瘪下去一点，又被吸鼓起来了，貌似总是很难好。它往往伴随疼痛，让妈妈的哺乳体验变得不美好。有的妈妈反映这小东西持续了好几个月都消不掉，每次喂奶都很不舒服，就是这么个原因。

如果你手上烫起一个大疱，医生往往不建议你自行在家戳破，会叮嘱你用流水冲半小时再来医院处理。他主要是怕你不懂无菌操作，继发感染，反而更难治疗，外伤、感染伤害到真皮层还会留疤！等你到了医院，他会戴上帽子、口罩和手套，用专业的无菌手法，采用无菌器械帮你戳破，换药。乳头小水疱也是如此，戳是能戳，但最好在专业的无菌操作下进行。

有些网络文章建议用纱布擦破，这真不靠谱。擦的动作会人为增加创面，不仅把疱上的皮掀了下来，还容易造成周边组织撕脱伤！况且在娇嫩敏感的乳头上这么干真是作死，只怕要疼晕过去。

戳就一个小洞，疱上面的皮肤还在，容易长上。如果戳的洞太小，没一会儿又堵上了，再戳的时候稍微往旁边挪一挪针尖，用无菌棉签把疱里残余的液体挤出来，疱的皮跟底部的肉粘在一起，歇一阵再喂奶，就不那么容易复发了。

不过，操作完之后，很多医务人员会叮嘱你不要用患侧乳头喂奶，等到它痊愈了再喂哺。这就出现了个问题——乳汁流不出来会造成壅塞，而人为操作给乳头造成了破口，致病性微生物容易顺着破口逆流而上，继发乳腺内部感染！对于部分妈妈，吸奶器不仅帮不上忙，还会帮倒忙！

这会儿，我想你茅塞顿开了。戳不戳水疱看个人选择，欣源是倾向于戳的，好得快些。但要注意无菌操作，更为关键的是，戳破之后得忍痛坚持喂哺！

也有些妈妈，乳头白点体积比较大，时间长了被孩子自个儿吸破了，就变成了乳头皲裂！

第三章

乳腺炎

欣源有个感觉，如今乳腺炎实在常见得有些过分了。

欣源在医院工作的时候，各种各样的乳腺手术简直是从早做到晚，除去乳腺肿块切除术，还有对发炎的乳腺进行清创、引流、置管等操作，基本是"连轴转"。有几位妈妈是手术室的常客，做完手术还常来换药。

其中有一位患乳腺炎的妈妈让我印象格外深刻，她的患侧乳房被纱布包起个厚厚的小山，但红色的血、黄色的组织液和白色的奶水仍然把纱布和外面的短衫浸得湿透了。护理老师小心翼翼地把纱布一层层揭开，露出一根黄色的塑胶引流条，乳房上一个大洞令人触目惊心，洞口的皮肤都显得苍白了。显然揭开纱布的最后一瞬间，她有点儿激动抑或疼痛，引起了喷乳反射，带血的奶水汩汩地从那洞里淌了出来。护理老师惊叹了起来，又顾忌患者的情绪，压低声音惋惜地说，"多好的奶啊！真可惜呀……"

她的孩子还不足2个月，她很想喂奶，就一直拿健侧喂奶，使得患侧也一直分泌乳汁，迟迟长不上。为了不影响哺乳，没有发烧的时候她便拒绝打抗生素等药物。多好的妈妈啊，太伟大了！每每想起她乳房上那个黑乎乎的大洞，我都觉得自己乳房隐隐地痛起来，忍不住揉一揉。事实上，多数乳房上长个大洞的妈妈，只能打退奶针退奶，拿抗生素彻底消炎，等到乳房不分泌乳汁了，医生再把洞缝上。

后来做母乳咨询工作，询问乳腺炎相关问题的妈妈们比比皆是："欣源，我今天出门了一趟/孩子睡久了点/提东西抻着了/睡觉压着了……现在乳房挺胀，身上发冷，烧起来了，是不是感冒？还是乳腺发炎了？我还能给孩子喂奶吗？"

得了乳腺炎的妈妈，不管是乳腺炎早期身体发冷，还是后期长脓疱、皮肤破溃，出于对炎症和用药的顾虑，之前、当中、之后的纯母乳喂养率都极低。很多医生意见非常保守，一旦做出乳腺炎的诊断，不管是什么时期，都会建议她们停喂母乳，采用配方奶替代，其间用吸奶器把奶吸出来。"理想很丰满，现实很骨感"，医生动动嘴皮子容易，实际操作起来真是困难，真到了紧急关头，吸奶器经常"掉链子"——乳房太胀的时候，根本吸不出来，反而不断刺激乳头产奶，甚至可能加重乳腺炎！

关于乳腺炎，且听欣源细细道来。

一、乳腺炎是怎么回事

乳腺炎是乳房的急性化脓性炎症，保守统计发病率为2%~4%，而且这一数值正在逐年增加，初产妇约占 90%。约有 10% 的乳腺炎发展成乳腺脓肿。乳腺炎以金黄色葡萄球菌感染引起的最为多见，占 40%；其他常见可引起乳腺炎的细菌为链球菌、大肠埃希菌。

患者在乳腺炎发生前期往往经历过严重胀奶，当时体温不高或升高不明显。有些妈妈感觉轻微乏力、畏寒，像感冒早期的症状，其余全身症状不明显，乳房表面皮肤发红、发热，浅表静脉扩张，乳房中出现界限不清的肿块，触痛明显。

乳腺炎患者早期出现高热、畏寒、寒战等全身症状，乳房局部症状更严重。倘若乳腺炎继续发展，可形成广泛蜂窝织炎、局部脓肿，体温可高达 39～40 ℃，乳房疼痛更为剧烈，常呈跳痛，检查可有明显肿块，压痛明显。

如果形成脓肿，脓肿位置表浅可触及明显波动感，可以向体表溃破，或穿破输乳管从乳头排出脓液；脓肿位置较深，早期较难触及波动感。更为严重的患者乳腺局部细菌可进入血管流遍全身，引发败血症！

乳腺炎在产后第 2～3 周最常见，研究认为 74%～95% 的病例发生在产后的前 12 周，但也可能发生在母乳喂养的任何阶段。乳腺炎通常仅影响一侧乳房，但多数时候两侧都肿胀很明显。

二、乳腺炎是什么原因导致的

看到上面的文字，你肯定会觉得太恐怖了！好端端的乳腺，为什么会发炎？我们如何避免？

欣源在前述用大量的篇幅介绍过，妈妈乳汁的分泌量跟宝宝的实际需要量基本是供需平衡的。这种平衡被非常精妙地调节着，就像我们吃东西产生口水和胃液、做爱时下体产生爱液一样，开始即启动，结束即停止，不多不少，刚刚好。如果妈妈乳房胀痛的感受回馈到大脑，乳房就会试着少分泌点儿；如果宝宝吸吮的信号不断刺激乳头神经进而刺激妈妈的大脑，乳房会尝试多分泌点儿。

而罹患乳腺炎的妈妈，之前往往经历过相当严重的胀奶过程。那时的乳房相当沉重，表皮发红、发烫，青筋暴露，毫无美感；摸摸乳房，里面会有不少葡萄一样坚韧的硬块。时间再长一些，疼痛将更难忍受，别说摸了，轻轻碰一下妈妈都该跳起来了。

奇了怪了，供需平衡的乳房怎会突然变"笨"，奶水分泌量刹不住车，把自己胀发炎了呢？

（一）突然停喂母乳或减少喂哺，母婴分离

想想，除了幼崽去世，动物会突然不喂奶吗？在孩子小的时候，会让孩子与自己分离吗？可是人类经常会想办法折腾自己和孩子啊！

停喂母乳或减少哺乳量，拿奶粉替代喂养的原因，多了去了。孩子黄疸、住院、大便不符合预期、长湿疹、体重增长不如邻居家的"小胖墩儿"……有点儿解释不了的问题就想着停喂母乳，喂奶粉和药物；出现乳头混淆或到了加速生长期，孩子不好好吃奶或吃奶不规律，一概认为是"没奶"造成的，便添奶粉；妈妈存在一些疾病、乳头皲裂、用了些药、饮了酒、抽了烟，或以为自己没奶或奶水不好，都经常成为停喂母乳的理由。

更糟的是，妈妈心里对这些问题拿不准，带着宝宝去问医生，得到的结论十有八九是"停母乳"！或者妈妈心里七上八下打鼓，上网查阅，也基本上一致回复"停母乳"。

医生的权威性不容置疑，广泛传播的、质量参差不齐的网络文章也时常混淆视听，"不怕一万，就怕万一"，新妈妈心里的那一点带着疑虑的坚持被迅速瓦解。

看了本书，我想你该有所了解，几乎没几件事情真的需要停喂母乳，而且停喂母乳带来的风险和麻烦远远超过上面这些问题本身。

因此，为了规避莫须有的或微小的风险而武断地停喂母乳，无端造成乳腺炎或奶量减少，实在是太遗憾了。

刚生宝宝的妈妈们还得"坐月子"。有些妈妈的乳房一直得不到足够的刺激，就容易出现乳汁分泌不足的情形；另一些妈妈喂哺太不规律，白天吃得比较勤，晚上又整晚不喂，想着拿吸奶器吸，但机器又不给力。半夜起来感到身上发冷，乳房肿痛，开始发低烧的妈妈大有人在，欣源时不时就会在半夜接到网友提问。

有些妈妈则不喜欢自己的生活太经常地被孩子介入，总想离开孩子一会儿，去做自己想做的事情。而妈妈久未逛街或参加聚会，在外迟迟逗留，回家了孩子被奶粉喂得饱饱的，不肯好好吃母乳。一些妈妈便可能会诱发乳腺炎。"欣源，今天去参加闺密婚礼，回来晚了，孩子由我妈带着，从我回来一直睡到现在。现在我身上发冷，发起烧来了，是着凉感冒了还是得乳腺炎了呀？"我想大伙儿应该知晓答案了。

有些妈妈没有按需喂养，而是按时喂养。早期孩子吃奶没那么规律，他的吸吮节奏当然不会按照妈妈的意思来，一会儿吸太多，一会儿吸太少，没一会儿又因为没被及时回应或被强迫吃奶深感焦躁不安而不肯好好吃。由此打乱了孩子自主的进食节律，进而扰乱了乳房的排泌节律，则奶水分泌不足或乳腺炎的发生概率都会增加。

有些妈妈回到工作岗位后，上班时间未能及时喂奶、吸奶造成乳腺炎。

"暴力断奶"的威力也不容小觑。传统断奶法，就是把孩子交给别人带，妈妈躲着不出来，乳房狠狠地胀几天就消下去了。有些妈妈在断奶期出现了乳腺炎。但总体而言，这种现象还是在小月龄宝宝的妈妈身上更为多见。如果妈妈哺乳时间较长，乳房不会轻易地感到肿胀，也很少会出现乳腺炎。

科技的进步，传统的束缚，让人类胆怯、保守、聪明反被聪明误；广告的宣传和陈旧医疗知识的传播，让人类进入一些误区。如今处理手段是多了，大伙儿头脑却变简单了——百姓乃至医务人员，遇到问题甚少思考或翻书、查资料，过度依赖器械，都只想着用停母乳、喂奶粉摆平一切问题。

母乳喂养的妈妈一时心血来潮，喂点儿奶粉有事吗？欣源告诉你，奶粉可是很难消化的，过敏率很高，也很容易造成过度喂养。很多宝宝吃了奶粉昏睡很久，大大拉长了吃奶间隔；或吃了奶粉不舒服而减少了吃母乳的量，其间妈妈的乳房就有可能突然胀得受不了。更糟的是，吃奶瓶的习惯性动作会干扰宝宝，让宝宝出现乳头混淆而不好好吃母乳，宝宝也很容易吃破乳头，打开致病性微生物进入乳房内部的门户。

水、糖水、盐水、果汁、药水等也会占据肠胃，拉长吃奶间隔，让孩子不舒服或挑食而减少吃奶，造成乳头混淆，等等。

这些现象，多么常见啊！如今有几个妈妈没经历过停母乳、减少喂哺、添奶粉或其他液体、母婴分离、他人照料孩子、暴力断奶等过程呢？不是所有的妈妈都会出现乳腺炎，但这些违反自然规律的行为大量出现，肯定会增加乳腺炎发病率！即使没有患乳腺炎，堵奶、胀奶也是屡见不鲜。

所以，诱发乳腺炎的关键点之一，在于突然改变宝宝对母乳的需求量——不怕你一直喂得少，就怕你突然喂少了或不肯喂！乳腺这一"制造工厂"是有惯性的，还在按之前的"订单"制造乳汁，突然"订单"减少，"产品"就该积压、爆仓了。

（二）采取不当手段催乳

在上述突然改变喂哺量的基础之上，各种排乳操作又不那么给力！很多妈妈是非常信赖所谓的知识、操作、高科技产品的。有多信赖呢？她们可以放心地给孩子吃奶瓶，反正有器械帮忙嘛；出现问题，第一时间寻求器械、药品、催乳师等帮助，唯独不信任孩子的小嘴！

❀ 1.乳腺按摩 ❀

有些妈妈自个儿对着书和视频瞎按，或自己琢磨着按；有些则会寻找月嫂、催乳师、哺乳指导人员帮助。不恰当的按摩手法不仅无法把乳腺疏通，反而会损伤乳腺，增加乳腺炎的发生率和严重程度！

欣源也时常收到网友提问："欣源，我孩子刚出生几天，乳腺总是堵、胀、疼得很，乳房里面都是块块。孩子吃不着奶，总在闹，只能吃奶粉。我昨天请了个催乳师，按了个把小时给按通了，可还不到一天就又给堵上了！您快帮帮我，到底怎样做乳腺才会通畅？"

当然是给孩子吃呀！有什么器械和哪个催乳师的通乳效率，能比得上孩子的小嘴呢？更何况催乳师价格昂贵，也不可能时时刻刻找上门帮忙按摩呢，而你却一直在分泌奶水，孩子不吃当然又堵了！一时半会儿没喂上奶，乳腺不通畅，大伙儿往往会病急乱投医，地毯式搜索并尝试各种道听途说的、网上查的、书上看的方法，就是没信心让孩子多试试吃奶。

欣源见过各种各样、乱七八糟的按摩方法。曾有个月嫂，让一家人把新妈妈按在病床上，自个儿麻利地在妈妈乳房上抹滚烫的葱姜水（有的抹胡椒水或花椒水），再拿一根开水烫过的木筷子在乳房上用力擀来擀去，直到乳房红得像烧熟的乳鸽才罢休，末了还拿块浸过烧开的葱姜水的、冒着滚滚白汽的热毛巾敷在红肿的乳房上！整个过程新妈妈极其痛苦，比生孩子还厉害，杀猪似的号叫，眼泪倒着流进头发和耳朵里。而这家人竟然非常听"有经验"的月嫂的话，老老实实围了一圈，把用力挣扎的新妈妈按得动弹不得！一边七嘴八舌地说着"痛过就好了""痛才有效果""哪有不痛的，忍一下"……多么愚昧又无知，无知又无畏啊！

结果呢？新妈妈不得乳腺炎才怪！后来这位新妈妈讲这个故事的时候，咬牙切齿，气得全身发抖。欣源也跟着不淡定了……

热敷、按摩、葱姜水刺激，都会增加局部血液循环，促进下奶，加重胀奶；拿筷子乱擀一气，会人为造成乳腺损伤，加重乳腺炎！

我们可以把乳腺想象成一大串葡萄，乳腺叶就是葡萄颗粒，输乳管就是连接葡萄的葡萄枝。用力乱按一气，只会把这些"葡萄"弄破，局部的组织液、奶水等渗出，加重周边组织的化学性损伤！乳腺本身还没胀到发炎的时候，人为地给弄发炎了，你说气不气人哇！

其实，欣源并不反对乳腺按摩，只是很反对不恰当的乳腺按摩。在孩子跟妈妈配合不理想的时候，是可以尝试寻求催乳师和哺乳指导人员的指导的，操作得当的话至少能较为快速地疏通乳腺，排出乳汁，妈妈的哺乳信心会跟着高涨，家中其他成员也会较为相信，总比他们自己叽叽喳喳出主意，胡乱折腾的好。不过一定得找靠谱的人员，否则像上述乱按一气，反而造成乳腺损伤，得不偿失。

我国目前的催乳师和哺乳指导人员是大大小小的商业机构培训后提供的，上门按摩和辅导价格不算便宜，但一般不超过 2 罐奶粉的价钱，而且碰到好的指导人员，给你带来的信心和知识是无价的。

我国催乳师以按摩乳腺通乳为主；哺乳指导人员是以协助诊断哺乳相关问题，给予建议为主，也掌握一些通乳手法。不过我国暂时没有统一的培训机构和培训方式，给的证书也多半不是国际或国家权威认证的，业界水平参差不齐（最好的当然是国际认证哺乳顾问 IBCLC，不过全国目前也只有百余人）。有的在家看些视频，拿自个儿乳房练练就上岗了。有些妈妈反映有的催乳师按着很疼；有的手法却很轻柔，妈妈没什么感觉，奶就跟小喷泉似的涌了出来。

那种在病房里晃悠、递个名片毛遂自荐的催乳师，得碰碰运气，她们多半是先操作，再付费，可以尝试，如果感到不适则要及时终止。当然，去大型的公司官网查找催乳师的联系方式，更靠谱一些。不过热门的催乳师很难约到，有条件的妈妈最好在孕期就能了解一些相关知识，提前收藏联系方式或预约好催乳师。好在这些机构正在慢慢壮大、完善，网络又发达，妈妈们遇到困难，大多能在第一时间找到较为靠谱的从业人员，相比过去好了很多。

妈妈自个儿按摩也不是不可以，尤其是一时半会儿找不到催乳师或哺乳指导人员，奶胀得厉害，孩子吃得又不是很理想的时候。方法就是轻轻按摩乳腺和前端输乳管连接处（我们想象有一只开塞露，按摩它由粗到细连接的那个地方），这个位置大概是肿起来的奶块朝向乳头和乳晕的那一端。并不用太用力，这个按摩能在一定程度上帮助乳腺中的奶水排出，有时也能刺激喷乳反射。也可以去一些较大型的哺乳指导网站查看视频，或购买相关书籍学习此类操作。如果请了催乳师或哺乳指导人员，她们一般会在离开前教导你自行按摩的手法。

再次强调，切忌太用力按摩损伤乳腺。按摩前可以稍微冷敷，等乳房稍稍消肿后再尝试效果更好。乳房过于肿胀的时候，按摩效果会变差，乳腺受损的概率也会相应增加。

🦋 2. 手法挤奶 🦋

上面提到的乳腺按摩，是用于疏通输乳管、防治堵塞的，让奶水能顺利流出来，乳房内部奶块大部分消失了就行，接下来就看孩子自个儿吃了。手法挤奶，主要是用于排空乳房。两种操作方法的目的和排空乳房的程度有所不同，手法也不大一样。

我们想象中自己给自己挤奶，就像电视里奶农给奶牛挤奶一样容易和方便。事实上，手法挤奶属于非常专业的操作，普通人一时半会儿难以掌握，即使能挤出，体验也不大好——费老大劲儿，折腾很长时间，也很难挤干净。总体而言效率低下，方法不当还可能造成乳腺损伤。因此，欣源并不推荐。

不过咱们可以稍微了解一下方法。一时半会儿找不到哺乳指导人员、奶又很胀的情况下，也可以跟上述自行按摩乳腺的操作协同进行。首先拿两个手指轻轻转圈揉捏或擦拭乳头，造成刺激，内心放轻松，想着孩子可爱的模样，有时候能出现喷乳反射（不过乳房非常胀的时候可能难以诱发）。然后捏住乳头，往内挤压乳窦，再向外牵拉，多试几次，奶就能出来了。可以参考奶农给奶牛挤牛奶的动作。这个动作不需要很大的力气，尽量轻柔一些。如果很费力，乳房弄得很疼但挤不出多少奶水，估计方法有问题，就不要盲目尝试了。

这个动作很多育儿书籍会有介绍，可以查阅。如果暂时无法掌握，不必强求，毕竟这个操作效率不高，可选用更好的方式来帮助排出乳汁。

有许多妈妈拿两个手握紧整只乳房，用力往外挤，事实上这样做并不可取。我们只要按摩乳晕下方的乳窦，奶水挺容易就出来了，挤压整个乳房效率真不高，而且还挺疼。

🦋 3. 吸奶器 🦋

吸奶器是项非常伟大的发明。如果使用情况理想，可以帮助新妈妈快速追奶，帮助上班的妈妈维持奶量，为孩子持续提供口粮。

然而，它仍然是个冷冰冰的工具。工具往往会成为双刃剑，一方面给我

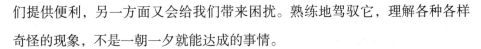

们提供便利，另一方面又会给我们带来困扰。熟练地驾驭它，理解各种各样奇怪的现象，不是一朝一夕就能达成的事情。

新妈妈奶胀得厉害的时候，经常最先使用吸奶器。如果新妈妈与吸奶器配合不理想，吸奶效率会很低——吸不出来多少奶，或在乳房中残留不少奶。

吸奶器的样式、品牌繁多，价格从30元到数千元不等。不过呢，贵不贵反而次要些，对不对更重要——有些妈妈拿个几十元钱的负压塑胶球吸奶器也吸得挺理想，有的妈妈买了非常昂贵的进口吸奶器也未必配合得好。人跟仪器磨合，跟相亲一样得对上眼，除了要用对方法，某种程度也需要运气（总体而言，全自动吸奶器要比手动吸奶器好些，吸奶效率高的概率会大很多）。

有些妈妈很心急，生怕奶水少而过度追奶，不断地用吸奶器刺激乳头。有些网络文章说："哺乳早期要维持奶量，等孩子吃完奶，要用吸奶器把剩下的奶水吸空，否则奶水会减少。"为了让奶水多点儿，很多妈妈真的会这么干。结果奶量迅速增加，远远超出孩子实际的吸吮需求量！孩子刚出生几天时，弄过火了其实是很危险的。部分妈妈的乳房会像缺乏征兆似的突然肿胀起来，这在刚生孩子3~4 d时的"生理性乳胀"时期更为明显。这过度分泌的乳房就像一枚炸弹，跟孩子吃奶的节奏稍微有点儿偏差，就可能弄出乳腺炎来。有些妈妈对自己总是堵奶很苦恼，反而总拿吸奶器帮忙试着疏通，使得供需平衡的问题总也解决不了，乳腺炎还老是复发，苦不堪言。

当然，也有些幸运的妈妈，乳房的分泌节奏跟频繁的吸奶节奏对上号了，乳腺能一直保持畅通，结果奶水越吸越多！乳房真的很聪明，它能按照"订单"需求精准地生产乳汁。

哺乳早期，乳汁不容易吸出来。这是因为初乳很黏稠，不易排出，哺乳早期输乳管又非常容易痉挛、堵塞。哪怕是有非常丰富的哺乳经验、熟练掌握吸奶器使用方法的妈妈，也是如此。

乳房过分肿胀的时候，奶水是很难吸出来的。因为肿胀的乳腺叶像一个个肥硕的葡萄，把大小输乳管给堵住了。

吸奶器用得太带劲儿，持续变化的负压太强，一样可能造成乳头受损！尤其是宝宝出生头几天（2~4 d），乳头还非常敏感，易于受伤。吸奶器造成的乳头损伤以输乳管内部纵向溃疡最为多见，外观上看不出明显的皲裂。乳头受伤，妈妈容易因疼痛而减少喂哺，开放的伤口易使致病性微生物逆行感染，乳腺炎发生概率会增加。

吸奶器不一定都能帮妈妈把乳汁有效地吸出来，特别是在哺乳早期更是如此。奶吸不出来，新妈妈该怎么做呢？经常变本加厉地拿吸奶器吸！然而这边厢奶弄不出来，那边厢吸奶器还在不停地刺激乳头，进而刺激产奶，乳房只进不出，反而容易诱发乳腺炎！是的，你没听错，如今很多乳腺炎，反而是前来帮忙的吸奶器弄出来的！这真是让人大跌眼镜！

所以，欣源个人还是倾向于不要经常性地用器械干扰妈妈和宝宝哺乳行为的磨合过程，也不要让吸奶器成为妈妈和宝宝供需平衡的"中介"，至少在哺乳早期别这么干。虽然也有些妈妈能用吸奶器吸出奶来，并一直维持奶量，但很多运气没那么好的妈妈，则有可能达不到自己的期望，反而因为供需不平衡造成乳腺炎或奶水减少，得不偿失。

4.乱吃各种通乳、催乳的食物、药物

这也是妈妈和其他照料者们常见的知识误区。孩子吃奶情况不符合预期，家人往往不停地在妈妈的饮食上折腾不休，却不试着让孩子的小嘴多吸吮奶头。

依赖吃东西、喝药通乳、催乳，真的只是我们一厢情愿的美好幻想。想

想，倘若吃点儿什么乳房就能卖力地发奶，而不是靠孩子的小嘴"下订单"，乳腺炎的发病率可就不是现在这个数了呢！

不过呢，哺乳指导人员大多知道这么个事实："奶没下来/没吃通之前，不能吃米酒、鲫鱼等'发物'，不然很容易胀奶，搞不好会得乳腺炎的。"还有个事实："大鱼大肉其实是不适合哺乳妈妈的，吃太油了容易堵奶。"

其实，这些说法是有道理的。酒精、热汤、"发物"等会促进局部血液循环，泌乳速度暂时加快，有时还会诱发喷乳反射，让妈妈立竿见影地感到"奶下来了"。而孩子却没能有效吸吮，加速排空乳房，的确容易堵奶、胀奶，甚至诱发乳腺炎。

一些食物维生素丰富，如果含维生素 E 或维生素 L 等，可能对泌乳有点儿帮助。民间传说莴苣等食物能"通乳腺"，道理可能就在于此吧。不过这些食物中的维生素含量还是非常低，烹饪的过程中还会损失不少，对其催乳作用咱们也别抱太大指望。

因此，如果孩子因为乳头混淆等原因没能好好吃奶，妈妈总感觉胀奶、堵奶，就不要卖力地喝热腾腾的米酒、油腻腻的猪蹄汤，一顿十几个蛋、一天一只鸡"下奶"了。

🦋 5. 让老公或其他大龄小孩吸 🦋

对此，欣源真是哭笑不得。

孩子吸吮乳房的动作是与生俱来的，由原始反射控制，十分特殊。他们张大嘴，用舌头卷住乳头和乳晕，用牙龈来按摩乳晕下的乳窦，下颌一下一下微微前伸，帮助按摩挤压，储存在乳窦中的奶水自然而然地、非常轻松地流淌进孩子小嘴里。细心的妈妈可能会观察到，有时候孩子睡着了，嘴里还做出吸吮的动作；还有些孩子刚添辅食时，不习惯妈妈拿小勺一口口喂哺，也是用这种特殊的吸吮方式吮勺子。说是吸吮，其实动作有点儿像咀嚼，孩子使的力道是很小的。

想想，一个只会吮吸管的成人或大龄孩子，怎么可能做得到啊！反正欣源是做不来。事实上，很多大人卖力地帮忙吸半天，也没见帮上什么忙。还有特别心急又傻乎乎的大人，代替孩子把妈妈的乳头提前嘬破了。

为什么咱们成年后就不会像孩子那样吸吮了呢？刚才提到，孩子的吸吮动作最早是由原始反射控制的，等孩子与妈妈的乳房磨合好了，就能一直维持。3~6个月原始反射慢慢消退，但习得的吃奶动作还在，贯穿整个口欲期。口欲期和自然离乳期基本对应，孩子长大了，自然而然就不想吃奶了，这吃奶技能便被弃用了。想想看，我们如今除了吮吸管，嘬冰棒，还有啥时候会用到"吸"这一技能呢？而且那么粗大的一根吸管，跟布满细小输乳孔、需要乳房动用喷乳反射、协调排泌等技能流出奶水的乳头，使用模式显然不可能一样。

另外，让别人吃乳头，擦一擦再喂给自家孩子吃，真挺恶心啊！其实人的嘴巴要比物品脏很多，传播的疾病够写几本书的，更何况是让免疫还不那么健全的孩子吃呢？而且乳头没法消毒哇！比如结核分枝杆菌、幽门螺杆菌、口腔定植的真菌等，一时半会儿真杀不死。擦擦洗洗用处不大，反而容易让乳头干燥、受损。

哎，其实让老公嘬乳头也是有传统的，多半是老人家提议的。了解了这些知识，妈妈们还是果断拒绝吧。

其实，我们经常忘记，胀奶、堵奶的时候，最该让孩子吃，而不是拿吸奶器拼命吸、匆匆忙忙找人按摩、折腾吃的、找药！很多妈妈来问我：堵奶怎么办？为什么这样、那样弄了还老是堵？为什么孩子出生没几周，乳腺炎却发了好几次？我真不知说什么好。上面这些方法，多半只起辅助作用，用不好还经常帮倒忙！如果在这紧要关头停喂母乳，那更是糟糕透了。

6. 孩子不肯吃奶

可怜又可气的"小祖宗"，就是"不给力"，不肯好好吃奶！

看了上面的内容，你感到很为难："其实，很多时候不是咱们不想喂，而是孩子不肯吃啊！"

其实，如今孩子不好好吃奶，是妈妈突然罹患乳腺炎的最重要的原因之一！这就奇了怪了，吃是人类与生俱来的求生本能，孩子为什么不肯吃呢？

（1）如今，绝大多数孩子在吃母乳之前，都先使用了奶瓶喂养！孩子认定了用奶瓶的大人当妈妈，并出现乳头混淆、味觉混淆、流量偏好等，不肯好好吃母乳了。

（2）奶粉大量占据了孩子的肠胃，又很难消化，孩子不饿，大大拉长了哺乳间隔时间。想想，咱们吃了零食也不想好好吃饭了，更何况是这样喧宾夺主的口粮呢？

（3）给孩子喂水、喂糖、喂盐、喂药等，血糖和电解质波动影响了孩子的头脑，让他异常烦躁；喂药可能会伤及孩子肠胃，让他无心饮食；变来变去的味道，让孩子产生了味觉混淆，并且挑食。

（4）乳房过分肿胀的时候，孩子有可能更难吸奶！这时乳头、乳晕的角度基本呈现直角，而且乳房非常硬，不好变形，孩子的小嘴难以含吮，牙龈难以按摩。很多孩子吃不上奶会特别烦躁，更难从容不迫地好好含吮。

这种现象在孩子刚出生的1～2周很常见。想想，一个妈妈觉得自己奶没下来，怕孩子饿着，给他用奶瓶喂了奶粉，其间又是拿吸奶器吸又是吃米酒、猪蹄下奶。到了"生理性乳胀"时期奶突然下来，胀得厉害，孩子却不肯好好吃，越喂越哭，一时半会儿又找不到催乳师；或孩子不会吃乳房很快就把奶头吃破了，妈妈疼得厉害，减少了患侧喂哺频率。乳腺炎就这样轻易地发生了！

（5）有些宝宝没有掌握吃奶的正确方法，含乳姿势不正确，费了老大的劲儿却没吃进去多少，还容易把妈妈的乳头吃破。但这些动作对乳头的刺激并没打折扣。于是，乳房收到命令产奶，却没能有效排出，从而诱发乳腺炎。这一点很隐蔽，发生在不那么抗拒乳房却存在乳头混淆的孩子身上。

所以再次强调——宝宝刚出生，除了母乳，什么都别喂！如果孩子已经出现乳头混淆，最好完全不用奶瓶，纠正起来要很有耐心，多陪伴孩子，在他情绪好些的时候反复尝试喂哺。如果奶胀得非常厉害，孩子难以含吮，可以稍作冷敷，轻轻触摸或揉捏乳头，刺激喷乳反射，让乳房没那么胀了再及时喂哺。

7. 乳腺受损

乳腺受到损伤，尤其是肿胀的情况下易于受损，加重炎症！

这一点看上去离我们很远，谁没事去撞新妈妈的乳房呢？但实际生活中，乳腺受损却并不鲜见。

（1）前面提到，不恰当的乳腺按摩手法会加重炎症。乳房肿得越厉害，越脆弱，损伤概率越高，需格外小心。

（2）乳腺受到外来的撞击。比如顽皮的大孩子撞着了，或者妈妈走路或做事不小心撞着哪儿了。欣源还见过一个妈妈路过球场边，乳房被篮球撞到的。

（3）妈妈做家务时用力过猛，比如突然提重物，搬东西，手举高晾晒衣服等，局部肌肉、韧带等过分牵拉，可能导致肿胀的乳腺挫裂伤。民间有个说法叫"抻"着了，非常贴切、形象。

（4）还有些妈妈一侧乳房没能吃空，就换另一侧。夜里侧身枕着鼓鼓囊囊的乳房睡着，局部血液循环不畅，反而导致肿胀加重，悄无声息地诱发了乳腺受损。

（5）还有极少数的妈妈，乳房太大，走动或做运动时抖动太厉害了，或文胸不合适勒着哪儿了，导致乳腺受损。乳房表面上的皮肤没有损伤，里面的乳腺却肿胀、发炎、渗出，产生无菌性炎症。

因此，平常要穿着宽松、舒适、透气的文胸。如果想要进行乳腺按摩，尤其是乳房特别肿胀的情况下，最好是让专业的哺乳指导人员评估后进行。乳房比较肿胀的时候，活动不要过于剧烈，也不要突然使大力气做家务，尽量避免撞到。尽量让孩子吃空一侧乳房再吃另一侧。如果想要侧卧奶睡，下侧乳房最好让孩子吃得更干净些。当然，仰卧睡觉更靠谱，不过有些妈妈仰面朝天顶着两团重重的乳房，可能会觉得有点儿不舒服。

8. 精神因素

其实，精神因素也有影响呢！有些妈妈过分疲劳，精神压力大，也容易诱发乳腺炎。

9. 遗传因素

遗传因素也很重要。欣源见过一些奶水特别充沛的妈妈总是堵奶，乳腺经常发炎，不过这毕竟是少数。

总之，如果没有奶瓶、吸奶器等器械干扰，妈妈的泌乳量与宝宝的需求量经常是供需平衡的。乳房非常聪明，孩子吃得少，胀了会减少排泌；孩子吃得多，瘪了会增加排泌。乳房自个儿拼命分泌以致老是发炎的情况很少见。

很多网络文章会建议这些妈妈将没吃完的奶水用吸奶器吸出来，我个人对此持保留意见。频繁使用吸奶器排空乳房，只会让奶量越来越多，吸奶稍微没跟上节奏便容易导致乳腺炎。所以，欣源仍然倾向于建议这类妈妈不作任何操作，让乳房自行调节。

因此，由上述我们可以看出，乳腺炎经常属于"人祸"，而不是"天灾"！如果没有这些"先进"的器械和理念帮倒忙，乳腺炎的发生率将大大下降！我们有各种各样的发明想让妈妈们轻松一点，但实际上带来的麻烦可真不是一星半点儿。

三、乳腺炎患者的奶水能喂给孩子吃吗

没问题呢！妈妈罹患乳腺炎早期更要让孩子频繁吃，连化脓了都能吃！

🦋 1. 乳腺炎患者可以喂奶 🦋

乳腺炎患者什么时候都能喂奶，不喂奶风险更高！

欣源为什么这么肯定呢？这是世界卫生组织说的。世界卫生组织讲得太好了，实操性和解惑性都很强，我这就把原汁原味的文章——《乳腺炎：起因和治疗》（http://apps.who.int/iris/bitstream/10665/66230/1/WHO_FCH_CAH_00.13_

eng.pdf）找来给你：

（1）继续母乳喂养的安全性："保持哺乳对于患乳腺炎或乳房脓肿的妇女的康复和其婴儿的健康都很重要。大量的研究表明了继续母乳喂养对婴儿来说是基本安全的，即使是有金黄色葡萄球菌存在的时候。只有当妈妈是艾滋病病毒阳性的时候，孩子才需要停止哺乳。"

（2）停止母乳喂养的风险性："在乳腺炎期间停止母乳喂养，并不能帮助妇女的康复。相反地，可能会导致她的情况恶化。并且，如果这位妇女情感上也没有准备好停止哺乳的话，也有可能让她承受精神上的痛苦。"

（3）罹患乳腺脓肿可以接着喂哺："医生或者其他健康工作者对于那些有脓肿的妇女，需要向妇女说明她是可以继续母乳喂养的，这不会伤害她的孩子，她也应该有能力哺育她的其他孩子。"

（4）罹患乳腺脓肿的母亲，做了切开引流手术也能喂哺："医生要告诉妈妈她可以继续母乳喂养，这不会伤害她的婴儿。当伤口的疼痛允许时（通常在手术几个小时以后），就可以开始哺乳，除非开口十分接近乳头。"

简单地总结一下：患乳腺炎妈妈任何时候喂奶都没问题，包括化脓和切开引流期间（除了艾滋病病毒阳性时），中断母乳喂养反而会使病情加重。

世界上最权威的健康机构写得多好呀，还充满了人文关怀。在妈妈乳房发炎期间强行中断母乳喂养，不但对婴儿是个挑战，对妈妈造成的身心压力也不容小觑。

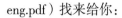

2. 为什么医生多半不支持乳腺炎患者喂奶

你可能有些疑惑："咦，奇怪，我去医院问，医生都不要我喂奶呀！换了几个医生，都这么说。我回来上网查，多半也是这个意见。他们说奶里面都是脓，有致病性微生物，怕孩子感染了；还说用药了也不能喂奶的。这是真的吗？听上去很有道理呢！"

欣源简单地回答你：那是他们的知识该更新了。如今，有什么人或机构的发言，比世界卫生组织还权威的呢？

10多年前我们上学时采用的权威课本里，的确曾写道："乳腺炎早期，需要坚持喂哺，排出乳汁有助于炎症消退；如果乳腺炎进展，特别是出现脓肿、破溃，需要切开引流，需中断母乳喂养。"所以，医生的建议不是空穴来风，当年我们背过书，考过试，这些理念仍旧根深蒂固地存留在脑海里，并一代代流传开来。

但，这些说法是缺乏循证医学证据的。目前大量的实验研究证实，患了乳腺炎后接着喂孩子并没有事！喂奶对妈妈、宝宝的益处，远远大于其莫须有的风险。

悲哀的是，如今大部分医生并不知道世界卫生组织的说法，处理此类问题仍旧过分保守。一听说乳腺炎就建议停母乳，打抗生素。如果到了脓肿、切开引流的地步，更不会让妈妈喂孩子了。

暂停哺乳，妈妈治好了吗？貌似并没有呢！妈妈的乳房一时半会还会肿得更厉害！切开引流后如果奶水总在排泌，不好长上，医生还会安排打退奶针，吃退奶药。七折腾八折腾，妈妈乳腺炎总算好了，但宝宝口粮没了……

供需不平衡，"供"大于"求"，"不通则痛"，奶流瘀滞，继发感染而发炎；不让孩子吃，只"供"无"求"，那岂不是更瘀滞，更能引起发炎？这道理再简单不过了。抗生素能杀菌，但无法解决奶流的问题。吸奶器？找人按摩？上面说了，不是啥时候都靠得住，算是没办法时的办法，没效果还得及时打住。粗暴地停喂母乳，并没有从源头上解决任何问题，反而陷入了一个死循环。

遇到问题"堵"不如"疏",这一在诸多领域得到验证的真理用在这儿再贴切不过了。

3. 乳汁里有脓液、致病性微生物，孩子真的可以吃吗

看了上面的文字，可能依然没有打消你全部的顾虑：乳腺炎乃至乳腺脓肿，乳汁里会有脓液、致病性微生物，孩子这么娇弱，能受得住吗？

没大问题！且听欣源细细道来。

（1）乳汁里的致病性微生物，多从表皮逆行感染而来，一般属于条件致病性微生物。正常情况下一般不导致疾病，只有在特殊情况，诸如免疫功能紊乱、菌群失调等情况下，才会冒头兴风作浪。尽管孩子的胃肠菌群、黏膜免疫功能等尚未发育完善，不过他的胃肠菌群本身就是由妈妈的皮肤供给的，其在菌种上与妈妈的皮肤有重叠的地方，身体也基本做好了各种各样的免疫防护。相反，这些低毒的、成系统的菌群摄入，有可能使宝宝胃肠菌群快速成熟，对他的胃肠功能可能有好处。

（2）致病性微生物进入胃肠，还得经历胃酸这一关。尽管婴幼儿胃酸分泌量远不及成人，不过足以抵挡绝大多数致病性微生物。

（3）出现乳腺炎后，奶水中也会出现大量免疫活性成分，比如白细胞、溶菌酶、抗体等，帮助消灭致病性微生物，孩子吃下去反而有好处。

（4）这些致病性微生物并不那么容易攻陷胃肠黏膜免疫屏障，进入身体内部。胃肠杯状细胞会分泌黏液，正常菌群驻扎在上面形成菌膜，奶水还会源源不断地补充免疫活性物质，长途跋涉而来的致病性微生物不大容易在胃肠局部"驻扎"，进而"攻城略地"，多半都随大便很快拉出去了。

（5）如果乳腺局部形成脓肿，宝宝一口气吞下去的带菌脓液过多，的确有可能引起一过性腹泻。不过这个现象也是暂时的，症状很轻微，好起来也很迅速。

4.乳腺炎患者打针吃药后还能喂奶吗

欣源肯定地告诉你，可以喂奶的。我们可以选用相对安全些的药物，比如哺乳危险性等级 L1、L2 级的药物。绝大多数青霉素、头孢类都比较安全，乳腺炎的致病菌谱以球菌居多，多半也对这类药物很敏感。

不过，妈妈吃下去的抗生素是把双刃剑。妈妈乳腺发炎的情况下，血乳屏障功能会削弱，抗生素进入乳汁的量往往会多些。这些抗生素能帮忙消灭致病性微生物，也有可能随乳汁被孩子吃下，使他出现胃肠菌群失调、腹泻等副作用。所以最好在一次哺乳结束时用药，避开血药浓度高峰期，让药物代谢一段时间再进行下一次喂哺会更稳妥些。

有些人觉得让孩子把带药的奶水吃下去更好，有助于杀掉进入胃肠的致病性微生物，欣源个人持不同意见。孩子不容易受到致病性微生物影响，相比之下他的胃肠功能更容易受到药物影响，所以用药需慎重些。因此，孩子吃下携带药物的奶水，也有可能出现一过性腹泻。不过症状通常很轻微，一旦停喂，好起来也非常迅速。

有些妈妈想法恰恰相反，惧怕吃药，自己硬扛。这也是不可取的。用药需权衡利弊。如果是乳腺炎早期，加强喂哺或采取其他有效排出手段（如吸奶器、乳腺按摩等），烧退了，就不需要用药；如果乳腺炎难以控制，乳汁排出不给力，甚至已经出现脓肿、破溃，就真的不要硬扛了，只要用药是合理的，对孩子的影响不大，带药喂哺比停喂益处更大。

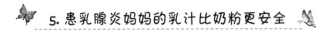 5. 患乳腺炎妈妈的乳汁比奶粉更安全

我们顾虑这顾虑那，其实添奶粉更不安全！

关于奶粉过敏、孩子拒绝奶瓶、乳头混淆等问题，前述已较为详细，在此就不再赘述了。我们拒绝患乳腺炎妈妈的乳汁，原因无外乎怕感染，怕药物影响。而牛就不会得乳腺炎了吗？

事实上，乳腺炎是奶牛最常见的疾病之一！想想看，我们会用各种催产手段增加奶牛产奶量，而小牛犊打一出生就被送走，根本不会让它吃奶，也就无法保障"牛妈妈"乳腺畅通。到了时间，奶农挨个儿给牛用手法或机器挤奶，吸奶效率能比上小牛犊的嘴吗？有时候人的手法或机器的负压过于粗暴，还容易损伤乳腺，造成炎症加重，跟人类是一样的。

奶牛乳腺炎发病率究竟有多高？曾经有人统计，我国奶牛乳腺炎发病率为 20% ~ 69%，其中隐性乳腺炎占乳腺炎总发病率的 70%。隐性乳腺炎发生时乳房和乳汁均无肉眼可见的明显变化，故常常被人们忽视。

奶牛乳腺老发炎，会大大减少产奶量，所产牛奶质量也不理想。奶农会怎样做呢？变着法儿给奶牛打抗生素！而且抗生素要换着打，量还挺大，一种药打时间长了很容易耐药。如何保障这些药物属于哺乳期安全用药？怎么知道孩子嘴里的牛奶是不是奶牛在患乳腺炎时期产生的？消毒是否理想？会不会残留毒素？患乳腺炎时期，这头倒霉的奶牛用的药到底有多少，有几种，安不安全？……看到这儿，我们还是老老实实给孩子吃母乳吧。

🦋 6.孩子早产／低体重／存在疾病，能否 吃患乳腺炎妈妈产的奶水 🦋

这部分内容，太缺乏研究数据了。不过无论从理论上分析还是实际临床观察，这类孩子吞下发炎的乳腺产生的奶水，迄今为止并没有多少严重不良反应的报道。所以，世界卫生组织等权威机构根本没提这一茬儿。

不过有的学者意见稍偏保守些。他们认为如果妈妈的乳腺炎由耐药的金黄色葡萄球菌引起，并且她的宝宝存在上述先天不足的情形，最好还是别喂奶了，等到感染治愈再坚持喂哺。我个人仍持保留意见。不过呢，妈妈和宝宝同时摊上这两项倒霉事儿，还真少见，妈妈们也不用太过杞人忧天。

四、乳腺发炎后怎么办

（一）冷　敷

很多人都在问欣源：乳腺发炎后首先是要冷敷还是热敷？

冷敷！一定是冷敷！别看走了眼！

刚才提到，乳腺过分肿胀的时候，干啥都困难。肿胀的乳腺压迫周围组织，使局部缺血、缺氧，结果乳腺和周边组织越发肿胀，形成恶性循环，奶水很难流出来。乳头、乳晕夹角太小，接近90°，乳房又像石头一样硬，乳头、乳晕难以拉伸。因此孩子含不住，吃不出来，吸奶器吸不出来，这时候按揉又容易损伤乳腺。怎么办？好像无计可施了呢！

所以，第一步是冷敷，让乳房微微消肿之后，才能让孩子尝试含吮。孩子不肯好好吃奶的情形下，不得已可以尝试吸奶器和手法按摩。

我不知道为什么，民间多采用热敷，很多书上也这么写。前面那个月嫂指导按摩的例子，拿热毛巾一遍遍烫乳房还不够，还要拿辛辣的葱姜水（有些地方是用酒、红花油等）刺激，拿筷子擀，拿手揉到乳房发红、发烫为止！这演的是哪出啊，我真没看懂！民间考虑的是"活血化瘀"，可是有分泌功能的乳腺，跟我们磕到弄出来的皮下血肿可大不一样——热、辛辣刺激、手揉等，都会刺激局部血液循环，暂时增加泌乳量，而此时血液回流不畅，反而形成恶性循环，越来越肿呀！如果在此基础上乱按一气，乳腺很容易受损，情况就更严重了。

也有些人不以为然："我当年就是拿块热毛巾烫，奶出来后就好了呀！"我只能说，你太幸运了。当时很可能胀得不够厉害，输乳管还没完全被堵住，乳头局部又受到刺激，诱发了喷乳反射。在此基础上误打误撞地让孩子吃，用吸奶器吸，奶水就排空了。事实上，如果肿得再厉害些，妈妈乳房很疼，喷乳反射很难诱发，奶水也不容易流出来。这样做就适得其反了。

也有些妈妈矫枉过正，拿毛巾冻到冰箱里，或用冰袋冰敷。这样也不合适呢！突然的冰敷，容易让血管和输乳管痉挛，也不利于消肿。突如其来的冰冻操作还容易伤及乳房皮肤。如果妈妈在体温上升期感到身上发冷（乳腺炎多为细菌感染，受其毒素影响，体温上升期身上发冷的感觉很明显），拿大冰块放胸上，感觉简直糟透了，有时还会诱发寒战。

所以，冷敷的温度在 20~30 ℃ 比较好。这在国际上并没有一个具体的准绳。有些文章较为保守，建议 30~35 ℃，我个人认为这样消肿的效果并不理想。目前，国内外主要推荐以下几种方法：

🦋 1. 卷心菜 🦋

世界卫生组织很推荐这种做法。卷心菜天然的形状容易包裹乳房，作用温和，温度合适，可以维持一段时间，也不会像湿毛巾那样弄得乳房湿淋淋的，让妈妈不大舒服。把卷心菜装在胸罩里，妈妈活动起来也挺方便。所以如果你能比较方便地弄到卷心菜，可以尝试使用。

欣源个人体验之后觉得用卷心菜冷敷太过于温和，降温效果一般，包在乳房上有点儿麻烦，所以是否采用看个人喜好。

2. 冷毛巾

欣源个人觉得这种方法是最方便的。热天将毛巾在水龙头下冲一冲，拧得半干就可以用了；冷天将毛巾在温水里浸一浸就行。冷敷时妈妈放松心情，在床上躺一躺。

世界卫生组织之所以没有首推这个方法，我想是因为卷心菜能戴着到处走，可以长时间使用吧。不过，我个人觉得冷敷一会儿，稍微消消肿就得试着让孩子吃奶了，越早越好，奶吃出来就安全了，所以长时间冷敷用处倒不大。

3. 其他一些植物制品

诸如土豆片、黄瓜片、芦荟液、仙人掌、面团等，虽然世界卫生组织没推荐，但原理跟卷心菜差不多，可以使用，选择全凭个人喜好，以及当时的条件。

民间还有拿金银花、蒲公英之类的中药乱抹一气的。这些东西不能从根本上解决问题，气味重，孩子很可能因此而抗拒吃奶，所以欣源并不推荐。

（二）有效地移出乳汁

这是最重要的环节！对此，孩子的小嘴最给力！

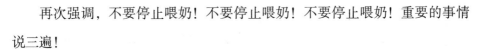

再次强调，不要停止喂奶！不要停止喂奶！不要停止喂奶！重要的事情说三遍！

按照上面的操作，乳腺稍微消肿，没那么胀了，乳头、乳晕角度增大，感觉孩子能含住了，就要尝试喂奶，越早越好。

喂奶之前可以拿手轻轻刺激乳头（摩擦或转圈揉捏），或用温热的毛巾轻轻擦拭乳头，要么洗个热水澡，看能否诱发喷乳反射，如果能诱发，将事半功倍。不过不一定会成功，乳房过于肿胀、疼痛的时候难以诱发喷乳反射，冷敷以后也会让乳头感觉迟钝一些。

如果两侧乳房肿得不对称，需要先从患侧开始哺乳。如果患侧吸不出来，先在健侧吃点儿也行。倘若先吃健侧乳房能让患侧乳房喷点儿奶出来，孩子容易含吮，也是不错的方法。

是的，你没看错，乳腺炎早期需要进行的最重要的操作，不是停喂母乳，打针吃药，拿吸奶器折腾，找人按摩……我们聪明的人类，都被这些林林总总的处理方法带偏了，上网搜，找医生问，全是这样的内容。事实上，没有什么东西比孩子的小嘴吸奶效率更高了。

欣源自己对这一点深有体会。生二宝以后，我特别怕奶少，一开始每次喂完奶都要拿吸奶器空吸一阵，追奶过度，2～3 d后便胀奶过于严重！结果乳房很胀的时候，吸奶器、手法挤奶、自己按摩，怎么也弄不出来奶，反而刺激乳房产奶，结果越来越肿。没多久，身上发冷，体温有些上升，自知有乳腺发炎的倾向了，大半夜的又找不到催乳师，一时间焦头烂额，开始拿湿毛巾冷敷。在那关头，小祖宗终于醒了，贪婪地吸吮，没一会儿，乳房就软了！这么一比较，孩子灵巧的小嘴要比吸奶器、手法按摩厉害得多！

所以，让孩子吃才是最有效的办法！孩子不肯吃咋办？早期无非是因为乳头混淆或者不饿，真正不会吃奶的孩子极少。一时半会儿宝宝不肯配合，别灰心，多磨合几次，他会愿意的，早期纠正乳头混淆成功率很高。亲近母亲，吸吮乳汁，这是求生本能；早期旺盛的吸吮需求，几乎让他逮啥吸啥。这时，最好不要使用奶瓶喂奶。母亲多陪伴孩子，陪他睡觉，醒的时候多陪他玩耍，在他情绪很好又不很饿的时候尝试喂哺。也可以在他迷迷糊糊想睡觉的时候吃"迷糊奶"，成功率很高。如果暂时不成功，别灰心，放松心情，陪他玩一会儿，过会儿再耐心地与宝宝多尝试几次。妈妈焦躁或平和的情绪，孩子都会精准地捕捉到。

曾经有过乳头混淆的孩子，很容易把妈妈的乳头吃破，也容易出现各种状况，纠正起来少说得几天，有的孩子需要 1～2 周！希望妈妈对自己和宝宝有信心，不要轻易怀疑自己的乳房和孩子的配合能力，了解这些知识后沉着应战，坚持喂哺——在乳腺有发炎倾向时，任何时候、出现任何状况都不要随意停止喂哺。

冷敷稍微消肿后，孩子实在不肯吃奶，可以尝试使用吸奶器。如果明明感觉乳房很胀，却吸不出来或吸出来量很少，就要立刻停止，否则光刺激产奶却无排出，很容易加重乳腺炎！

如果当地有条件，也可以寻求催乳师、哺乳指导人员的帮助。最好在冷敷一小段时间后，再做乳腺按摩等操作。乳腺越肿胀，操作越需要小心，对催乳师、哺乳指导人员的操作要求会更高。乳腺按摩不应该很疼，手法到位反而很舒服；如果疼得厉害，需要及时告知她们，必要时需及时终止按摩操作。

有些催乳师、哺乳指导人员接到新妈妈的电话，上门查看的时候，乳房已经肿得像足球了，又红又烫，别说下手按摩了，碰一下新妈妈都该跳起来了。这时候就别坚持尝试按摩了。如果都能摸到有波动感的脓肿团块，那就更没必要按摩了。冷敷、用抗生素消炎才是正确措施。在此基础上，还是得不遗余力地尝试让孩子吸吮，没有更好的方法。

其实，多数时候，只要孩子愿意吃，妈妈的乳腺炎可以不药而愈，尤其是在早期。一开始，乳腺肿胀，局部组织液渗出，还属于无菌性炎症，乳汁

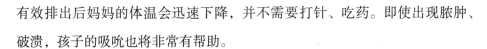

有效排出后妈妈的体温会迅速下降，并不需要打针、吃药。即使出现脓肿、破溃，孩子的吸吮也将非常有帮助。

（三）寻求医疗帮助

如果产生脓肿、破溃，妈妈高热不退，需要寻求医疗帮助，但不需要停止喂哺。

上面反复强调过，患了乳腺炎，化了脓，做了手术带着引流管，仍然不建议停止喂哺。

不过，这些时候妈妈不要自己扛着，脓肿和破溃很难自行好转，往往需要寻求医疗帮助。如果发热，体温超过 38.5 ℃可以服用布洛芬或对乙酰氨基酚，相对最为安全，哺乳危险性等级为 L1 级，被世界卫生组织等权威机构推荐，婴幼儿都能用，不放心的话就找孩子吃的剂型来吃。抗生素选用一般的青霉素、头孢类都行，较为安全，哺乳危险性等级为 L1～L2 级。这些病原体多半属于表皮细菌逆行感染，毒性较低，脆弱而敏感，很少出现耐药的情形，大多数抗生素都能杀灭。用药最好咨询专科医师意见，不要自己随便选用。治疗乳腺炎用药得用足疗程，一般治疗周期为 10～14 d，有些根据实际情况可用到 1 个月左右，不要自行随意停药、换药或更改剂量，否则致病性微生物容易耐药，病情也容易反复。

如果皮肤摸上去有波动感，那很可能已经形成了一个大脓肿。这时候光靠打抗生素针未必效果理想，脓肿内部坏死组织并没有多少血供，药不容易进去，包着一大包脓，靠身体吸收要很长时间。时间长了，有些脓肿表面机化，还会转为慢性脓肿，药更难进去，痊愈的历程将更为漫长。所以医生可能会为新妈妈做个小手术，在脓肿上方的皮肤上切个小口，放置引流管，把脓液引流出来后，局部组织容易长上。等几日后引流液体减少，再考虑拔管缝上。

如果皮肤破溃，需要在别的地方放置一个引流管，破溃处坚持换药，等渗出液体少了再考虑缝上。

只是，孩子吃奶时小嘴得避开破溃和引流的伤口。事实上，乳晕下方的脓肿发生率并不高，医生也往往不会选择在乳头、乳晕下方切开引流并置管，这样做可能会损害乳头下方汇总的输乳管，它们是乳汁排出的最终环节，是最粗的、最重要的管道系统。

有些妈妈仍然存在顾虑："乳腺发了炎，烂了一大块，还能产生奶水不？够吃吗？今后我还能坚持喂奶吗？"

乳腺像一大串葡萄，烂了几个乳腺叶并切掉，剩下的乳腺叶也能代偿。乳房内部大范围溃烂、机化很少见，更何况乳腺炎会让患者非常难受，妈妈们治疗大多比较及时，不会等到大范围溃烂，乳房内部功能和外形恢复情况多半挺理想（如果真出现大范围溃烂、机化、乳房变形等，迁延不愈，需考虑慢性感染如乳腺结核，还有炎性乳腺癌等可能）；即使一侧乳房不好用了，另一侧也能代偿，妈妈放心坚持喂奶便好。

（四）身心放松

妈妈让自己身心放轻松些，有利于乳汁排出。

过分疲劳，有可能增加乳腺炎发生概率。疲惫又疼痛的母亲往往较难坚持持续喂哺。所以，放下家务，放松心情，听听音乐，泡泡澡，也可以让家人帮忙按摩身体，自己怎么开心怎么来。侧卧奶睡也能更好地保障妈妈和宝宝的睡眠。

相信自己，相信宝宝。一位开心、身心放松、很少忧虑无望的妈妈，怀抱可爱的小婴儿，乳汁自然而然就流出来了。

（五）退奶的食物和药物

不到万不得已，存在迫切的治疗需要，不要轻易尝试退奶的食物、药物。

食物的作用很有限，中药的效力也不太清楚。很多医生会安排给新妈妈打退奶针，最常用的是溴隐亭、大剂量维生素 B、雌激素类药物，个人感觉真的没必要。

　　上述药物减少奶量的速度很慢，也无法快速疏通输乳管，有些副作用还挺大。总体而言，不是性价比高的方法。如果在退奶期间孩子嗷嗷大哭，妈妈想喂孩子吃两口奶，还很担心药物会不会进入乳汁对孩子产生影响。如果你将来还想喂奶，这会儿炎症消了，奶量也大大减少了，将来追奶可是无比麻烦的事情。

　　其实按照上述处理，绝大多数妈妈能够排出奶水，乳腺炎症状自然而然也就缓解了。当然，这些操作最好在无菌性炎症时期就开始执行，越早做越好。这样还用得着退奶吗？恐怕不用了呢。"堵不如疏"，早期想办法疏通最为重要。

　　其实，乳腺真的产生脓肿、破溃，也用不着退奶。在充分引流的基础上，让孩子的小嘴帮忙疏通，要比急急忙忙打退奶针起效快，效果好得多。只要能够做到坚持喂哺，排空乳房，再辅以药物治疗，乳腺炎导致的破溃没过多久也能长上。

五、关于乳腺炎的各路谣言

　　以下的这些内容，是流传在民间、网络、书籍上的说法，有些甚至出现在我国权威的妇产科教材中。它们有没有道理？实际操作是否困难？欣源这就把相关的知识罗列给你，咱们一起判断。

1. 谣言一："妈妈如果存在乳头皲裂，则容易罹患乳腺炎"

　　这个说法在医务人员脑海里根深蒂固，因为课本上是这样写的。医学家们认为，细菌会通过乳房破口进入血液、淋巴等管道，从而进入乳房内部引发细菌性炎症。为了减少细菌接触，加速乳房破口恢复，一般会建议新妈妈让皲裂侧乳房休息几日，停喂母乳，等乳头愈合后再继续喂哺。

这就该让人纠结了。你很可能会问："欣源，书上说乳头皲裂了容易患乳腺炎，所以要停喂母乳。可是你刚才说，停喂母乳，才容易患乳腺炎！我彻底蒙了啊！这奶到底是停了好，还是不停好？"

其实仔细想想，上面的话看上去是个逻辑怪圈，实际上并不矛盾。如今乳腺炎为什么这么高发，主要就是因为孩子出现乳头混淆而不好好吃奶，妈妈因为各种原因而不好好喂奶！这些原因，很多是跟乳头皲裂的原因重叠的。

一旦出现乳头皲裂，我们通常会怎么做呢？接着喂奶太疼了，反正现在工具多，有的是办法，可以停喂患侧乳房，用吸奶器或手法挤奶。结果会怎样？吸奶器有可能使用不当，光刺激产奶却挤不出奶来；手法挤奶也未必效果理想，搞不好会弄伤乳腺。这些都是乳腺炎的诱发因素！

看看，真正的逻辑关系，最常见的是这样的：添奶瓶→宝宝乳头混淆→妈妈乳头皲裂→停喂皲裂侧乳房→皲裂侧乳房乳汁排出不畅→乳腺炎。看上去乳腺炎跟乳头混淆有相关性，但未必是因果关系。关键点在于孩子没吃，乳汁排出不畅。因此，想办法让孩子好好吃奶才是当务之急，而不是纠结乳头皲裂好没好。

其实，倘若在数十年前科学家们做系统的统计研究，可能就没法发现乳头皲裂和乳腺炎之间存在明显的相关性了。那时候母乳喂哺环境比现在好很多，人人都喂奶，没有多少器械干预，孩子发生乳头混淆的概率很小，便也很少把妈妈乳头吃破。当然，也有些孩子不好好吃奶，或妈妈乳头有轻微畸形、表皮薄弱、容易破溃，出现了乳头皲裂。这些乳头皲裂的妈妈会怎样做呢？除了老老实实接着喂奶还有啥办法？那时候没有奶瓶，也没有吸奶器，奶粉很昂贵，乳汁替代物多为米汤、猪油、麦乳精、糖水等，即使这些在那个年代也都算是金贵的玩意儿！即使屯了些货，制作乳汁替代物的过程要比现在烦琐得多：烧柴生火→煮开→放凉→小勺喂，相比撩起衣服喂奶麻烦太多了！嗷嗷待哺的孩子，等待过程中都快哭岔气了。妈妈自个儿乳房胀得难受，也只好忍痛找孩子帮忙吸空。这么一来，乳头皲裂的妈妈也很难患上乳腺炎了。

不过，你可能还是心有疑虑："让宝宝接着吃，会不会增加细菌进入乳房内部的概率呢？课本上这样写，貌似很有道理呢！"

不会的。且听欣源细细道来。

这个说法最初的来源是一些文献证实，罹患乳腺炎的妈妈乳汁中的细菌跟宝宝鼻咽腔的细菌别无二致，由此推测是宝宝嘴里的细菌感染了妈妈的乳房。

对此我不敢苟同。孩子生出来，还是一张白纸，身上的微生物都是妈妈给他的。孩子经过产道时第一次接受微生物"洗礼"，随后与妈妈亲密接触，吸吮妈妈乳头皮肤。妈妈呼出气体中的气溶胶也带着微生物。这些微生物组成了宝宝身体各部位的正常菌群系统。

孩子天天吃妈妈的乳头，鼻咽腔的微生物跟妈妈乳头皮肤上的一致，导致妈妈乳腺发炎的也是这些微生物，太正常不过了。

所以，通过孩子鼻咽腔和妈妈乳房内微生物种类一致的现象，并不能得出孩子感染了妈妈这一结论。

我们都知道一个道理，"流水不腐""不通则痛"。如果奶水没能有效排出，乳腺及周边组织受到奶水的机械牵拉，产生无菌性炎症。随后致病性微生物才会通过各种方式进入乳腺内部，产生有菌炎症反应。要知道，肿胀、发炎、破损的组织很容易继发感染。这时候，倘若乳头上有破口，门户敞开，致病性微生物的确更方便从血液、淋巴液等进入乳腺内部。

倘若奶水一直往外排，这些致病性微生物根本没办法驻扎并大量繁殖，很快就跟着奶水排出去了。同时，乳腺等组织也不会过度肿胀，致病性微生物对完整的组织结构一般没辙。

乳汁营养丰富，但并不像我们想象的那样，是致病性微生物培养基。绝大部分致病性微生物是能被抑制住的。这是因为乳汁里面有白细胞、抗体、溶菌酶等免疫活性成分，身体还会源源不断地将这些物质送入乳汁中，新鲜又好用。我们知道，母乳在常温下能放 7~8 h，而冲好的奶粉超过半小时就不能喝了，很好地印证了这一点。

如果破溃的乳头能够时常浸泡在流动的、存在免疫活性物质的奶水中，反而更为理想，这样会最大限度减少皮肤上细菌定植、大量繁殖并进入乳房内部。一些文章建议经常清洁乳房，减少婴儿含吮时间，我个人认为这样做没有必要，反而可能会适得其反。

因此，从理论上讲，如果乳头被孩子吃破了，反而更应该坚持喂哺！这时倘若不喂奶，反而会让致病性微生物方便地从乳头破口入侵到乳房内部，驻扎停留，侵害周边组织！相反，如果奶水一直流动，致病性微生物进了乳房之后不仅会被新鲜的免疫活性物质抑制，没多久还会被排出来，无法兴风作浪。

🦋 2. 谣言二："劣质文胸，是乳腺炎的罪魁祸首" 🦋

近年来，网上流传着一些说法，认为劣质文胸含有毛细纤维，能通过乳头进入乳腺管并造成其堵塞，奶水结块无法排出。有人说，这是当代妈妈普遍奶少的原因，因为塑身的、过紧的文胸使用非常广泛。另一些人说，是这些东西堵了奶，造成了乳腺炎！还有新闻提到，某个催乳师去帮助新妈妈

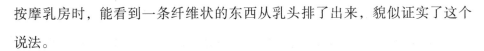

按摩乳房时，能看到一条纤维状的东西从乳头排了出来，貌似证实了这个说法。

有些网络文章言之凿凿地说，这是某位日本科学家的最新研究成果。不过，欣源并没有找到原文。

看到这儿，你可能有点儿恐慌，如今有谁不戴文胸呢？还让不让人愉快地戴文胸了？妈妈觉得自个儿奶不够吃，乳腺发炎，都可以怪文胸吗？

从理论上讲，少量衣物纤维进入输乳管被检测出来，是完全有可能的。不过，不仅劣质衣物、文胸会有，高档棉、麻、毛等天然织物做的衣物也会有。

那么，这些东西会把输乳管堵住吗？①其实我不知道这些碎屑会不会把输乳管堵住，也不知道婴儿的小嘴给不给力，能否把它们吸出来。不过，如果这个命题成立，人类早该绝种了。其实，只要乳头接触衣物，就无法避免织物碎屑进入输乳管——戴文胸会，穿一般的衣服也会。在古代，我国和日本女人都曾有裹胸的习俗，西方国家曾经也很流行塑身内衣。当年的女人很多都无法喂奶了吗？恐怕也未必。②汇总到乳头的输乳管有 20～30 条，或更多。一条堵了，剩下的都能代偿。大部分输乳管都给堵得严严实实，貌似也不现实。③即使输乳管中这些织物碎屑真的存在，孩子小嘴不容易嘬出来，喷乳反射也会让里里外外、大大小小的输乳管"有组织、有纪律"地痉挛一阵，多半也能把这些玩意儿冲出来。

所以，即使输乳管内能检出毛细纤维的说法属实，大伙儿也不必担忧，没有任何证据证实它们跟奶少、奶结块、乳腺炎等存在相关联系。妈妈更不用因找到奶少、乳腺发炎的"原因"而灰心，轻易放弃尝试母乳喂养。

这些纤维样物质被孩子吞下去好不好？要不要先挤点儿奶丢弃？这样做也没必要，毕竟输乳管里那一点儿纤维，量真是微乎其微。孩子吃进肚里并不打紧，很快就能随大便排出来的。

不过，无论有没有孩子，穿文胸还是讲究些好。①劣质文胸散发出难闻的气味，可能残留一些甲醛、芳香烃等毒物，对妈妈的身体可能存在影响。如果在哺乳期，那就更要杜绝这些劣质产品了，毕竟乳房需要长期近距离与宝宝接触，这些毒物留存在皮肤上固然不好，产生的难闻味道也可能让宝宝感到不舒服，甚至抗拒乳房。②哺乳妈妈穿的文胸过紧也不好。过紧的文胸压迫乳房，会使得乳腺血流不畅，可能减少泌乳。不过，局部长时间的压迫的确可能导致该部位堵奶，不过造成乳腺炎的情形还是非常少见的。③我们可以选用宽松舒适的棉质文胸。如果喷乳反射让妈妈觉得尴尬，可以在里面垫上防溢乳垫。当然，看上去不如紧巴巴的塑身文胸穿着效果好。其实，哺乳妈妈选好衣物，一样美丽。很多种类的衣物不需要展示挺拔的胸部，上身宽松、飘逸的设计，一样让美女妈妈们风姿绰约。

3.谣言三："奶睡是造成乳腺炎的原因之一，不要让孩子含乳头睡觉"

目前各种有关睡眠的网络文章和专业文献充斥着眼球，各执一词，为一些细枝末节争执不休。不过有一点，大伙基本统一观点：奶睡都是严令禁止的，为此还发明了各种带"戒"字的专业名词，如"戒奶瘾""戒奶睡""戒含奶不吃"……听听，是不是满满地充斥着网络，经常在各路亲友大妈嘴里冒出，耳熟能详？他们认为奶睡有N宗罪，掰着指头都数不过来，其中有个重要的害处——它兴许是造成乳腺炎的重要原因之一！

这一点也被写进我们当年的权威课本里，在民间更是广为流传。孩子多含一会儿，大妈们如临大敌，不断地怂恿新妈妈拔出乳头："我看他含着没吃啊，这是奶瘾啊！养成习惯不好的，小孩将来牙不好。妈妈乳头容易被吃破，乳房容易发炎。莫怪我没提醒你。"新妈妈真把奶头拔出来了，孩子没一会儿就哭了，怎么都不睡，大伙儿又一窝蜂地怪妈妈奶水不够吃。新妈妈自己也经常陷在与奶睡的斗争中，身心俱疲。不让奶睡，那就得抱睡、拍睡、摇睡、包裹睡、安抚奶嘴睡……挨个换着试。想想，"饭袋子"就在跟前晃悠，妈妈非不让吃，偏要让自己睡，尚处于口欲期的极力渴望吸吮安抚的孩子，能善罢甘休吗？"欣源，我觉得我就像安抚奶嘴，孩子整晚上要含着吃奶。我可怎么办？""欣源，我奶头一拔出来孩子就醒了，抱着没一会儿就不肯睡了，晚上半夜起来要玩一两个小时！怎么回事啊？""欣源，我的孩子前天哭了一晚，昨天哭得少一点，不过白天呆呆的，老抓着我的手怕我跑了，不像之前活泼。还特别胆小，一点点小事就哭个没完。这样到底对他心理好不好呀？"

欣源对此又奇怪了。我们可以观察下身边刚出生的小猫、小狗，不都是依偎着妈妈吃奶共眠的吗？对此动物妈妈和宝宝很难以忍受，很痛苦，睡眠情况很恶劣吗？动物宝宝会很吵，偏要跟动物妈妈过不去吗？为什么动物妈妈和宝宝看上去与人类如此不同，非常平静祥和呢？动物妈妈的乳头会经常被咬得血淋淋的，容易发炎，稍不留神就长个大洞出来吗？

有些专家反对奶睡的主要理由有以下几点：

（1）"含奶睡觉，可能会把妈妈乳头吃破。"想想孩子什么时候吃得最疼？肯定是大快朵颐的时候呀！这时候贪婪的小人儿，口腔里满是负压，当然容易吃破乳头了。多含一会儿就该吃破了？恐怕未必呢！孩子迷迷糊糊的时候，根本没用力吸，怎会吃破呢？

也有人认为，是不是乳头被含久、泡软了，容易破呢？这真当奶头是纸做的了。其实，这本身是个悖论：早期孩子吸吮需求很旺盛，吃奶就要很久，再多吃一会儿安抚自己进入睡眠。咋多的这一小会儿就要不得了，把妈妈乳头吃坏了呢？

相反，妈妈的乳头长时间被宝宝口腔含吮、摩擦，会产生适应性变化，反而更不容易被吃破！可以问问那些哺乳时间长的"老司机"妈妈，孩子含很久的乳头也没事啊！

（2）"宝宝的唾液会让奶水结块，进而堵奶。"奶水结块，通常是指奶中蛋白质变性凝结成乳酪样半固体物质。多数蛋白质遇到较强的酸性或碱性环境才会结块。如果孩子吃了奶，过一会儿吐了，可以看到呕吐物中有些奶块，这是因为胃液的酸性很强，pH 值为 0.9 ~ 1.5。人类唾液 pH 值为 6.6 ~ 7.1，乳汁的 pH 值为 6.6 ~ 7.6，二者差不多，怎么会让乳汁结块呢？

问问有哺乳经验的妈妈就可知道，等孩子睡着把奶头拔出来，上面会残留一些奶水，可真没发现有什么奶块。

更何况，乳汁是往外淌的，孩子的唾液如何进入输乳管内部，造成结块，进而堵奶？即使真的能结块，遇到强酸充其量也只能变成像酸奶、奶酪一样松软的物质，这种东西如何把输乳管堵得严严实实，以致孩子的牙龈无法按摩出来，喷乳反射也无法冲出来？反正我是没想明白这一说法的道理在哪儿、有何出处。

（3）"如果宝宝停止吸吮却含着奶头，嘴里的细菌可能会引起乳头局部感染，甚至进入乳房内部，引起整个乳房感染。如果存在乳头破口，乳头更容易发炎，细菌进入也会更容易。"

别忘了，乳汁和口水中都存在大量免疫活性物质，反而会抑制微生物生长、繁殖呢！

其实，科学家真想多了。没有几个妈妈会一直让孩子含着乳头不放的，孩子也总会进入深睡眠的。孩子含乳头睡觉 15 ~ 30 min 之后基本会进入深睡眠，妈妈把乳头拔出来就可以了。倘若宝宝还在哼哼唧唧，再塞回去就行了，等睡深一点儿再拔出来。只要身体没不舒服，孩子一定会睡深的，整晚的浅睡眠是不可能出现的。

六、有没有催乳素水平过高，天生奶太多的妈妈

天生奶多的妈妈的确是有的。她们乳汁太过充沛，孩子容易出现胃食道反流、过度肥胖等表现，不过这些现象一般会比用奶瓶喂哺的宝宝轻微些。追踪观察，只要不太经常拿吸奶器、奶瓶等干扰宝宝的小嘴，这类妈妈堵奶、乳腺炎等发生的概率并不会增加。

有些妈妈来问我："欣源，我奶太多，也很苦恼呀！我孩子刚出生，医生就说我的奶够3个孩子吃了。我总是堵奶，找人揉了又堵，乳房里面总是挺疼，能摸到条条块块，乳腺炎发好几回了。我去问医生，做了些检查，没怎么处理又回来了。有什么办法能让奶少一点呀？"

有些医学基础的人不免怀疑，这些妈妈催乳素水平会不会太高？真有些奶多的妈妈去医院咨询，医生安排做了相关激素水平的检查。不过哺乳期催乳素水平经常波动，个体差异也很大，常很难说明问题。

高催乳素血症是一个现象，背后的疾病谱非常广，主要有下丘脑－垂体疾病、甲状腺功能减退、慢性肾功能衰竭、某些肿瘤，以及妇科疾病（如多囊卵巢综合征）影响，等等。

看到这儿，你又该疑惑了。如果妈妈得了这些病，是不是催乳素就会分泌太多而造成奶太多，经常引起堵奶、乳腺发炎？

我想，我们得跳出这个思维框架。催乳素和雌（孕）激素是此消彼长、相互拮抗的。未怀孕人群高催乳素血症的一个突出表现是"闭经－泌乳综合征"！这些人月经稀发或闭经，根本难以怀孕，即使怀上，因雌（孕）激素不足也容易流产、死产！所以，对于已经生出小孩的妈妈来说，催乳素不大可能高到导致频繁发炎的地步。

也有妈妈会想，倘若孩子生出来以后妈妈才发病呢？我个人感觉这个可

能性还是蛮小的。当然，不放心的话可以去做激素水平检查、乳腺影像学检查等帮助判断。

七、乳腺慢性感染及炎性乳癌

如果妈妈的乳腺很容易发炎，或断断续续总是治不好，一定得重视慢性感染及炎性乳癌的可能！

（1）乳腺慢性感染以乳腺结核最为多见。

（2）炎性乳癌较为少见，经常会被误诊为乳腺炎症。医生会安排打针、吃药，可是炎症总不见好，反而越来越严重。有的妈妈疾病进展速度不如一般的乳腺炎快，有的妈妈会出现暴发性变化，酷似急性乳腺炎，常被误诊。

这些妈妈可能逐渐出现乳房弥漫性增大、变形、变硬；皮肤先会发热、发红、肿胀，之后会变得不光滑，摸起来较韧，有点儿像橡皮，局部凹陷或出现"橘皮征"；周边淋巴结尤其是腋窝淋巴结肿大，摸起来又大又硬、边界不清，难以推动。这些都跟普通乳腺炎表现不大一样，一般患乳腺炎时皮肤发红的颜色鲜亮些，皮肤肿胀，看上去比较光滑，如果形成脓肿则皮肤柔软，可能能触到波动感；淋巴结相对较为柔软，与周边组织无粘连，易于推动。另外，罹患炎性乳癌的妈妈全身炎性反应不那么明显，发热一般是低度或中度，而急性乳腺炎感染中毒症状非常明显，常伴高热、寒战。

因此，如果妈妈的乳腺频繁发炎，治疗效果不理想，并存在上述表现，最好能去咨询一下专门的乳腺外科医生，必要时行影像学检查、活检等。

第四章

堵　奶

欣源导读

其实，"堵奶"是一个民间的形象说法，经常被催乳师和哺乳指导人员使用。堵奶指的就是输乳管堵了，奶水流不出来，乳腺包裹着瘀滞的奶水形成一个包（俗称"奶块"，也可称为"奶结"）。如果多根输乳管堵塞，就能在乳房里摸到大大小小的包块。

这种现象在哺乳早期很常见。这时候乳汁黏稠，输乳管非常敏感，容易痉挛。一些细长的或曾经受过伤害的输乳管更容易痉挛、堵塞，有些甚至很长时间都无法变通畅。

下面，欣源讲一下堵奶的相关问题。

曾有妈妈焦急地问我："欣源，我的奶特别容易堵，孩子吃不着，怎么办啊？一摸，乳房里都是包！我找了个哺乳指导人员按开了不少，但奶很快又堵了，包又出来了！可咋办哩？怎样才能不堵奶？"

这位妈妈强调了一点：堵奶了，所以孩子吃不着。其实，这个逻辑该倒过来——孩子没好好吃，所以堵奶了！其实，这跟乳腺炎早期的处理方法是一回事，让乳腺通畅是"王道"，而最强悍的通乳神器是宝宝的小嘴。所以这位妈妈的问题还是在于宝宝存在乳头混淆，没能好好吃奶。老找哺乳指导人员按摩不能从根本上解决问题，想办法纠正乳头混淆，让孩子吃上奶才是当务之急。

只要妈妈频繁喂哺，宝宝愿意好好吃奶，绝大多数乳腺能被疏通。

有些妈妈又该担心了："欣源，我乳房里能摸到硬块，应该是堵奶了。我的奶不够孩子吃，是这个原因吗？"

这真不用担心，妈妈的乳腺像一大串葡萄，这个乳腺叶堵了，其他乳腺叶完全能够代偿！如果看了本书前面的内容，应该能理解。只要是正常的、没有乳腺疾病或严重内分泌疾病的人，只要频繁喂哺，奶水一定不会少。

还有些妈妈忧心忡忡："欣源，我乳房里能摸到一个硬块，好像是堵奶了。我去问医生，她安排我做乳腺 B 超检查。这个硬块到底要不要紧呀？"

个人感觉，绝大多数情况下，妈妈对此大可不必担心。刚开始喂奶的时候，乳腺里总有那么几根爱堵的输乳管，怎么也吃不通。十个妈妈里面，得有八九个能摸到奶块。还有些妈妈摸不到奶块，只是因为位置比较深，触不到而已。虽然没有确切的大规模调查的影像学证据作为统计数据，但这个现象真的是太普遍了。

医生谨慎起见，安排做影像学检查是可以接受的。为什么呢？医生见得多，识得广，容易怕啊！如今乳腺肿块，乃至乳腺癌特别高发，医生都看怕了，生怕误诊、漏诊。一个乳腺里有硬块的患者来询问，怎敢断言就是奶块，不让做 B 超作为第一手证据啊！况且，乳腺里长包块，也可能是堵奶的原因之一，包块会对局部组织造成压迫、牵拉，乳汁可能流出不畅。所以，医生的建议是能理解的。

那是不是每个堵奶的妈妈，都得去做 B 超筛查一下呢？看个人选择吧。如果没喂奶，建议妈妈们常做"乳腺自查"，也就是手法排查乳腺包块，发现了就去医院就诊以明确它的性质。尤其是家族里有患乳腺疾病的人的情况下，更要谨慎些为好。

有些学者认为，这些奶块容易引起继发感染，导致乳腺炎症。有些催乳师或哺乳指导人员希望彰显自己职业的重要性，也会过分宣扬奶块的害处，一定要把它揉散，复发了得再揉。新妈妈们又该吓坏了："欣源，你刚才不是说，身体哪儿堵了都容易发炎吗？这一个乳腺叶堵了，长出个奶块，会不会奶水只进不出，把这个乳腺叶胀坏，或继发感染呢？"

妈妈们大可放心。如果单个乳腺叶不通畅，其他乳腺叶会代偿其功能，这个乳腺叶内部压力达到一定程度时会立即停止分泌，奶块就停止变化了，不可能把乳腺叶胀坏而发炎（这跟乳腺炎早期情形差别很大，那是整个乳房的乳汁排出突然受阻造成的）。另外，乳腺叶中瘀滞的奶水与身体有着微妙的、精细的平衡，不断地重吸收和再分泌。因此，乳腺叶完整，奶水新鲜，其他乳腺叶奶流通畅，源源不断流出，这样的话即使存在乳头破口，细菌也不会顺着血流和淋巴回流管道，专门来到被堵住的乳腺叶这儿驻扎繁殖，兴风作浪。

不信？可以问问喂奶时间很长的"老司机"妈妈，乳房里的包块总在那儿，每次喂哺之前都会稍胀大些，宝宝开始卖力吸吮之后便不再变化了，或稍微缩小些。这些包块真是"安静"，一点儿要发炎的意思都没有。所以，妈妈们大可放心，坚持喂哺吧。

这些奶块，需要每次都揉散吗？

欣源见过一些妈妈，非常较真，一定要把奶块揉散。先请催乳师或哺乳指导人员揉，人家走了，自己学着揉。一出现奶块就忧心忡忡，反反复复与其斗争，身心俱疲。还有些妈妈的奶块非常顽固，怎么揉也揉不散。她们想尽了办法，还不时吃通乳药。

这类妈妈往往放大了奶块的坏处，比如前面说的"发炎""奶少"等，一定要除之而后快，其实真没必要。

愿意揉揉倒也未尝不可，不过不要太用力，以免损伤乳腺。实在揉不散就算了，真别较真。只要妈妈喂得舒心，孩子吃得开心，有一两个奶块又有什么打紧的呢？

其实，这些奶块最终会消失的。

虽然这些奶块存留的时间很长，貌似每次喂哺之后乳腺又会多制造些奶水补充到奶块里；胀奶或产生喷乳反射的时候，这个奶块还会微微疼痛或发痒。不过，时间长了，乳腺会产生废用性萎缩，其中瘀滞的奶水会被慢慢吸收，奶块就不复存在了。还有些妈妈，过段时间后输乳管自行疏通，奶水能顺利排出，奶块也就自然而然地消失了。

乳房中奶块消失所需要的时间，有的仅一两天，有的却需要几周甚至几个月。只要这个奶块没长大，问题就不大。

所以，民间经常放大了奶块的危害性，妈妈们不必惊慌。当然，不放心的话隔一段时间去做下体检，明确下包块性质也是可以的。

第五章

妈妈生病了，还能喂奶吗

欣源导读

　　人吃五谷杂粮，哪会不生病？妈妈在漫长的哺乳期偶尔来几次感冒、发烧、过敏……太稀松平常了。虽然理论上哺乳妈妈的免疫力总体倾向于增强，但可能增加过敏倾向；另外，有些妈妈过于劳累，心情忧郁，也会影响免疫力，容易生病。

　　可是，妈妈生病，最让人纠结了。

　　吃药？不敢。硬扛？难受。感觉这病好得真是慢，妈妈如坐针毡，度日如年，分分秒秒都担心宝宝被传染……接触宝宝吧，不敢。不接触宝宝隔离开吧，宝宝想妈妈，大哭大闹。

　　不仅宝宝难以离开妈妈，妈妈也难以离开宝宝。停喂母乳，说起来容易，做起来可真麻烦！胀奶实在是太难受了，怎么办？会不会患乳腺炎？奶水会不会变少？

　　如果宝宝愿意吃奶瓶，又有其他照料者愿意帮忙，哺乳妈妈心里会踏实一点儿，但很快又心生顾虑：用吸奶器挤出来的奶，给孩子吃行吗？这奶里面有没有致病性微生物和药？

　　妈妈和宝宝隔离，一家人手忙脚乱。如果孩子不爱吃奶瓶，又有很强的秩序感，不喜欢更换主要照料者、睡眠秩序等，可苦了这位帮忙的人。哄吃，哄睡，是无数场旷日持久的恶战。

　　孩子的心里，可完全没有准备好这次突如其来的"断奶"和分离——他是如此信任和依赖妈妈，在他单纯的小脑袋里，这种生活变化多么让人惊惧啊！如果他身体不舒服，情况就更糟了，这种情况下，他会更加思念、黏腻妈妈！因为此时，来自妈妈乳房的安抚力量是最为强大的，也是他最为习惯的。

　　于是，这个小人儿歇斯底里地整日闹腾，一家人换来换去哄，可给累坏了。人人都焦躁不安，负能量在家中的空气里四处蔓延，新妈妈又经常成为众矢之的，愧疚得抬不起头来。

　　新妈妈也许会想：那就睁只眼闭只眼，接触宝宝吧。糟了，宝宝怎么鼻子塞了？嗓子里像有痰？还打了喷嚏，咳了两声？摸摸手心像是有点热，宝宝是不是病了？怎么知道他生病了没呢？该不该给他喂药吃呢？是不是要赶紧带他去看医生？我自己要不吃点儿药，好得快一点，好照料宝宝？可是，这药会不会对宝宝有影响？兴许，这药能进到奶水里，帮他防治疾病呢！

　　这边厢，新妈妈左右为难，心乱如麻；那边厢，家人的担忧一点儿也不比你少，不停地唠叨。生病这件事，是咱们共同的敌人，但帮助你的亲爱的家人，这会儿真没法与你站在同一立场：

　　"你知不知道，发烧奶有毒的哩，不能喂的哩！还有小孩喂死了的。"

　　"发烧奶一下就没了的，没有奶，咋喂哩？叫你多穿点衣服，不

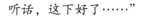

听话，这下好了……"

"吃了药，奶里有药，要倒掉，不能给宝宝喝的。"

"看看，非要喂奶咧，说你你不听，这下好，宝宝给传染了，咋办哩，赶紧送医院！"

其实，妈妈生病，折腾母婴分离，还有些很糟糕的"后遗症"：要么奶没好好排出来，折腾得患上乳腺炎；要么等奶胀了再挤奶，乳房刺激减少，吸奶器吸出的奶量慢慢减少。另外，妈妈发烧的时候，本身奶量也会减少。等妈妈再想喂的时候，奶"没了"，或宝宝已经产生了乳头混淆，不肯好好地吃奶，让妈妈和其他照料者以为奶没了。也有孩子因为吸吮需求，吃奶瓶需要的奶量要比直接吃乳房需要的奶量大，吃完瓶中的奶还吵着吃，一家人就觉得妈妈奶水不够了，被迫给孩子添了最强悍的"退奶药"——奶粉。

欣源跟亲友聊天，经常听见她们遗憾地说："我月子没坐好，每个月发一次烧，到宝宝 4 个月的时候发了一次高烧，奶就给'烧没了'。""那时我发烧了，乳房总也胀不起来，拿吸奶器吸了下，顿时少了好多，只有 20 mL 不到！病好了以后乳房再也没胀过，小孩总饿得哭，吸奶器又吸不出来，就没再喂了。""我本来奶水蛮好的。后来有点感冒，没喂孩子吃奶，又没挤通就给堵奶了，不小心搞成乳腺炎了。一个乳房可以喂，另一个乳房长了大脓包，还破了天天流脓，总也好不了。医生给我打了抗生素、退奶针，不要我喂奶，奶就没了。"这真是非常遗憾的事情。

这些还是普通的发烧、感冒，总还有点儿盼头，过几天或一两周，妈妈恢复健康，一家人又皆大欢喜了，那一小段痛苦、纠结的时光便很快成了过往。而发生了慢性感染呢？比如感染了巨细胞病毒、乙肝病毒、结核分枝杆菌……患了慢性系统性疾病呢？比如患了甲状腺功能亢进或减退等内分泌疾病、自身免疫性疾病、肿瘤……都不能喂奶吗？这些疾病像乌云一般，时常盘踞在妈妈们的心头，挥之不去。

人活在世上，生病是无法避免的。在我国，患大大小小的疾病的妈妈，较长时间的母乳喂养率低到难以想象。经常有妈妈问我："欣源，我得了脚气，是不是不能喂奶？跟孩子睡一个被窝，会不会传染给他？""我有胃病，对奶水有影响吗？我孩子刚才又吐奶了，从满月开始，每天要吐几次。""我有甲状腺功能减退，在吃甲状腺素片，能喂孩子奶吗？甲状腺功能减退会不会让奶不够吃？"……重重压力之下，她们往往会早早地动了断奶的念头，甚至自打孩子出生开始，一滴奶也不敢给他们吃。

生病的妈妈和宝宝，真的一定要隔离吗？隔离了就不能直接喂奶了呢，用吸奶器又好麻烦，把奶折腾没了或搞出乳腺炎来，真是划不来呢。奶水会变少或不好吗，宝宝会被传染吗？

其实，绝大多数疾病是不需要中断母乳喂养的。世界卫生组织官网前不久发了篇文章，认为绝大多数疾病都不需要停喂母乳！文章还罗列了一些不建议哺乳的疾病种类，估计占整个疾病谱1%都不到。

欣源把一些常见的疾病罗列出来，供你参考。资料主要来源于世界卫生组织、国际母乳会官网，还有一些流行病学资料。当然，以下内容很多是个概率问题，并不绝对，妈妈们可根据自身情况谨慎抉择。

一、感冒、发烧

此处感冒指一般的上呼吸道感染；发烧指病毒、细菌感染导致的全身发热，多属于自限性疾病，特殊疾病如结核病、肿瘤导致的慢性发热等不在探讨范围内。

我们都知道，普通感冒、发烧大多为传染病。

这边厢，妈妈频繁咳嗽、咳痰、头疼、发烧；那边厢，宝宝躺在妈妈怀里安详地吃奶。妈妈难免心生忧虑：感冒会传给孩子吗？大人都扛不住，经常一人咳嗽，全家都跟着咳；这么点儿小人儿，又是这么频繁地近距离接触，真的能扛住传染吗？一定要停喂母乳，保持隔离吗？

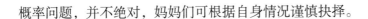
1. 感冒、发烧防治小知识

其实呢，这个问题没有标准答案。欣源把一些小知识与您分享，您自行谨慎抉择是否需要隔离以及停止亲喂母乳。

（1）妈妈罹患感冒不是突如其来的，而是早有征兆！潜伏期可以是几天，也可以是一两周。在这之前，妈妈可能没有任何症状，或仅仅是有轻微的卡他症状，比如鼻塞、咳嗽、流涕、打喷嚏等。面对这些症状，有些妈妈可能会重视，而大多数妈妈并不以为然！所以，宝宝在这时候可能已经感染了，后期隔离并没有太大的必要。

（2）母乳是宝宝用来防治疾病最好的"药"，一定不要随意停喂母乳。母乳中有大量的抗体、溶菌酶、白细胞等，能帮助宝宝抵御疾病。而且，生病后妈妈体内还会产生针对该种病原体的抗体，并通过乳汁源源不断地输送给宝宝。所以，吃母乳的孩子很少生病，即使被传染，症状通常很轻微，好起来也更为迅速，更少继发肺部感染、鼻窦炎、中枢神经系统感染等严重感染并发症。

（3）宝宝6个月以内还带着从妈妈体内带来的抗体，所以很少生病，尤其是头3个月很少发烧。即使被传染，症状往往很轻微，好起来也挺快。如果母乳喂哺的宝宝在6个月内，特别是头3个月内发烧且症状较重，一定要引起足够的重视，有可能是巨细胞病毒感染等宫内感染，以及胎膜早破、羊水或胎粪吸入等造成的先天感染，也有可能是护理不当造成的局部感染，如脐带感染等后天感染，原因很多。另外，小婴儿咽反射不是很完善，更为常见的原因是误吸奶水继发肺部感染。孩子症状大多不典型，进展却很快，如果小婴儿有可疑感冒发烧的表现、精神萎靡或烦躁，不好好吃奶，家长拿捏不准，以防万一，一定要早期就诊，咨询儿科专科医生。

（4）乳房屏障作用卓著，绝大多数微生物感染不会通过乳汁来传染宝宝。传染宝宝最主要的途径是飞沫及接触传播，也就是妈妈喂奶时拥抱、触摸宝宝，接触宝宝日常用品和经常塞进嘴里的小手；平素说话、咳嗽、打喷嚏将携带病原体的微小水汽喷到空气中，被宝宝吸入。即使妈妈完全忍住不做这些动作，呼吸时也难免要散发水汽。即使与宝宝隔离，这些水汽飘散在空气中，散落在日常物品上，只要共处一室，宝宝接触致病性微生物只是概率和量的问题。

这可真是防不胜防——妈妈喂奶，忍得住咳嗽、喷嚏，怎能忍住全程不呼吸呢？鼻涕往下淌个没完，怎能忍住不擦？如果想吸出奶水喂宝宝，挤奶也挺花时间，如何保证全程无菌操作？而且，即使洗手，也只能清除1/3～1/2的致病性微生物。你不可能时时刻刻拿消毒液洗手5 min以上之后再戴上无菌手套，穿上无菌防护服，脸上还戴上抗病毒口罩甚至防毒面具！

所以，只要妈妈、宝宝还在一间屋子，隔离起来真的挺困难。想要最大限度减少宝宝接触致病性微生物的概率和量（注意，是减少，几乎不可能完全杜绝），需要妈妈在另一个房间，不经常出来，待的那个房间和宝宝的房间注意通风，或用空气净化器净化空气。如果妈妈决定喂奶，最好戴上双层或多层口罩，换一身干净衣服，用肥皂洗手5 min以上，再抱宝宝喂奶。尽量忍住不要咳嗽、打喷嚏，流鼻涕也尽量别擦；如果忍不住，头尽量偏离宝宝。如果决定把奶挤出来用奶瓶喂，操作前也要戴双层或多层口罩，严格洗手，全程无菌操作。事实上，即使是有相当无菌操作知识的医务人员，也很难完全做到这些！

（5）停喂母乳，全部交给其他照料者改喂配方奶，是否可取？当然不建议。宝宝跟致病性微生物接触是很难避免的，而奶粉中是没有任何保护性抗体的，综合看来，这么做对宝宝并没有益处。

宝宝突然与妈妈分离，更换主要照料者，可能非常惊恐，不肯好好吃奶，也不肯好好睡觉。孩子应激激素上升，反而可能抑制孩子免疫力，增加感染的概率。如果突然给孩子添奶粉，还可能有胃肠功能紊乱、肠道菌群失调、过敏等风险，也可能对孩子免疫力不利。

（6）你很可能想问，欣源，你敢打包票，妈妈感冒了不用隔离，还可以抱孩子喂奶，他一定不会被传染吗？不能。世界卫生组织和国际母乳会的文章只是提到感冒的妈妈不需要停喂母乳，注意戴口罩和清洁双手就行，并没有提到母婴隔离。也有些文章建议暂时给其他人带孩子，只是喂奶的时候送过来，妈妈也需要做上述基本防护。

婴儿的咽反射很弱，不大会咳嗽、咳痰，普通感冒都容易造成下呼吸道感染，比如肺炎等。另外，他们身体各项屏障功能也较弱，并发中枢神经系统感染、败血症等要比成人多见。如果不母婴隔离，婴儿患肺炎、脑炎、败血症等严重感染的概率到底有多少呢？

大多数文献对这部分内容写得非常含糊。只是，如果孩子吃母乳，出现这些严重感染的情形，相比吃奶粉的宝宝而言还是非常少的，尤其是头3~6个月宝宝还天然携带妈妈抗体的时候。超过6个月，宝宝各项发育更为完善些，即使妈妈的抗体不够用了，抵御疾病的能耐也在日益增加。当然，如果一直有母乳中的抗体助他一臂之力，那就更好了。

所以，是否要母婴隔离，全看个人选择。个人感觉，普通人的无菌操作意识很薄弱，隔离必要性不大，更何况孩子可能在决定隔离前早就感染了。另外，隔离也有不少问题，比如宝宝可能会惊恐、不肯吃奶瓶、产生乳头混淆等，妈妈可能会奶量不稳定等，综合看来，这么做"费力不讨好"。

不过，无论是否隔离，妈妈戴2层以上的口罩、清洁双手等基本卫生操作，还是很有必要的。

（7）如果妈妈很倒霉，在生产前几天感冒了，或宝宝出生后48 h以内感冒了，国际上主流意见是暂时不要喂奶。一些文章认为这时候新生宝宝免疫力还不完善，从妈妈那儿获得的抗体又不够，稳妥起见，还是隔离比较好，给孩子喂奶粉，妈妈挤出奶水丢弃。

对此我个人持保留意见。且不提现实中乳头混淆、追奶等麻烦事儿，第一口奶是奶粉将在很长一段时间内对宝宝的免疫力产生不利影响——宝宝身体诸部位正常菌群建立、免疫活性物质供给、胃肠黏膜免疫趋于完善等，都是从第一口奶开始的。将这样一个免疫力像白纸一样的小婴儿，几天后突然塞给还可能带菌、排菌的妈妈，岂不更不理想？况且，连活动性乙肝感染的妈妈都能喂奶，宝宝自愈率还相当高，这些普通的、自限性的病毒感染，为何要隔离呢？更何况，孩子可能在宫内或生产时就感染了。帮忙照料孩子的人，多半也会帮着照料新妈妈，客观上也成了"致病性微生物传送带"。总体而言，这时的母婴隔离往往也形同虚设，让新妈妈自己图个心安而已。

当然，这属于我个人见解，仅供参考。对于这部分内容，国际上可靠的文献数据相当少，一切还有待进一步研究证实。所以，妈妈们要谨慎抉择。最好的方式还是防患于未然，孩子快生了，就别忙着再去公共场合扎人堆儿了，少让自己摊上这些麻烦事儿。

（8）如果宝宝不幸有了症状，一定要找找原因，明确是不是真的存在感染，切忌胡乱用药，尤其是对小月龄婴儿。

比如，孩子早期胃食道反流的症状最为多见。反流到鼻子里像有鼻涕，反流到嗓子里像有痰，有时还会咳嗽两声，或打几个大喷嚏，睡着时嗓子里也发出"刺溜""刺溜"的声音。看看，这多么像感冒！妈妈们可得吓坏了，看看孩子，除了嗓子里呼噜噜，又是黄疸，又是吐奶、拉稀便（母乳性腹泻），有的还不好好吃奶，睡不好觉，妈妈心里更是确信孩子生病了。

不过，胃食道反流的孩子，精神、食欲还是挺好的。症状也多在吃完奶以后半小时、1 h 内出现，尤其是一次吃多了，表现会更明显些。抬高宝宝上身，症状往往会缓解些，不需要任何药物处理。再说胃食道反流不会突然出现，平时多半也有些苗头，比如偶尔吐奶、嗓子里"呼噜"作响，总不利落，多数妈妈还是能觉察到的。如果孩子真感冒了，症状往往突然加重，并持续出现，精神会差一些，有些孩子不那么爱吃奶，即使抱在怀里，呼吸道表现也更为明显。当然，如果胃食道反流造成奶水误吸，继发感染，那就另当别论了。

不过，刚才提到，妈妈传染宝宝，导致轻微感染的情形也可能出现，只是多数时候症状很轻微，好起来挺快。病毒感染一般是自限性的，不久便能"不药而愈"，绝大多数不需要药物处理，也没有特效药物使用。明确细菌感染证据，可考虑应用抗生素，不过小月龄孩子患的绝大多数感染属于病毒感染，抗生素是没用的。如果一定要用药，那么用药一定要简单，在用足疗程的前提下使用时间也不要太长。对症处理的药物和中药，能不用尽量不用。因为孩子胃肠敏感，很容易受伤，一旦受伤，恢复速度有时会很慢，甚至需要数周至一两个月，得不偿失。

（9）哺乳妈妈的用药原则，基本等同于感染的宝宝。感冒90%以上是病毒感染引起的，病毒在人体内有自然的清除周期，人体的免疫系统大概需要3~5 d产生特异性的抗体，将病毒清除掉。绝大多数病毒感染，并没有特效药物，多喝水，多休息，耐心些等待自愈便好。这是普通感冒最基本的处置策略。

如果妈妈症状较重，体温较高，难以缓解，不必硬扛。毕竟感冒早点好，也能更好地照料宝宝。有些妈妈可能会合并细菌感染，症状往往重些，分泌物较多，也更为黏稠。如果拿不准，可以做个血常规初步判断一下，咨询医生，看是否需要使用抗生素治疗。

用药可参考哺乳危险性等级，L1、L2级的药物相对安全。比如青霉素G属于L1级，绝大多数头孢类属于L2级。退热药可选用对乙酰氨基酚或布洛芬，属于L1级。其他对症处理的药物，能不用尽量少用，不过多数也比较安全。阿片类镇咳药物（包括咀嚼甘草片、含此类西药的中成药）和中药，尽量避免选用。

用药期间不需要停喂母乳。如果不放心，可以在吃药前哺乳，用药后避开血药浓度峰值时期再喂奶，而多数青霉素、头孢类药物只需要等0.5~1 h，比较安全、方便。

有些宝宝会对妈妈吃的药物产生一些过敏反应，比如肠绞痛、腹泻、便秘、肛周溃疡、皮疹等，不过症状往往很轻微，停药后好起来也非常迅速，妈妈不必过分担心。不过用药足疗程便可，切勿"恋战"。

（10）如果妈妈或者宝宝感冒迁延不愈，应用抗生素效果不理想，需要考虑感冒后咳嗽或气道高敏感、过敏（如咳嗽变应性哮喘等）、鼻窦炎，以及支原体、衣原体甚至结核分枝杆菌等造成的慢性感染的可能，必要时咨询医生，针对性用药处理（注意，咨询的时候一定别忘了说明自己尚处于哺乳期）。

（11）不要等生了病，只是想着用药，这非常被动。"敌退我进"，平素妈妈、宝宝要注意强身健体。不要穿太多衣服，经常带孩子在户外接受日光洗礼，打打球，跑跑跳跳，穿上罩衣玩沙玩水。可以经常到健康人群体中玩耍。阳光和这些低毒的微生物环境有助于增强母子免疫力。

🦋 2. 不用药治疗感冒、发烧小技巧 🦋

欣源有些不用药治疗感冒、发烧的小方法，以及一些普通的诊疗建议，可供你参考。

（1）对于孕妈妈或哺乳妈妈，在鼻子、嗓子有点痒，分泌物略微增加的时候，用冷水（可以在水里加一点儿盐）清洗鼻腔（方法是吸进冷水，再控出来，也可用湿巾蘸冷盐水擦拭鼻腔。我更推荐清洗法）、漱口，再喝一点儿咖啡或可乐。这样会迅速收缩局部血管，使黏膜消肿，致病性微生物尚未播散入血，有时能将感染扼杀在摇篮里。我自己靠这个方法很少感冒，也推荐给一些朋友，他们用起来也挺有效果，妈妈们可以尝试，感兴趣的科学工作者可以对此进行数据研究。

当然，如果感冒了一段时间，症状相对较重了，上述方法效果就没那么明显了，不过可以减轻一些症状，并减少鼻咽腔分泌物。不过有些妈妈比较敏感，反复逆吸冷水，有可能将炎性分泌物弄进鼻窦中造成鼻窦炎，但这个概率并不大。

（2）如果孩子不发烧，可以稍微穿得温暖点，尤其是家中有感冒的人的情形下，这对提高他的免疫力有些帮助，但不要穿太多。如果孩子明确有感冒的情形，可以在家里备一个雾化器，给孩子做下雾化。一般的生理盐水就行，能稀释鼻咽腔分泌物，使其易于排出，并能减少气道痉挛。如果孩子特别抗拒，倒也不必勉强（不建议使用加湿器，容易滋生致病性微生物。一些水垢也会被打散而飘散在空气中，人为造成 PM 2.5 浓度较高的环境，对孩子呼吸系统反而容易造成损伤）。如果孩子鼻塞较为明显，可以用生理盐水或稍浓一点儿的盐水滴鼻，这样分泌物容易排出来。同样，如果孩子特别抗拒，完全不处理都要比病急乱投医、胡乱处理要好。

如果孩子咳嗽、有痰（注意，不是反流的奶水），可以使他面朝下，一只手往上托住他的身体，另一只手轻轻拍打或抚摸他的后背，帮助他把痰咳出来。注意动作要轻柔，保护脖子和脊柱，不要快速翻动孩子的身体，否则可能会造成呕吐；更不要用力击打后背，否则可能造成不同程度脊髓震荡。如果孩子分泌物特别多，呈现黄脓鼻涕或痰，可能伴随细菌感染，可以酌情考虑使用抗生素。当然，在此之前最好咨询儿科医生，起码看看嗓子、听听肺，并检查一下血常规，看白细胞计数是否增高。很多妈妈看孩子咳着心疼，马上张罗着给孩子吃各种各样的止咳药，想他"快点好"，欣源非常不建议这么干。孩子咳嗽反射本就不明显，而且咳嗽本来是个保护性反射，用以帮助排出致病性微生物的，这会儿抑制了，反而容易加重感染。

3 个月以内的孩子发烧较少见，一旦发烧，有可能病情比较重，需要及时咨询医务人员的专业意见。宝宝再大一些，发烧可以对症处理，密切观察。宝宝发烧时不要穿太多衣服，因其体温中枢尚未发育完善，某种程度上体温容易随环境变化，如果体温过高，容易诱发高热惊厥（吃奶粉的宝宝更为多见，吃母乳的宝宝相对少很多）！目前国际上认为物理降温法意义不大，酌情采用。酒精擦浴不可取，因为宝宝皮肤通透性高，酒精很容易被吸收入血，尤其对大脑不利。如果太折腾孩子，比如洗澡等，他又比较抗拒，不必勉强，可以采用更温和的办法散热。个人感觉，发烧到最高点，孩子开始出汗时，体温就该降了，把衣服抖抖、身上擦擦散热，效果就挺理想。酌情使用退热药物。发烧的时候，可以记录每次烧起来的体温最高点，如果这个最高点有

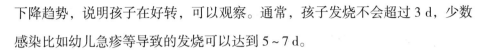

下降趋势，说明孩子在好转，可以观察。通常，孩子发烧不会超过 3 d，少数感染比如幼儿急疹等导致的发烧可以达到 5~7 d。

如果孩子呼吸道症状、发烧等持续不缓解，需要及时就诊。

其实，大自然自有一套非常完整的机制来保护出生不久的、娇弱的小宝宝，否则，这些自理能力很差的小生物，如何在复杂多变的环境中生存下来呢？当然，防患于未然，新妈妈还是尽量保护自己不要生病为好。平衡饮食，合理作息，并且尽量不要去人员过于密集的地方，也离咳嗽、打喷嚏的亲朋和路人远一些。由于缺乏母乳这条免疫纽带，其他生病的家人更不要强行帮忙照料宝宝、陪宝宝玩耍了。

二、疱疹病毒感染（单纯疱疹、带状疱疹、水痘）

之所以单独提一提，是因为这些病毒感染很常见，妈妈口唇、脸上、身上长些"张牙舞爪"的疹子，抱着宝宝喂奶实在是太让人忐忑了。另外，这类病毒是有一定的造成中枢神经系统感染的概率的，还是希望妈妈们更重视一些。

曾经有妈妈得了带状疱疹，问过我这类问题，我真不敢明确回答她。毕竟，宝宝受到传染的概率是有的，中枢神经系统感染等严重并发症我从没见过，也没听说过，相关文献也很少，但不代表不存在。我只能把一些知识分享一下，你在做出抉择的时候仍需要非常慎重。

（1）世界卫生组织的意见是，这类疱疹病毒感染跟普通感冒一样，不用暂停母乳喂养。这些病毒主要通过飞沫、接触传播，不会经由乳汁传染给宝宝。同样，孩子也很可能在妈妈起疹子之前就已经被传染了，隔离的必要性要打不少折扣。跟普通感冒一样，无论是否与孩子隔离，妈妈需要戴上双层或多层口罩，清洁双手。

（2）这些疹子，尤其是破溃的疹子及其中的分泌液体有较强的传染性。

目前世界卫生组织是不建议让孩子与疹子直接接触的。所以，疱疹发生在乳头、乳晕处，建议暂停这一侧母乳喂养（带状疱疹多半是单侧的，不会两个乳头都出问题，水痘就不一定了）。抱孩子喂奶的时候，妈妈最好穿上长袖衣物，让孩子不要接触到长疹子的皮肤。实在不放心，挤出奶水（挤奶侧乳房及妈妈手上没有疹子），交给其他人喂哺也可以。

患病期间，妈妈不要亲吻宝宝。待疱疹结痂、干燥、愈合后，此时传染性大大降低，再继续母乳喂养。

（3）如果妈妈是在生产前几日（一般为 5 d）或是产后 48 h 内感染水痘的，新生宝宝需要接种水痘免疫球蛋白。如果孩子没症状，医学界大多还是主张母婴隔离，交由其他人喂养。

（4）治疗带状疱疹使用的药物为阿昔洛韦，哺乳期应用比较安全。

三、腹　泻

（1）妈妈发生胃肠道感染时，致病性微生物通常不会入血，也极少影响乳汁，基本不用担心通过乳汁传播。不过，一些微生物有接触传播的概率，妈妈接触宝宝前要做好个人防护工作，更换衣物，清洁双手。

（2）妈妈腹泻的处理原则，基本等同于普通感冒。对症处理便可，只有明确存在细菌感染的证据时才需要应用抗生素。

如果宝宝有明确感染的表现和证据，处理原则也是如此，尽量不要给孩子随便用药。

有些妈妈腹泻期间，孩子大便也跟着变稀一点儿，但精神、饮食、睡眠各项情况都很好，或有轻微腹部不适。妈妈不用太紧张，孩子未必真的生病了，妈妈腹泻好转后，宝宝症状也会跟着消失。

（3）与普通感冒一样，是否需要与婴儿隔离，全看个人选择。当然，妈

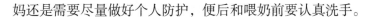

妈还是需要尽量做好个人防护，便后和喂奶前要认真洗手。

（4）对症处理：可以吃点儿蒙脱石散止泻，补充些液体，弥补水分和电解质的丢失。事实上，腹泻期间吃点儿稀软的粥和烂面条，跟蒙脱石散效果一样好。注意避免食用高脂肪、高蛋白的食物，以免加重胃肠道症状。医用口服补液盐很难喝，科学家研究发现，随便喝点儿啥爱喝又不怎么刺激肠胃的液体，比如拿苹果煮的水，补液和防治电解质紊乱的效果也非常理想。如果腹泻时间较长，益生菌也可以使用，这些都是哺乳期挺安全的用药。

四、乙型肝炎

我国目前约有 7000 万乙肝病毒携带者，约 3000 万现症病人。孕妇乙肝病毒携带率［乙肝表面抗原（hepatitis B surface antigen，HBsAg 阳性）占 5% 左右，其中传染性较强的"大三阳"［HBsAg 阳性、乙肝 e 抗原（hepatitis B e antigen，HBeAg）阳性、乙肝核心抗体（hepatitis B core antibody，HBcAb）阳性］的孕妇约占 30%。

患乙肝的妈妈，数量如此庞大，可是能得到正确哺乳指导的新妈妈数量极少。这个现象在国内外都不容乐观：25% 的澳大利亚产科医生以及 50% 的美国内科医生（多数为肝病科医生），不建议患乙肝的妈妈进行母乳喂养；我国患乙肝的妈妈的宝宝出生后有幸舔舔乳头的不足半数，患乙肝"大三阳"的妈妈，全国几乎没有几个医生会支持她喂母乳。

为什么医务人员会将患乙肝的妈妈，特别是患乙肝"大三阳"的妈妈的乳汁视为"洪水猛兽"呢？既往，患乙肝的妈妈的乳汁具备传染性，是写进我国最权威的医学教材中的内容。我们当年的课本清清楚楚地写道："大三阳"、母亲体内病毒载量超过 10^6 copies/mL 复制活跃、乳汁乙肝病毒 DNA 阳性的产妇不宜哺乳，只有新生儿接受免疫，母亲只是单纯的乙肝病毒携带者，病毒在体内复制不活跃，才可以哺乳。连上学时的课本都在给这一理论"撑腰"，医务人员当然言之凿凿了。

想要喂奶的患乙肝的妈妈，经常为此深感内疚和痛苦（甚至有的妈妈连怀孕都不敢）。数字这么庞大的一批妈妈无法享受母乳喂哺的快乐，宝宝无从获取母乳的营养，着实可惜。我们也不禁心生困惑，患乙肝的妈妈的宝宝，倘若吃母乳，感染乙肝的概率到底有多大？乙肝免疫球蛋白和乙肝疫苗联合阻断，效力如何？我们值不值得为了母乳的好处，让孩子承担感染的风险？一旦感染，自愈率、慢性携带率、婴儿肝炎综合征发生概率都有多高？这么娇小的孩子，身体会受到严重的损害吗？母乳中不是也有抗体吗，对宝宝会有免疫保护作用吗？且听欣源细细道来。

（一）乙肝患者可以喂奶吗

首先明确一点——患乙肝的妈妈不管传染性如何，只要宝宝出生后注射免疫球蛋白，按时接种乙肝疫苗，都是可以喂奶的。不必区分"大三阳""小三阳"［HBsAg 阳性、乙肝 e 抗体（hepatitis B e antibody，HBeAb）阳性、HBcAb阳性］，不必检测乳汁中乙肝病毒 DNA 的活性。

其实，早在 1997 年，世界卫生组织就已经明确表态："目前没有任何证据证明患乙肝的妈妈喂奶会增加孩子感染乙肝的风险，建议所有患乙肝的妈妈进行母乳喂养，即使在一些贫穷落后的国家和地区，即使没有办法为每一个新生儿提供乙肝疫苗和乙肝免疫球蛋白，患乙肝的妈妈也应该首选母乳喂养。"

再看看国内外权威文献。2002 年，世界权威杂志《妇产科学》报道，Hill等研究 369 例患乙肝的孕妇的新生儿，产后及时注射乙肝免疫球蛋白，并接种乙肝疫苗。其中，101 位妈妈选择母乳喂养，平均喂哺时间为 4.9 个月；268 位妈妈没有母乳喂养。宝宝 15 个月时进行体检，没吃母乳的孩子，9 例（3.4%）感染乙肝；而母乳喂养的孩子无一例感染。2003 年，《国际临床实践杂志》报道，中国学者王建设等研究 230 名慢性乙肝病毒携带者的新生儿，产后均注射乙肝免疫球蛋白，1年后检查婴儿产生乙肝表面抗体（hepatitis B surface antibody，HBsAb）的情况，母乳喂养组有 90.3%；非母乳喂养组有 90.3%，没有显著差异。

2011 年，复旦大学公共卫生安全教育部重点实验室郑英杰副教授领衔的肝炎流行病学研究团队，对全世界报道的 32 个研究结果进行了系统综合分析。结果表明：患乙肝的妈妈所生的 5650 例婴儿在接受常规乙肝疫苗免疫接种后，有 244 例（4.32%）发生乙肝感染。其中，2717 例婴儿进行母乳喂养，发生乙肝感染 114 例，发生率为 4.20%；2933 例婴儿进行人工喂养，发生乙肝感染 130 例，发生率为 4.43%。这个结果意味着，无论患乙肝的妈妈是"大三阳"还是"小三阳"，只要在婴儿出生后接种疫苗，他们感染乙肝的概率是类似的。这些孩子很可能在宫内或分娩时就已经感染了，出生后母乳喂养不会增加感染风险。这一成果以《患乙肝的妈妈可以母乳喂养吗？》为题，发表在公共卫生权威杂志《生物医学中心·公共卫生》上。

事实上，尽管理论上乙肝病毒进入乳汁的概率的确存在，不过迄今为止，全世界都没有患乙肝的妈妈哺乳造成孩子感染率增加的文献报道。

（二）联合免疫阻断

乙肝免疫球蛋白和乙肝疫苗的联合免疫阻断（属于主动－被动联合免疫），对于阻止乙肝病毒传播"功不可没"。

有效的乙肝疫苗问世以前，患乙肝"大三阳"的妈妈所生的孩子 90% 以上会感染乙肝，患乙肝"小三阳"的妈妈所生的孩子有 10%～20% 会发生感染。另外，宝宝感染率还跟孕妈妈感染乙肝的时间有关：妊娠早中期患乙肝，婴儿感染率约为 6.2%；妊娠晚期至产后 2 个月内患乙肝，婴儿感染率可达 70%。垂直感染率还跟人种有关，母婴传播的发生率在欧洲和北美洲非常低，在亚洲却高达 40%～50%。

如今，孩子出生后即接种乙肝疫苗，随后 1 月龄、6 月龄分别再接种，孩子的乙肝感染率已经下降到 5% 以下。联合免疫阻断的成功率高达 93%~97%（单用乙肝疫苗阻断成功率约为 87.8%，数据来源于我国《慢性乙型肝炎防治指南》）。

（1）宝宝出生后需注射乙肝免疫球蛋白和乙肝疫苗，越早越好。《慢性乙型肝炎防治指南》明确指出：新生儿在出生 12 h 内接种乙肝免疫球蛋白和乙肝疫苗后，可接受 HBsAg 阳性母亲的哺乳。这与美国儿科学会传染病委员会的建议基本一致。

（2）单用乙肝疫苗不行吗？为什么要用乙肝免疫球蛋白？

刚才提到，来源于我国《慢性乙型肝炎防治指南》的数据，单用乙肝疫苗阻断成功率约为 87.8%，而采用乙肝免疫球蛋白与乙肝疫苗联合免疫阻断的成功率高达 93%~97%。

为什么联合免疫阻断效果更好？刚打了乙肝疫苗，身体起反应产生自己的乙肝免疫球蛋白需要一段时间（主动免疫），因此可能会造成一阵感染空窗期；而孩子自打经阴道分娩起就开始"带毒"，刚出生就要吃母乳、与罹患乙肝的母亲或父亲密切接触。因此，早期采用外源性的乙肝免疫球蛋白，就能帮助孩子消灭可能进入体内的乙肝病毒（被动免疫）。

所以，乙肝免疫球蛋白主要是在乙肝疫苗起效前消灭现存的病毒，防治乙肝。不过，它在体内维持的时间不长，一般注射后 15~30 min 就开始发挥作用，血药浓度在注射后 3~7 d 达到高峰，半衰期为 17.5~25 d，对新生儿有效保护作用可维持 42~63 d，4 个月后基本清除。而与此同时，新生儿已经接种了 2 针乙肝疫苗，有 80%~95% 的婴儿已经通过自身的免疫系统产生了抗体，完全有能力抵御日后与妈妈亲密接触而感染上的病毒。

由此，产时感染和产后感染基本被完全阻断。目前母婴传播阻断失败的病例，基本都是宫内感染造成的。这也就解释了上面的实验结果——为什么不管喂不喂母乳，只要接受联合免疫阻断操作，孩子乙肝感染率非常相似，因为相同对照组宫内感染率是基本一致的。

（3）为什么打了乙肝免疫球蛋白和乙肝疫苗，乳汁中的乙肝病毒就没有传染力了呢？

事实上，乳汁中检出乙肝病毒的概率很低，即使检出，含量也非常少。这一丁点儿病毒，理论上也无法通过完整的胃肠黏膜进入宝宝身体（除非口腔、胃肠黏膜受损）。

也有研究认为，新生儿消化道内可能存在对病毒有抑制作用的物质，具体有待进一步实验研究证实。

即使有一丁点儿病毒进入了孩子身体，早期联合免疫阻断能让绝大多数孩子体内以最快速度产生保护性抗体，很快就把这点儿病毒"入侵者""扼杀在摇篮里"。病毒躲过机体免疫攻击的概率不是没有，但非常低。

近年来，有不少研究佐证了这一点。母乳中曾偶尔检出过乙肝病毒，经口喂给大猩猩，并未引发感染。国内外调查研究发现，许多患"大三阳"的妈妈，无论是母乳喂养还是人工喂养，所生宝宝的乙肝感染率并无显著差异。

所以，即使没有联合免疫阻断，患乙肝的妈妈哺乳多数情况下也不会引起宝宝乙肝感染率增加。如果有联合免疫阻断法保驾护航，那就更安全了。

（三）宫内感染

感染在宫内和经阴道分娩时很可能已经发生了，拒绝母乳喂养并无道理。

理论上，乙肝病毒的母婴传播有三大途径：

（1）怀孕时，乙肝病毒通过胎盘造成宫内感染。

（2）分娩时，孩子接触母亲体液及血液（如果是经阴道产，接触的是阴道分泌物；如果是剖宫产，则可能接触腹部切口），或吞入少量母亲的体液、血液或羊水，或在分娩过程中因子宫收缩使得少量母亲血液渗入胎儿血液循环引起婴儿感染。

（3）分娩后，主要是通过哺乳和生活中密切接触传播，如接触母亲的唾液、血液或其他体液等。所以产后感染实际上属于乙肝病毒的"水平传播"。

国内外大量研究表明，在没有使用联合免疫阻断的情况下，产时感染占80%～85%，产后感染占10%～15%，宫内感染占5%～10%。

所以，患乙肝的妈妈和新生宝宝必须通过后续的免疫预防措施来阻止母婴垂直传播。新生儿出生后即刻注射的乙肝免疫球蛋白能有效地清除母亲在分娩过程中及分娩后通过接触传染到新生儿体内的病毒。

（四）如何诊断乙肝病毒宫内感染

目前还没有统一的诊断标准。过去一般认为，出生时新生儿 HBsAg 和乙肝病毒 DNA 同时阳性，且持续到出生 1 个月后仍为阳性，就考虑宫内感染。

不过，近年来的不少发现证明这个旧的诊断方法有不少漏洞。

（1）有的孩子出生时血液中检测到少量的 HBsAg、HBsAb、乙肝病毒 DNA，可能是产时或产后受到病毒感染造成的一过性阳性。不少宝宝体内的病毒会被外源性或内源性抗体逐渐消灭，这些指标就转阴了。

（2）有些感染乙肝病毒的新生儿，血清学各项感染标志是阴性的，过一阵后才慢慢转为阳性。这是因为胎儿免疫系统尚未发育成熟，肝细胞也未充分发育，此时乙肝病毒的复制能力较低，对 HBsAg 的表达水平也较低。另外，新生儿一出生就注射了乙肝免疫球蛋白，来自母亲血液的抗体也能帮助抑制 HBsAg 的表达并产生有效的免疫反应。所以有些在子宫内就感染了乙肝病毒的新生儿，特别是临近分娩期才出现的宫内感染，出生后检测 HBsAg、乙肝病毒 DNA 可为假阴性。这种现象还有个专有名词——"潜隐性状态"。随着宝宝肝细胞发育趋于成熟，注射的乙肝免疫球蛋白和来自母体的抗体滴度下降，"潜隐性状态"的乙肝病毒开始复制和表达，HBsAg 和乙肝病毒 DNA 等指标才能被检测为阳性。

可以打个比方，孩子在肚子里或刚出生不久，入侵身体的"刺客"——乙肝病毒能力弱，而捉"刺客"的"大内高手"——各种抗体武艺高强，数目不少，于是"刺客"潜藏起来，蓄势待发。一旦"大内高手"慢慢减少，"刺客"就冒出来兴风作浪，还不断拉帮结派，培植党羽。

所以，出生时检测这些指标真是不大准确，孩子还白白挨针扎。还是按照前述所说，耐心等到 7 个月时再检测 HBsAg、HBsAb 吧。

（五）开始母乳喂养的时间

是不是先要给孩子进行联合免疫阻断，才能开始母乳喂养？

不需要。即使还没有进行免疫接种，孩子出生后立刻就能吃母乳。

上面提到，理论上乙肝病毒不经由胃肠道传播。即使孩子吸收了一丁点儿病毒进入身体，早期联合免疫阻断让孩子身体产生的抗体多半能快速地将这些病毒消灭掉。何时开始母乳喂养都行，当然越早越好。

（六）患乙肝的妈妈乳头破溃，需要停喂母乳吗

极少数的感染是在孩子出生后发生的。不过，这种感染需要非常特殊的条件——患乙肝的妈妈和宝宝的体液发生交换，也就是说，双方的皮肤、黏膜都存在破溃，且妈妈体内乙肝病毒复制水平很高。同时，孩子还得对乙肝病毒没有免疫力。

因此，患乙肝的妈妈乳头破溃造成孩子感染的条件其实挺苛刻：妈妈体内的乙肝病毒处于活跃期，复制水平很高；宝宝没有注射乙肝免疫球蛋白或接种乙肝疫苗，或者乙肝免疫球蛋白或乙肝疫苗过期、变质、注射出错等而失掉免疫效力；宝宝口腔或胃肠黏膜受损。也有科学家认为孩子口腔和胃肠黏膜非常薄弱，通透性较高，血液循环丰富，病毒有可能通过黏膜进行传播。不过这些推论，从未得到科学研究证实（对于成人，乙肝病毒是无法通过消化道传播的）。

另外，口腔到胃肠道的消化道环境存在免疫因子、低 pH 值等因素，并不利于乙肝病毒的生存，母乳中的免疫活性物质还有助于抑制、消除乙肝病毒。

不过，尽管有上述道理，医学界还是多不建议患乙肝的妈妈在乳头破溃

的情况下哺乳，特别是体内病毒含量非常高的妈妈，母子还是尽量减少体液接触为好。一般建议等乳头破溃愈合后再哺乳。

除了乳房伤口，妈妈身体其他部位伤口、血液及阴道分泌物，也尽量少与孩子接触为好。内裤也应与宝宝的衣物分开清洗。妈妈要注意自身清洁卫生，不要跟宝宝口对口喂食。

（七）喂奶前，需要化验乳汁中的乙肝病毒 DNA 水平吗

前面提到，科学家做了相当多的实验，证实即使没有做联合免疫阻断，经母乳传播乙肝的概率仍然很低；做了联合免疫阻断，母乳喂养组和对照组后代感染率没有差别，母乳喂养非常安全。因此，不管患乙肝的妈妈体内乙肝病毒复制是什么水平，都是可以母乳喂养的，不需要化验母乳中乙肝病毒DNA 水平。

（八）母乳喂养有什么优势

母乳喂养不仅不会造成感染，其中的免疫活性物质还能增加孩子的免疫保护水平。最新研究指出，母乳中可能有一种能杀死乙肝病毒的物质，具体有待进一步实验研究证实。

另外，还有研究表明，如果孩子一直生活在有乙肝病毒的环境，反而对他长期维持乙肝保护性抗体有帮助。所以，喂奶在这一方面存在优势。

（九）怀孕期间注射乙肝免疫球蛋白，能否保护宝宝不被感染

我国曾有妇产科研究人员认为，乙肝患者怀孕28周后每4周注射乙肝免疫球蛋白，直至临产，可以降低婴儿感染乙肝的概率。不过这些研究尚处于起步阶段，实验设计也不那么严格，世界范围内可信度高的重复试验很少，所以并没有非常明确的科研证据。事实上，现有实验证据，包括动物实验，都没发现孕期注射免疫球蛋白会对新生儿产生乙肝抗体存在影响。

另外，患乙肝的孕妈妈注射乙肝免疫球蛋白存在一些风险。所以世界卫生组织和国家卫生健康委员会并没有提倡用这个方法减少乙肝的母婴传播

概率。

（十）患乙肝的孕妇生产时自然生产好还是剖宫产好

考虑到需要减少母婴体液接触，那么经阴道产时，宝宝与妈妈阴道分泌物接触也是非常重要的一环。那是不是得提倡患乙肝的孕妈妈进行剖宫产？

已有科学研究表明，在新生儿接受规范的联合免疫阻断的前提下，无论是剖宫产还是经阴道产，婴儿感染乙肝的概率并没有显著差异。目前国际上绝大部分产科指南并不推荐患乙肝的孕妈妈用剖宫产的方式来预防围生期乙肝病毒的母婴传播。

（十一）患乙肝的妈妈吃药时可以喂奶吗

通过上述内容，我们基本可以了解，患乙肝的妈妈可以喂奶，只要按规定进行联合免疫阻断。即使妈妈存在乳头皲裂，感染风险也非常小。

那么，如果妈妈需要用药，还能不能喂奶呢？

关于哺乳期乙肝用药，很多事情还没研究清楚。且听欣源给你分析一下，再作抉择不迟。

这纠结事儿多搁在患"大三阳"的妈妈身上。先得分情况：一是肝酶异常的情况下，为了治疗而吃药；二是肝酶正常，孕晚期为了减少母婴垂直传播的概率而吃药。

（1）在肝酶异常的情况下，喂奶是值得商榷的。毕竟，乳汁中存在大量的蛋白质，而合成蛋白质需要肝脏参与，因此喂奶会增加肝脏负担！在妈妈肝功能不良的情况下，也可能对乳汁质量产生一定影响。况且，肝功能不好的妈妈特别需要休息好，这样肝脏恢复情况会好些。如果在这种情况下坚持哺乳，过分劳累，对妈妈、对孩子都不是很好的选择。

那先不喂奶了，着手开始吃药，等肝酶基本正常了再喂奶可好？好是好，不过操作起来很难。毕竟，每个妈妈恢复情况不一样，有的妈妈肝酶降下来比较困难，耗费的时间挺长。这么长时间不喂奶，很难保障乳汁的量，也很难保障吃惯了奶瓶的孩子还能接受乳房。

那能不能一边喂奶一边吃药？其实我只是担心你肝功能恢复得不理想。不过如果你非常想喂奶，可以试试看，其间尽量不要把自己弄得太劳累。可以跟孩子同吃同睡，对妈妈和宝宝的睡眠影响较小。妈妈还得密切监测肝功能，如果肝酶还是一直异常，真别勉强，毕竟妈妈的健康对宝宝更为重要些。

（2）倘若肝酶正常，只是孕晚期为减少垂直传播的概率而用药，还是谨慎进行吧。毕竟联合免疫阻断的效果还是挺理想的。吃药只是在一定程度上降低垂直传播的概率，但也不能将垂直传播风险降到0，事实上效果也不是非常显著。关于这个情形，欣源真没办法给你切实的意见，我打心眼儿里希望你能喂上奶。你可以与感染科、妇产科医生一起商量需要做哪些操作，尽量降低风险。

（3）如果决定边吃药边给孩子喂奶，哪种药更安全些？治疗乙肝的抗病毒药物，除了拉米夫定的用药数据比较充分，替比夫定也有些数据，其他大多是新药，哺乳期用药数据很少。提出哺乳期用药L分级的Hale教授在自己的书中只提到了拉米夫定，将其划分为L2级。研究显示，乳汁中拉米夫定的量非常少，目前尚未观察到对婴儿存在影响。

其他药就不好说了。到目前为止，替诺福韦的研究仅限于动物，有关替比夫定、阿德福韦、恩替卡韦在哺乳期用药的数据相当少。一些文章认为替比夫定比较安全。不过动物实验中，替比夫定是能在大鼠乳汁中检测到的，人类的乳汁还不清楚；成人服用替比夫定有引起心肌酶谱升高、肌病、周围神经病的报道。阿德福韦和替诺福韦有潜在的肾损害，并可能影响血磷代谢，可能会影响骨钙，进而影响婴幼儿骨骼发育。因此，这些药物对婴儿是否有害我们还不是非常清楚，用药态度需非常谨慎。

另外，还有个问题我们必须要考虑：如果孩子联合免疫阻断失败而感染乙肝，妈妈在孕期或哺乳期用药可能会增加孩子耐药的概率，使其长大后治疗比较困难。

因此，我个人意见是孕晚期为了降低垂直传播概率而用药，仍然需要谨慎抉择。如果需要用药，拉米夫定比较安全，其他药物使用需非常谨慎，必要时咨询感染科专科医生意见。

（4）那么，吃保肝的中药能喂奶吗？大多数保肝药、降酶药属于中成药或中药提取物，都没有做过哺乳期用药安全性研究，我们对其风险仍然一无所知。事实上，我们的确观察到不少妈妈吃中药，孩子出现湿疹、腹泻、肛周溃疡等过敏表现。哺乳期应用这类药物需非常谨慎。当然，能不用的药物尽量不用。

因此，患乙肝的妈妈如果在哺乳期需要治疗，医生往往会建议停喂母乳。当然，你可以权衡利弊再考虑喂奶。母乳喂养并不是不可以，只是有很多我们尚未知晓的内容。哺乳期间需要密切观察孩子表现，妈妈也要定期检测肝功能、乙肝病毒复制水平等指标，可以在医生指导下适时作出停药的抉择。

（十二）什么情况容易导致联合免疫阻断失败

（1）研究发现，如果妈妈体内病毒含量太高（高病毒载量，乙肝病毒DNA定量$\geqslant 10^7$ copies/mL；或HBsAg滴度高），易导致联合免疫阻断失败率增加。虽然同样经历正规免疫预防过程，患"大三阳"妈妈的孩子要比患"小三阳"妈妈的孩子预防失败率高一些，分别约为5%和2%，但无显著差异。

因此，患乙肝的妈妈如果计划怀孕，最好先去查个病毒复制水平，与感染科医生商量好治疗方案，等到病毒载量下来且肝功能正常（怀孕会增加肝脏代谢负荷，有时会使潜在疾病加重）再考虑怀孕。怀孕期间也要定期复查肝功能，建议1~2个月1次。轻度肝功能异常不需要药物处理，但需要密切监测其变化情况。

（2）如果新生儿联合免疫阻断用药剂量不够，或药品质量不合格，采用低反应疫苗，也可能造成免疫失败。不过乙肝免疫球蛋白属于血液制品，乙肝疫苗属于一类疫苗，我国监管还是非常严格的，这个可能性很小。

（3）联合免疫阻断失败可能跟病毒基因型有关。我国 C 基因型乙肝病毒较多，而这种病毒产生宫内感染进而使联合免疫阻断失败的概率较高。

（4）有少数婴儿在接受联合免疫阻断措施后，体内的乙肝病毒会产生免疫逃逸突变体，不易被杀灭。有些甚至能在相当长一段时间内躲过常规检查。

（5）与乙肝免疫球蛋白注射的时间和剂量有关。一般要求在新生儿出生后 24 h 内尽早注射，最好能在宝宝出生后 2 h 内注射。出生后超过 24 h 再注射免疫效果就打了不少折扣，因为这时候宝宝新接触的乙肝病毒慢慢脱离游离状态进入细胞内部，而乙肝免疫球蛋白是在血液里的，无法中和进入细胞中的病毒。

即使孩子联合免疫阻断失败，妈妈也不要着急给孩子盲目治疗，以免导致病毒突变，或出现其他一些伤害孩子健康的问题，比如药物过敏等。

（十三）婴幼儿感染乙肝病毒，成为慢性乙肝病毒携带者的概率高吗

胎儿、新生儿一旦感染乙肝病毒，有 90% ~ 95% 成为慢性乙肝病毒携带者。相比之下，儿童期感染乙肝病毒，成为慢性乙肝病毒携带者的概率约为 20%，成人期则为 3% ~ 6%。

那么，为什么婴幼儿期感染乙肝病毒，之后转为慢性感染的可能性很大，病毒携带率非常高呢？

（1）婴幼儿免疫系统发育得还不是很成熟，感染后病毒在肝细胞内繁殖，容易形成免疫耐受，难以被清除，从而使婴幼儿成为慢性乙肝患者或乙肝病毒携带者。

（2）婴幼儿成长迅速，代谢很快，体内血供丰富。尤其是肝脏等非常活跃的重要脏器，再生能力很强，代谢需求高，占身体的比重比成人更大，这

为乙肝病毒的生存提供了充足的营养，让它们复制相当活跃，并不断侵蚀肝细胞。

（3）婴幼儿活泼好动，卫生习惯较差。

（十四）婴幼儿期感染乙肝病毒的后果严重吗

（1）婴幼儿的肝脏对感染、药物及毒物等因素极为敏感，早期症状明显，比如黄疸、精神萎靡或烦躁、食欲不振、拒食、体重不增等，有的孩子急性起病则可见发热、腹痛等表现。另外，婴幼儿感染乙肝后，肝外系统表现的发生概率比成人高，比如肾损伤、痘疹样皮疹等，达20%～30%。

6月龄以下的婴儿肝炎容易恶化并转为重症。高热、重度黄疸、肝脏缩小、出血、抽搐、肝臭味是严重肝功能障碍的初期特征，平均12 d左右发生昏迷，昏迷后平均4 d左右死亡。

所以对患病理性黄疸、不明原因婴儿肝炎综合征（乙肝病毒、巨细胞病毒感染最为常见）的婴儿，以及父母一方或双方患肝炎、感染乙肝病毒可能性较高的婴儿，监测和治疗一定要非常谨慎。

年长儿童或成人受到乙肝病毒感染，轻型、无黄疸型或亚黄疸型居多，起病隐匿，症状不明显，常在入托或入园体检时发现。

（2）如果婴儿期感染乙肝病毒，哪怕出生时一点儿症状都没有，慢性化情况都不容乐观，将来患肝硬化、肝癌等严重疾病的概率也会相应增加（占婴儿期感染者的15%～25%）。

（3）慢性乙肝病毒携带者感染丁肝的概率增加。感染丁肝能使肝病加重，并促使肝脏向肝硬化、肝癌转变。

（十五）有效的预防婴幼儿感染乙肝病毒的措施有哪些

（1）出生后即刻进行联合免疫阻断，定期追踪。这将大大减少垂直传播、水平传播的概率。

（2）尽量避免输血或使用血液制品。万不得已必须使用时，要把好血液制品质量关。

（3）给孩子口对口喂食，或亲吻孩子嘴巴，这都是非常糟糕的陋习，应该制止。

（4）尽量少用公共物品，特别是有可能造成皮肤破口的。比如有个家庭请外面的老师傅给孩子剃胎头，用的是传统的剃头刀，当时孩子哭闹，头皮被弄伤了一点儿。几个月后孩子要做手术，术前常规检查发现他得了乙肝。这是欣源亲身遇到的病例。

（5）最好给孩子专门准备一套餐具，家里成员复杂的话，注意定期消毒。外出就餐尽量少用外面的餐具。如果家人、保姆患乙肝，尽量让他们少接触孩子，也不要让他们把自个儿的私人用品用在孩子身上，比如拿自个儿擦汗、擦鼻涕的毛巾往孩子脸上抹。对"不明底细"的人，最好不要让他们给孩子喂饭，因为卫生习惯难以保障，边吃边劝，唾沫横飞，拿自个儿筷子给孩子夹菜还直接塞嘴里，那也是常有的事。当然，最保险的情况是让孩子自己吃饭，对他身心都很有好处。

（6）有学者提出蚊子、臭虫、跳蚤等吸血的节肢动物传播乙肝病毒的可能。这一点理论上有可能，但从未被实验明确证实。不过搞好家庭和环境卫生，勤洗澡，勤洗勤换、晾晒衣服及被褥，还是很有必要的。

（十六）新生儿乙肝的表现

曾经有个妈妈忧心忡忡地问我："欣源，我一直坚持母乳喂养。你说我该添奶粉吗？我宝宝快3个月了，这3个月体重基本没长。他总在睡觉，快快的，吃奶也不带劲儿。是不是我奶水不够他吃，才会这样？"她还给我展示了她自己绘制的非常详尽的体重增长表格。看上去斜率真的很小，像一条横线。

"大小便还好吗？"我问。

"还好。"

"有黄疸吗？"

"没有。"

…………

经过一系列询问，我建议她去给孩子做下检查。查了肝功能，结果胆红素没高，肝酶高了。再追问她夫妻俩有没有乙肝，她说丈夫有乙肝，而且还是"大三阳"。

我想至此基本真相大白了：孩子罹患婴儿肝炎综合征，乙肝感染的可能性很大。进一步查一查 HBsAg 和 HBsAb，就能明确了。

下面，我把婴幼儿乙肝感染的特点详细描述一下。

（1）宝宝受到感染后，往往有数周到 6 个月的潜伏期，大多数受感染的婴儿表现为亚临床过程，出生时多无症状，起病缓慢而隐匿。

患儿常在 1~6 个月间有慢性抗原血症及转氨酶的持续性、轻度增高，有时仅在 6~12 个月时检出 HBsAg。也有些孩子的肝功能、其他血清学表现一直正常。

（2）患乙肝之后，有许多孩子没有症状，也有些孩子会出现不典型表现。总体而言，婴幼儿出现各种症状的概率要比成人大很多。

早期疾病发展缓慢，一般无发热。患儿倦怠、乏力，常伴各种胃肠道症状，如吃奶减少、恶心、呕吐、腹胀、腹痛、腹泻。这些症状不那么特异，比较隐匿，许多患儿症状轻微，家长未对黄疸、大便颜色变淡引起重视，直到满月或更晚才发觉。也有一开始就表现出严重症状的孩子。

（3）如果以肝炎表现为主，称为"婴儿肝炎综合征"；如果以胆道梗阻（胆汁淤积）表现为主，称为"胆道发育不良"（根据梗阻部位和梗阻程度，有胆管发育不良、胆道闭锁、胆总管囊肿等多种称谓，国际上一直未能完全统一）。尽管这几类疾病症状不同，但从病理上它们很难区分，定期追踪甚至可以发现它们有时能够相互转变。目前，多数学者倾向于认为它们可能是同一种病因所致的不同表现。

以肝炎表现为主：症状可轻可重，多较轻微，预后通常较好。大多数 HBsAg 感染的婴儿呈亚临床过程，一般无黄疸，少数发生黄疸的孩子恢复迅速，大便色泽正常或较黄（颜色变淡的"陶土便"很少见，即使有也往往不持续，呈波动性），肝脏增大也很少见，仅有轻度的肝功能损害。如果病情好转，黄疸逐渐消退，肝脏回缩，预后较佳。轻症经一般处理后，整个病程 4～6 周。转氨酶时常波动，迁延可达 1～2 年之久。少数患儿表现为急性重症或亚急性重症肝炎，出生不久即可发病，黄疸进行性加重，大便呈陶土色，肝脏增大（可达肋下 5～7 cm），质偏硬，脾脏也常增大（可达肋下 6～7 cm），腹壁静脉怒张，出现腹水，会阴及下肢水肿，有明显的精神神经症状和出血倾向，常因大出血、脓毒血症、多器官功能衰竭等并发症死亡。宝宝从黄疸出现到急性肝功能衰竭的时间平均 10 d（2～15 d），近期预后十分恶劣，病死率 60% 左右。不过远期预后较好，存活者肝组织恢复良好。

以胆道梗阻（胆汁淤积）表现为主：梗阻性黄疸为突出表现。一般出生时并无黄疸（先天胆道畸形除外），1～2 周后出现黄疸（也有出生几天时出现的，常被误诊为生理性黄疸），呈进行性加深。黄疸持续较久，巩膜和皮肤由金黄色变为黄绿色、绿褐色或者暗绿色，伴瘙痒，经常有搔抓的痕迹，大便颜色逐渐变浅，为陶土色。严重病例的肠黏膜上皮细胞可渗出胆红素，使大便表面呈黄色，而中间仍为白色。结合胆红素可随尿排出，尿色随黄疸加深呈浓茶样，也能将尿布染黄（检查无尿胆原）。严重者眼泪与唾液都是黄色的。出生时肝脏也正常，随病情发展进行性肿大，质地中重度坚硬。血清结合胆红素增加，但未结合胆红素不增高或略增高，因此通常不会引起胆红素脑病。

如果宝宝以胆道梗阻表现为主，持续不消退或进行性加重，往往在 3 个月左右即可发展为胆汁性肝硬化及门静脉高压，出现腹水、腹壁静脉曲张。个别患儿由于肝内生成"血管舒张物质"，使肺循环与体循环短路开放，从而出现发绀及杵状指。如不治疗，最终常因感染、出血、肝功能衰竭、肝昏迷，6个月到2岁内死亡，仅1%的患儿能生存至4岁。所以诊断明确后应争取在2个月内手术治疗，成功率接近90%，3年生存率为35%~65%。不过这些宝宝术后可能仍存在明显慢性疾患，包括胆汁淤积、反复胆道炎症和发育迟缓等，仍有一定的晚期死亡率，长大后很可能还需接受肝脏移植手术。自肝脏移植技术发展以来，胆管闭锁的预后得以大为改善。

胆道囊肿症状与新生儿肝炎及胆道闭锁相似，不过常会有疼痛，有时在腹部右上方可以摸到一个小肿块，影像学检查可以确诊，治疗唯有手术切除。

看到这儿，你又该吓坏了。婴幼儿感染乙肝，后果这么严重！别担心，绝大多数乙肝引起的婴儿肝炎综合征症状轻微，预后很好。还有的孩子症状先像胆道梗阻，后来慢慢好转了，或变成肝炎再慢慢好转。经常数周或数月后自己就能好（指的是症状好转，有可能长期携带乙肝病毒），药物的帮助很有限。过去，感染乙肝的孩子并不少，重症肝炎和胆道闭锁的发生概率却非常低，妈妈们大可不必过分担忧。目前，这些严重肝胆系统疾病被研究得并不十分清楚，科学家们只是反复提出，乙肝病毒等病原性微生物感染可能是导致这类疾病的重要原因之一。所以病毒感染学说，很大程度还停留在假说的阶段，需要更多的实验数据证实。

如果做了肝功能、肝脾B超、乙肝病毒血清学等检查（注意，6个月内不一定准确，母体抗体和联合免疫阻断可能有干扰，有些病毒会产生免疫逃逸），结合病史综合判断，高度怀疑乙肝感染，怎么治呢？

其实，绝大多数孩子自己能好！对这些症状很轻微甚至没症状的孩子，最好的方式是观察，7月龄后复查血清学指标。如果孩子症状较重，特别是黄疸波动或进行性升高，那就该引起重视了。

毕竟孩子肠胃娇嫩，容易受损，能不用的药物尽量别用。如果需要用药，这些药物副作用经常会较为明显，所以用药前一定要权衡利弊，并且需要专科医生执行。如果是罕见的重症肝炎、胆道闭锁，治疗起来就棘手多了。胆道闭锁最好能在 1 个月内就得到治疗，会大大改善预后。这也需要儿科专科医生检查判断，及时制定最合适的诊疗方案。

（十七）孩子感染乙肝病毒后再反复打乙肝免疫球蛋白还有用吗

基本没什么用处，反而可能对孩子不利：

（1）乙肝免疫球蛋白只能杀灭产时或产后感染的乙肝病毒。而联合免疫阻断失败最常见原因是宫内感染，乙肝病毒早就在肝细胞内扎了根，形成共价闭合环状 NDA（covalently closed circular DNA，cccDNA）。这种情况下，往血里打再多乙肝免疫球蛋白也没用，根本没法进到细胞里面杀死病毒。

（2）如果孩子存在"隐匿性感染"的情形，这么做反而延后了各类乙肝标志物检出的时间——一时半会儿没检测出来，妈妈心中窃喜；不过过几个月甚至 1~2 岁才测出来，又该变得愁眉苦脸、忧心忡忡了。

（3）反复注射乙肝免疫球蛋白有可能造成乙肝病毒变异。

（4）反复注射乙肝免疫球蛋白还可能影响其他疫苗的免疫效果。

（5）免疫球蛋白属于血液制品，本身有传播血液系统疾病和发生其他诸多输血并发症的概率。即使监管相当严格，也总有倒霉"躺枪"的人。如果没有必要，一定不要反复注射。

（十八）打了乙肝免疫球蛋白后需要暂缓注射哪些疫苗

欣源有时候会收到患乙肝的妈妈的提问："宝宝刚出生时注射了乙肝免疫球蛋白，多久以后才能接种其他疫苗？社区医生说要推迟的。"

我心里很纳闷，乙肝免疫球蛋白是针对乙肝的呀，对别的抗原是没效果的，为什么会有这样的顾虑呢？

上网一搜，网上的回答可真是五花八门：有建议推迟 1 个月的，也有建议推迟 3 个月的，还有建议推迟 8~11 个月的；有的认为所有疫苗都该推迟，也有的认为只有减毒活疫苗才该推迟；还有的甚至对刚出生第一日打乙肝免疫球蛋白和乙肝疫苗有顾虑，先打这个，后打那个，隔多久打，各执一词。

找来乙肝免疫球蛋白的药品说明书看看，发现在"药物相互作用"一栏里写道："为了避免被动接受本品中特异抗体的干扰，注射本品3个月后才能接种某些减毒活疫苗，如脊髓灰质炎、麻疹、风疹、腮腺炎以及水痘病毒疫苗等。"仔细看看，这是某些厂家自行制定的说明书，而国家药品监督管理局药品说明书范本上并没有出现这部分内容。看到这儿，妈妈们至少能把担忧的范围缩小到减毒活疫苗了。

这让患乙肝的妈妈很担忧，孩子刚出生打了第一针乙肝免疫球蛋白，有的孩子1个月后还要再补1针。这么说来，最早注射其他减毒活疫苗也得3~4个月以后了。可孩子每个月都要接种疫苗，真的必须推迟吗？如果推迟接种，到底对孩子影响大不大？且听欣源细细道来。

首先，我们来看看常见的减毒活疫苗有哪些：卡介苗（出生后24 h内接种）、口服脊髓灰质炎减毒活疫苗（2月龄首次接种）、口服轮状病毒疫苗（2月龄至3岁接种）、麻疹减毒活疫苗（8月龄接种）、冻干水痘减毒活疫苗（1岁接种）、乙型脑炎减毒活疫苗（1岁接种）、麻腮风三联活疫苗（1.5~2岁接种）、甲型肝炎减毒活疫苗（2岁首次接种）、风疹减毒活疫苗、腮腺炎减毒活疫苗、口服狂犬病减毒活疫苗、鼠疫减毒活疫苗、炭疽减毒活疫苗等。其他的疫苗基本都是灭活疫苗。脊髓灰质炎、甲型肝炎、乙型脑炎也有灭活疫苗可供选择。

所以，按照厂家说明书的建议，在打了乙肝免疫球蛋白之后，我们最该注意的是卡介苗、脊髓灰质炎疫苗、轮状病毒疫苗、麻疹疫苗接种是否受影响。

简单地介绍减毒活疫苗和灭活疫苗的区别：①减毒活疫苗（活疫苗），是通过毒力变异（基因突变）或人工选择法（如温度敏感株）而获得的减毒或无毒株，或从自然界直接选择出来的弱毒或无毒株经培养后制成的疫苗。顾名思义，就是通过一些方法使病毒毒力下降制作而成的疫苗。优点是接种次数和量都很少，可诱发体液免疫和细胞免疫，免疫相对全面，维持时间较长；最大的缺点就是有毒力回升的危险（反向突变），对免疫缺陷者有危险。②灭活疫苗（死疫苗）是用物理、化学方法杀死病原性微生物，但仍保持其免疫原性（就是会识别结合 T 细胞、B 细胞并使它们活化的能力）的一种生物制剂。简单地说，就是已经被杀死的微生物，不具备感染性。疫苗本身往往不是完整的病毒分子，而只是可以引起免疫反应的一部分大分子集团。优点是毒力不可能回升，安全性好，疫苗比较稳定；缺点是接种次数相对较多，接种量大，维持时间相对较短，且只引起体液免疫，免疫应答类型相对单一。

为什么社区医生、厂家等会担心注射乙肝免疫球蛋白会影响其他疫苗接种？

（1）从理论上讲，疫苗属于抗原，免疫球蛋白是抗体，抗原、抗体是会中和的。不过抗体消灭抗原，得在抗原是活的前提下——所以打免疫球蛋白，灭活疫苗是不受影响的，可以放心打。

（2）乙肝疫苗属于灭活疫苗。尽管从字面上看，乙肝疫苗是抗原，乙肝免疫球蛋白是抗体，抗原加抗体一起打，怎么看怎么傻，于是便有了"先打谁，后打谁，隔多久打"等争论。不过乙肝疫苗是"灭活"的，已经死透了，一起打，乙肝免疫球蛋白也没法让乙肝疫苗"死上加死"呢。

也有学者担忧：乙肝免疫球蛋白与乙肝疫苗会不会形成抗原抗体复合物，进而影响双方功能？大量实验数据和临床实践已经对此作出了否定：联合免疫阻断超过 90% 的高成功率，许多宝宝体内的抗体滴度非常高，说明一起打基本不受影响。

只要灭活疫苗抗原剂量足够，进入体内可以很快刺激免疫系统产生抗体。因此，乙肝免疫球蛋白和乙肝疫苗一起打经常用于疾病暴露后预防。

不过稳妥起见，绝大多数医生还是建议在不同的胳膊打比较好。特别不放心的话，乙肝免疫球蛋白要先打，毕竟得马上"投入工作"，开始"病毒清扫行动"；乙肝疫苗晚打几个小时倒也无伤大雅，毕竟激发身体产生足量抗体也不是一时半会儿的事。其实，临床工作中，有时护理人员误将两针打在一个胳膊了，或者打了这个立马打那个，迄今为止也没有发现有不良后果增加的趋势。所以，妈妈们大可不必对这个问题过分担忧。

（3）乙肝免疫球蛋白对其他疫苗到底有没有影响？明确地说，没有！乙肝免疫球蛋白是来找乙肝抗原"单挑"的，怎么会多管闲事，对其他抗原也"插一杠子"呢？所以，无论是减毒活疫苗还是灭活疫苗，理论上都可以放心按时接种。

（4）也许你还是不放心：人家厂商是专门做疫苗的，怎么会不懂这些，说明书怎么会瞎写呢？"宁可信其有，不可信其无"，按他们说的稍微推迟点儿没事吧？推迟3个月怎么算出来的？

我想，厂家之所以不敢拍着胸脯说没事，可能是对自己生产的乙肝免疫球蛋白的纯度信心不足吧。毕竟这种球蛋白是从具有较高乙肝抗体水平的人的血液中提取的，从理论上讲，混入其他种类球蛋白是有可能的。乙肝免疫球蛋白杀不了灭活疫苗，混入的其他类球蛋白可能会呀！减毒活疫苗本来就只有一点点，依靠自身增殖再产生足量抗体，兴许杂质球蛋白一不小心就把那点儿又娇气又稀少的、还来不及复制的活疫苗给杀掉了。推迟3个月，估计是根据乙肝免疫球蛋白的半衰期算出来的。

乙肝免疫球蛋白的全称应该是"高效价特异性乙型肝炎免疫球蛋白"，纯度还是挺理想的，只要制作工艺达标，基本不含其他抗体成分，或其他抗体成分很少而不足以影响减毒活疫苗的注射效果。不过，鉴于减毒活疫苗的量本来很少，又不太稳定，容易杀灭，实在不放心的话，减毒活疫苗推迟一点儿接种倒也无妨。推迟疫苗注射，只是会造成一个感染空窗期，这段时间别带着孩子到处玩，减少接触病原体的机会就行。

那么，哪些减毒活疫苗有可能受到影响呢？出生后第一天还得打卡介苗，是不是没戏了？

刚才提到，质量过硬的高纯度乙肝免疫球蛋白，基本可以跟任何疫苗一起打。如果对乙肝免疫球蛋白纯度信心不足，减毒活疫苗接种推迟一阵也未尝不可。那么，问题来了：如果保险起见，想推迟接种，是不是所有减毒活疫苗都得推迟？出生第一天就该注射的卡介苗，是不是也得等到出生 3 个月以后？脊髓灰质炎糖丸在出生 2 个月时也得吃呢，也要推迟吗？

我们来看看，哪些减毒活疫苗接种不受影响，哪些可能需要推迟。

（1）卡介苗是种在皮肤上的，脊髓灰质炎疫苗、轮状病毒疫苗、伤寒疫苗是口服的，流感减毒活疫苗是在鼻腔内接种的。这些疫苗不是直接肌内注射入血的，而是在皮肤、肠道、鼻腔的接种部位复制，诱导局部产生抗体，不会进入血液。所以，这些非肌内注射的疫苗是不需要推迟的。

（2）考虑到血液制品中的抗体可能会杀灭肌内注射类型减毒活疫苗中病原物质，所以我国对应用血液制品前后接种疫苗有些规定：①接种了减毒活疫苗后，至少 2 周后才能使用含有抗体的血液制品；②如果已经输注了含有抗体的血液制品（比如丙种球蛋白，也称人免疫球蛋白），接种减毒活疫苗（如麻疹疫苗）的时间至少要间隔 3 个月（比如，孩子在严重感染的情形下，或得一些免疫相关的特殊类型疾病如川崎病、血小板减少性紫癜等，可能会用到免疫球蛋白）；③如果应用的是全血、血浆等，需要间隔 8～11 个月才能接种减毒活疫苗（比如，孩子严重贫血或失血，出生后严重黄疸进行血浆置换等情形）；④我国属于非黄热病疫区，很少有人体内存在黄热病抗体，血液制品中也不会含有黄热病抗体，因此使用血液制品后仍可以接种黄热病减毒活疫苗。

所以，出生不久用了不同品种的免疫球蛋白，当然包括乙肝免疫球蛋白，对这些常用的肌内注射、非肌内注射的减毒活疫苗没多大影响。倘若出生不久用了血液制品，最常纠结的是麻疹疫苗，如果不放心，推迟到 11 个月或

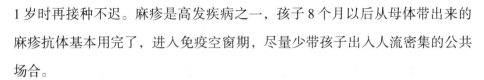

1 岁时再接种不迟。麻疹是高发疾病之一，孩子 8 个月以后从母体带出来的麻疹抗体基本用完了，进入免疫空窗期，尽量少带孩子出入人流密集的公共场合。

（十九）要确认宝宝得了乙肝没有，啥时候去随访化验比较合适

孩子年龄越小，免疫系统发育越不完善，免疫记忆细胞的功能也越弱，所以需要打 3 次乙肝疫苗来强化，但免疫效果的个体差异仍然很大。如果完成 3 针乙肝疫苗全程接种后，抗体峰值≥100 mIU/mL，可以认为免疫效力足够且持久。

一般而言，只要没有肝炎症状，7 个月以后去检查乙肝标记物比较合适。我国《乙型肝炎病毒母婴传播预防临床指南》指出，随访的时间是接种第 3 针疫苗后 1 个月（7 月龄）至 12 月龄；如果未随访，12 月龄后仍需随访。这是因为 6 个月以内的孩子，往往还带着从母体带出来的抗体，可能会影响检查结果。7 月龄时机体对乙肝疫苗的免疫应答反应最强，HBsAb 滴度最高。

7 月龄时检查 HBsAg 和 HBsAb，就知道免疫预防是否成功了。如果 HBsAg 阴性，HBsAb 阳性（滴度≥10 U/L），说明预防成功，10 岁前再随访 1~2 次就可以了。万一抗体滴度减低，还可以补种 1 次疫苗，10 岁后就不需要了。这是因为人体产生乙肝抗体后会产生"免疫记忆"，即使抗体转阴，一旦又接触到乙肝病毒，也会很快再次产生抗体保障健康。

（二十）接种失败该怎么办

按 0 月龄、1 月龄、6 月龄免疫接种程序，全程接种乙肝疫苗 1 个月后，进行血清 HBsAb 定量检查。

如果 HBsAg 阳性，HBsAb 阴性，说明孩子感染上乙肝了，联合免疫阻断失败。

如果 HBsAg 阴性，HBsAb 阴性或滴度＜10 U/L（免疫无应答），说明疫苗接种没成功（HBsAb 滴度≥100 U/L，认为是免疫正常应答；滴度在 10~100 U/L 之

间，认为是免疫低应答）。有 4%～15% 的人属于免疫无应答或低应答人群（不同文献报道差异挺大）。

（二十一）为什么疫苗接种会不成功呢

🦋 1. 疫苗制作、保存和接种因素 🦋

疫苗种类：来源不同的重组乙肝疫苗抗原表达系统、糖基化程度和表面蛋白结构不同，HBsAb 阳转率不一样。

（1）疫苗剂量：一般来说疫苗剂量大，HBsAb 阳转率高，维持时间也更长。但并不是剂量越高免疫效果越好，过高剂量或过低剂量都可能引起免疫耐受，从而导致免疫无应答、低应答状况发生。

从我国接种情况来看，研究显示，使用重组酵母乙肝疫苗 10 μg 剂量接种的效果（产生抗体者 91%）明显好于使用 5 μg 剂量接种的（产生抗体者 70%）。因此，《慢性乙型肝炎防治指南（2010 年版）》将 2005 年时推荐的 5 μg 剂量增加至 10 μg。

（2）疫苗保存方法：疫苗的最佳贮运温度为 2～10 ℃。一般而言，乙肝疫苗具有良好的热稳定性，但不扛冻，低温会破坏其中的佐剂胶体，导致疫苗失效。

（3）接种部位：疫苗接种部位最好选上臂三角肌部位，比打臀部好。这是因为上臂三角肌皮下脂肪层比较薄，药物容易进入血液循环。如果抗原在脂肪中留存时间过长，会因一些酶起作用而变性。

不过婴幼儿本身脂肪层很薄，因此新生儿多采取大腿前部外侧肌内注射，而大孩子和成年人注射位置选上臂三角肌。

（4）接种时间方案：既往，世界卫生组织推荐 0 月龄、1 月龄、6 月龄方案，在全球范围内应用最为广泛。不过，近来有学者提出这个方案间隔时间还是长了些，对部分人群可能不合适。一些国家采取 0 月龄、1 月龄、2 月龄接种方案，抗体阳转出现早，于接种第一针后 3～4 个月抗体阳转率最高。因此，有学者建议对患乙肝"大三阳"的母亲的孩子，采用 0 月龄、1 月龄、2 月龄、12 月龄 4 针程序，还有学者建议 0 d、7 d、21 d 程序的，但接种效果、维持时间还需要进一步研究数据证实。

🦋 2. 机体因素 🦋

（1）个体因素：人类对 HBsAg 的免疫反应与年龄有关，新生儿免疫应答率是最高的，其次为儿童。年龄渐长，对疫苗反应性常会减弱。不同性别也有影响，女性比男性产生免疫应答的概率高，但相关机制还不清楚。

另外，免疫应答概率还跟体重有关。早产儿免疫无应答发生概率更高，这是因为早产儿免疫系统尚未发育成熟，免疫细胞或免疫因子活性低、数量不够或比例失调，可能会导致免疫无应答发生。肥胖也会增加免疫无应答风险。

（2）遗传因素：遗传因素可以通过特定的免疫机制影响免疫反应。研究发现，接种乙肝疫苗的抗体应答与人类白细胞抗原（human leucocyte antigen，HLA）有关，HLA-DR7、HLA-DR3 及 T 淋巴细胞缺陷，均可导致接种疫苗后的免疫无应答或低应答。

一些研究表明，不同地区、种族人群的基因可能会调控免疫无应答反应发生。

（3）隐匿性感染（血清学检测 HBsAg 阴性，而血清乙肝病毒 DNA 或肝脏中 cccDNA 阳性。可伴或不伴有 HBcAb 或 HBeAb 阳性）：这是免疫失败的重要原因之一。我国人群中有 3%～10.6%（不同报道差异挺大）的感染者属于这种状况。

这类人群本身就感染了乙肝病毒，身体呈现免疫耐受状态，打疫苗相当于在这一基础上再补一点儿低毒抗原，这时已经没什么用了，通常产生不了免疫反应。

这主要是乙肝病毒产生亚型变异（通常是 S 区域突变），或全部 / 部分整合进肝细胞 DNA 里面了，逃过了已有的抗体。还有些病毒能藏进单核细胞中，形成病毒库，身体或药物将血液里面的 HBsAg 清除得差不多了，用原位杂交或乙肝病毒 PCR 方法检测不出来，但几年内都能测出单核细胞里面的乙肝病毒 DNA。还有些血里的乙肝病毒形成了免疫复合物，但能持续存在。另有一些人是 HBsAg 产量低，现有的检测方法无法检出（如果身体免疫功能比较低，可能清除不了低水平的病毒，或 HBsAg 表达障碍）。如果与丙肝、丁肝重叠感染，有时也检测不出来，可能跟两种病毒核心蛋白相互抑制有关。

如果检测乙肝"两对半"（也称乙肝五项，即 HBsAg、HBsAb、HBeAg、HBeAb、HBcAb），提示 HBcAb 阳性，说明既往感染过乙肝病毒，必要时需要使用敏感试剂复查，并检测乙肝病毒 DNA 定量。少数人甚至需要肝组织活检（一般不用于婴幼儿）。

（4）婴儿母亲乙肝病毒感染状况：宫内感染是导致乙肝疫苗免疫失败的重要原因。有乙肝家族史的宝宝对乙肝疫苗无反应或弱反应率较高，HBsAb 消失较快，再感染可能性大。

（5）感染病毒的数量：如果抗体浓度足够，一般接触完全没问题的。但如果输入乙肝病毒携带者的血，大量病毒进入，就无法保障安全。

（6）免疫因素：如果身体免疫应答功能发生异常，有可能产生免疫无应答。比如营养不良者、糖尿病患者、慢性感染者、恶性肿瘤患者、艾滋病病毒感染者、肝病患者、慢性肾病血液透析患者、使用免疫抑制剂人群，都会降低对乙肝疫苗产生免疫应答的能力。

（7）不良生活习惯：如果长期大量吸烟、酗酒、吸毒，免疫功能常会受到损害，可能影响免疫应答。另外，这些物质会影响血管舒缩功能，可能会使疫苗吸收延迟，对免疫应答也有一定影响。妈妈如果有此类不良生活习惯，会增加宝宝免疫无应答的发生概率。

3. 检测的问题

上面提到，隐匿性感染检测不出来，可能跟检验方法有关。同理，有人产生了抗体，但没测准，也可能跟检测方法有关，比如检测试剂不敏感，检测方法不统一、不规范或不精确，也可能产生假阴性结果。如果怀疑这种情况，需要更换敏感试剂，并调整检验方法。

（二十二）出现免疫无应答或低应答状况该怎么办

绝大多数健康免疫无应答的儿童，并不是对乙肝疫苗绝对无应答，提高疫苗接种剂量、增加接种针次（加强免疫）常能有效改善他们的免疫应答水平。研究显示：加强免疫1剂，15%~61%达到正常应答；加强免疫3剂，85%达到正常应答。

若出现免疫无应答或低应答状况，按照《慢性乙型肝炎防治指南》推荐，目前有两种补救方案：

1. 方案1

先接种1剂乙肝疫苗，1~2个月复查HBsAb滴度，≥10 U/L说明补救成功；否则继续余下剂次接种（通常是 2 针），全部接种完成之后 1~2 个月复查 HBsAb 滴度，≥10 U/L 说明补救成功。

🦋 2. 方案 2 🦋

直接开始第 2 轮完整接种（通常是 3 针）。全部接种完成之后 1~2 个月复查 HBsAb 滴度，≥10 U/L 说明补救成功。

我们还需注意以下几点内容：

（1）剂量：推荐儿童剂量为 10 μg，成人剂量为 20 μg，最高剂量可达每剂 60 μg。

（2）如果接种不成功，可以酌情增加接种剂量。不过从全球应用经验来看，一般会补打第 2 轮 3 针，成人每次不会超过 20 μg。也有学者推荐成人只补打一次的，一口气打 60 μg，但这样操作的比较少，效果和副作用也需要进一步评估。

另外，如果对某种疫苗免疫无应答或低应答，可更换疫苗。目前我国使用的乙肝疫苗有酿酒酵母、汉逊酵母和中国仓鼠卵巢细胞（CHO）3 种，一般建议将重组酵母疫苗和重组 CHO 疫苗进行替换。

那有没有人比较倒霉，按上面两个方案接种完了，复测抗体滴度还是不高，甚至阴性？有哦。那就坐实"免疫无应答"了。

不过，对于经第 2 轮全程接种仍然不产生抗体的人，不推荐再次进行接种。研究显示，反复接种不会带来额外益处，没必要再盯着疫苗不放了，应该把预防工作的重心转移到切断传播途径上。

另外，即使确认属于免疫无应答者，仍然可以从暴露后紧急预防中获益。因为对疫苗不产生反应，所以暴露后需要双剂次乙肝免疫球蛋白注射：第一

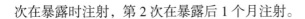

次在暴露时注射，第 2 次在暴露后 1 个月注射。

那么，打完针之后就不管了，还是需要隔几年检测一下抗体滴度呢？

接种疫苗后有免疫应答的人，保护效果挺好，至少能持续 12 年。免疫系统还有很好的"记忆力"，即使抗体消失，当乙肝病毒入侵人体，免疫系统也能很快产生抗体，消灭"入侵者"。

（二十三）爸爸患乙肝，宝宝需要注射乙肝免疫球蛋白吗

爸爸患乙肝，是有可能传染给孩子的（父婴垂直传播）。让人大跌眼镜的是，父婴垂直传播的概率并不比母婴垂直传播的概率低多少，有时还会更高！

研究表明，如果孩子出生后未进行联合免疫阻断，患乙肝"大三阳"的父亲的子女感染率为 85.7%，其中有 42.8% 成为乙肝病毒携带者；患乙肝"小三阳"的父亲的子女约有 20% 受到感染，但没有发现成为乙肝病毒携带者的婴儿。

目前，越来越多的动物和人体研究表明，乙肝病毒可能通过生殖细胞传播。父婴接触水平传播难以解释后代这么高的感染率。当然，还有一种可能，夫妻无保护性生活，使得孕妇可能被乙肝病毒感染，从而形成父—母—婴的模式感染子代，这是一种间接的父婴传播。

所以，患乙肝的父亲在准备要孩子之前，最好能进行规范的抗病毒治疗。母亲可以去检查一下，如果 HBsAb 滴度较低甚至阴性，应采用乙肝疫苗强化免疫，如 HBsAb 定量能达到 400 IU/mL 以上，防护作用就非常理想了。

爸爸患乙肝，宝宝免疫防护处理原则跟妈妈患乙肝是一样的。

刚才提到，患乙肝的妈妈妊娠期应用抗病毒药物，需要谨慎抉择；而爸爸是可以放心用药的，用药期间可以生育，药品种类没有限制。这些抗病毒药物没有影响精子活性、造成突变的作用。有些爸爸为了生孩子，盲目把抗病毒药物停掉，不仅没有必要，还非常可惜。因为盲目停药容易造成疾病

"反跳"，再用药时耐药率也相当高，不仅容易"前功尽弃"，还可能"寸步难行"。

（二十四）打了疫苗能管多久

打了疫苗，如果检查产生了抗体，一般能维持3~7年，每个人体质不同，抗体维持时间也不一样。抗体可能会减弱或消失，不过免疫系统是有"记忆力"的，当病毒再次入侵时会自发生产大量抗体，消灭新的"入侵者"。所以，一般打过疫苗、产生抗体后的保护时限在12~15年。

免疫无应答或低应答人群及高危人群可以每隔3~6年注射一次乙肝疫苗，也可根据检测结果来定。一些专家建议每3年检测一次。还有学者建议，所有人在3年内都能打一次加强针。不过这些内容还需要更多数据支撑，必要时需要根据自身情况与医务人员充分沟通后抉择。

（二十五）乙肝病毒消毒常识

虽然经口传播乙肝的可能性很小，孩子生活在乙肝环境反而有助于抗体维持，不过，必要的卫生习惯还是很重要的。尤其是在孩子出生不久，免疫力还不是十分完善、稳定的时候，可以给孩子的日常用品消消毒。如果除了爸爸、妈妈，家中还有其他成员罹患乙肝，消毒的必要性就更大了。

我们可以了解一些有关乙肝病毒及对其消毒的知识，做到"知己知彼"。乙肝病毒在微生物界属于耐受力较强的，它对热、低温、干燥、紫外线、一般浓度的化学消毒剂都能够耐受；在零下20 ℃的环境中能活20年！在30~37 ℃的环境中可存活6个月，超过37 ℃可活7 d，在55 ℃时可活6 h。大家平日里常用的消毒剂，如酒精、甲酚皂溶液（来苏儿）、碘酒等对它根本不起作用。不过，乙肝病毒怕高温，如加热到100 ℃，只要10 min就可使其失去传染性。乙肝病毒对0.5%过氧乙酸非常敏感，可以被它杀死。3%漂白粉、0.2%新洁尔灭也可用来杀灭乙肝病毒。高压蒸汽也能灭活乙肝病毒。

所以，在家里最方便的方法就是开水煮或高压蒸汽熏蒸了。可以买个消

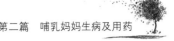

毒锅，把孩子的奶瓶、安抚奶嘴等物品经常蒸一蒸就行。

五、其他种类肝炎

1. 甲型肝炎（甲肝）

复旦大学附属妇产科医院发布的《母乳喂养零基础攻略》提到，甲肝病毒不会通过乳汁传播，患甲肝的妈妈可以进行母乳喂养。不过妈妈需要勤洗手，保持良好的个人卫生习惯，这是因为甲肝的传播途径是"粪口传播"，如日常生活接触传播及水和食物传播，而不是类似乙肝、丙肝等通过母婴、血液、体液、性等途径传播。

如果妈妈急性起病，症状很重，难以亲自哺乳，可以挤出乳汁，交给其他照料者瓶喂。症状好转后就可以亲自喂哺。

2. 丙型肝炎（丙肝）

丙肝主要通过血液及性传播，很少经由乳汁传播，妈妈的乳汁中还经常能检测到对抗丙肝病毒的抗体。目前，国际上尚未发现乳汁造成丙肝病毒传染的证据。

目前，国际上对丙肝患者的哺乳研究及建议较少，多数研究倾向于让妈妈坚持母乳喂养。也有研究建议，如果哺乳妈妈处在丙肝的活动期，可能需要暂停哺乳。

根据美国疾病预防控制中心的资料，并没有足够的证据证实患丙肝的妈妈乳头皲裂、出血会导致宝宝感染。不过保险起见，还是暂时停喂母乳，挤出乳汁丢弃，维持奶量，等乳头伤口愈合后再恢复哺乳。

如果妈妈们对这部分内容心存困惑，可以向感染科、妇产科专科医生寻求帮助，了解国际上最新的研究信息。

六、巨细胞病毒

其实，欣源最怕写这部分内容。

为什么害怕呢？因为国际上都没有研究清楚怎么防、怎么治。很遗憾的是，巨细胞病毒防不胜防，且没有成功研制出广泛用于临床的疫苗。巨细胞病毒感染产生不良后果的概率并不高，但一旦发生，经常很严重。

巨细胞病毒进入乳汁的概率非常高，量也不少，所以一直以来，专家们都把带巨细胞病毒的妈妈的母乳视为洪水猛兽，认为它是新生儿巨细胞病毒感染最重要的传播途径之一。可是就一定要停喂母乳吗？要知道，新生儿围生期巨细胞病毒感染率并不低，绝大多数都是隐性感染，呼吸、接触都能传播，母乳传播只是其中的一方面。我们甚至可以这么理解，巨细胞病毒属于机会致病性微生物，属于我们身上正常微生物群落的一分子，只有在特定的条件下才会发病。想想，单纯疱疹病毒 1 型在成人间的感染率超过 50%，却几乎没几个大人没亲过孩子的，也没见几个孩子口周长疮、脑子发炎的呢！

所以，抛开概率谈危害，还是有点儿"耍流氓"的意思。因此，我们最想了解的是概率问题——既然成人和后代感染率都这么高，那么，妈妈感染了巨细胞病毒，后代发生严重症状和后遗症的概率到底有多少？我们值不值得为这个概率诚惶诚恐，因噎废食，跟孩子划清界限？感染了病毒，我们怎么知道严不严重，究竟能做些什么？母乳真的能把孩子喂坏？停止母乳喂养，到底有没有必要？既然都不容易逃过被感染的"命运"，那孩子晚一点儿被感染，会不会好些？

刚才提到，尽管巨细胞病毒感染如此普遍，国际上对这部分内容却研究得不是那么清楚。欣源最喜爱、崇拜的几位传染病学专家也较少有此类题材的文章和科普作品——大家都似乎有意地闭口不谈，即使提及，也是慎之又慎，甚至有点儿模棱两可。美国儿科学会、国际母乳会等权威机构提到巨细胞病毒的内容挺少，指导意见也有点儿模糊。医学课本中提到的内容也相对较少。所以，以下内容并没有定论，欣源把这些知识搜罗起来，算算概率，初步判断危险性，在你作出各项抉择以前可以作为参考。

由于各文献报道的数据有些不一致，欣源采用的资料数据多来源于中华医学会儿科学分会感染学组和全国临床病毒感染协作组 2008 年 11 月在广东省中山市制定的《儿童巨细胞病毒性疾病诊断和防治指南（讨论稿）》；中华医学会儿科学分会感染消化学组 1995 年拟定的《小儿巨细胞病毒感染诊断标准（试行稿）》（1999 年修订为《巨细胞病毒感染诊断方案》）；中华医学会儿科学分会感染学组、全国儿科临床病毒感染协作组、《中华儿科杂志》编辑委员会 2012 年在《中华儿科杂志》上发表的《儿童巨细胞病毒性疾病诊断和防治的建议》；王卫平主编的《儿科学（第八版）》（人民卫生出版社，2013 年）；吴希如、秦炯主编的《儿科学》（北京大学医学出版社，2003 年）。

（一）巨细胞病毒

巨细胞病毒属疱疹病毒 B 亚科，具有严格的种属特异性，人巨细胞病毒只能感染人类，一旦出现原发感染，将终身存在于体内，可间歇性或长期排毒达数月或数年之久，成为传染源。随后转为潜伏感染，常可复发感染，重新排毒，甚至原发感染后很多年潜伏的病毒都有可能再次激活，也可能有不同抗原性的病毒株再次感染。

巨细胞病毒感染的临床表现与机体免疫功能和年龄有关。不论是哪种感染方式，症状和体征都是多种多样的。成人感染巨细胞病毒，绝大多数没有症状，即使有症状也很轻微，很难和感冒相鉴别。

在胎儿期和新生儿期，巨细胞病毒最喜欢神经细胞和唾液腺，也很喜欢网状内皮系统，主要是些免疫细胞。在年长儿童和成人，免疫功能正常时，无论原发或再发感染，病毒多局限于唾液腺和肾脏，少数原发感染者可累及淋巴细胞；免疫不正常时，肺部最常被侵及，并常造成广泛组织、器官的播散性感染。

身体哪儿没有免疫细胞呢？所以巨细胞病毒的细胞和组织嗜性非常广泛，任何器官都能感染，血供丰富、免疫细胞活跃的器官它也很喜欢。几乎所有的体液和分泌物，比如血液、汗液、唾液、泪液、鼻咽分泌物、尿液、乳汁、宫颈及阴道分泌物、精液等，都能将它检测出来。同样也因为如此，它的传播途径五花八门，可以母婴垂直传播，可以经血液制品传播，可以接触传播，也可以通过打喷嚏、说话等造成飞沫传播。

如果因医源性因素传播巨细胞病毒，如输入带病毒的血液制品和移植带病毒的器官或骨髓，尤其是对出生不久的婴幼儿、免疫抑制患者，后果将非常严重。

总体而言，巨细胞病毒致病性较弱，算是机会致病因子，对免疫功能正常的健康个体毒力不明显，只有在免疫功能受抑制（生理性或病理性）的时候才容易引起感染症状。

巨细胞病毒增殖缓慢，并具有潜伏 – 活化的生物特性。

（1）产毒性感染（活动性感染）：病毒在宿主细胞核内复制，重者产生核内和胞浆内包涵体，引起巨细胞包涵体病，导致细胞病变，受染细胞溶解死亡；轻者无包涵体形成，可转变为潜伏感染。

巨细胞包涵体病比较少见，主要侵犯新生儿和幼婴，全身很多组织器官内能发现含核内和胞浆内包涵体的巨大细胞，伴有全身症状。无症状局限性感染在婴幼儿较常见。

（2）潜伏感染：病毒潜伏在某些细胞（巨噬细胞、淋巴细胞和分泌腺细胞等）内，不复制，不能分离到病毒和检出病毒抗原等复制性标志物，仅能检出巨细胞病毒 DNA。当机体免疫抑制时潜伏病毒可活化增殖，形成产毒性感染。

（3）细胞转化：巨细胞病毒基因整合至细胞 DNA 内，并可表达病毒抗原，细胞因而发生转化和增生。

（4）不全感染：巨细胞病毒有少量复制，可使细胞功能产生障碍，但无或极少发生细胞形态改变。

原发感染（初次感染）尤其是先天感染者，可持续排病毒达数年之久；再发感染者可间歇排毒。因为婴幼儿期感染率很高，排毒时间很长，所以巨细胞病毒常在托幼机构内传播。

下面给你呈现一些流行病学数据，可以据此算一算发病率，以及发生严重并发症、后遗症等的概率。

（1）发达国家，社会经济水平较高人群巨细胞病毒抗体阳性率为 40%～60%，社会经济水平较低人群则达 80% 以上。发展中国家，80% 的人群在 3 岁以前感染，成人感染率近 100%。我国一般人群巨细胞病毒抗体阳性率为 86%～96%，孕妇为 95% 左右，活动性感染率为 11.23%，婴儿至周岁时已达 80% 左右。

所以，这个感染率相当惊人，尤其是孕妇和婴幼儿，包括有症状的显性感染和无症状的隐性感染。当然，孩子仍然以无症状感染为主，也有不少孩子有过轻微症状，后来自愈了。这些感染过的孩子多成为长期病毒携带者。

（2）活产新生婴儿感染率为 0.18%～6.2%，其高低与社会经济状况呈负相关（多为先天性感染）。有研究表明，在发展中国家新生儿巨细胞病毒感染的发生率为 0.9%～1.3%，在中等发达国家发病率为 0.3%～0.5%。

（3）根据初次获得感染证据的时间，可以判断感染是在何时发生的。这一点挺重要，不同感染时间节点，尤其是怀孕母亲的感染时间节点，对预后影响差别很大。①先天性感染：多于出生 14 d 内（含 14 d）检测发现，由胎盘传播所致。妈妈在孕期发生原发或再发巨细胞病毒感染，都能导致宫内传播。倘若是孕早期原发感染，孩子病情较重，预后较差。②围生期感染：于出生 14 d 内证实无巨细胞病毒感染，生后第 3～12 周内证实有感染，经产道、受感染的母乳或生后不久输注带病毒的血液制品获得。母乳排病毒高峰期为产后 2～13 周，哺乳时间超过 1 个月易导致婴儿感染。③生后感染（获得性感染）：在出生 12 周后经水平传播途径（产后因哺乳、日常护理接触传播）获得巨细胞病毒感染。新生儿在出生时发生的感染都属于后天感染。

（4）先天性感染的孩子（注意，包括孕期出现原发感染和再发感染的妈妈所生的孩子）中，出生时有无症状对预后影响很大。① 90% 以上出生时无异常，10%～15% 的无症状者会在 2 年内发生各类后遗症，如精神运动落后、智力低下、听力障碍、视力异常、语言表达能力障碍、学习困难和瘫痪等，疾病程度相对轻一些。无症状者当中有 3% 的孩子可能出现神经系统并发症，7%～15% 的孩子可有内耳损伤导致的感觉神经性听力障碍，可进行性加重。还有些孩子可能出现迟发症状，如巨细胞病毒性肝炎（严重程度因人而异，有些为自限性，缓慢自行好转）；有些胆道梗阻表现越来越重（有研究显示，有先天性胆道闭锁的孩子中，40%～60% 可能为巨细胞病毒感染引起）。无症状性感染可有 2 种情况：患儿有巨细胞病毒感染证据，但无症状和体征；或没有症状，但有受累脏器体征和（或）功能异常。后者又称亚临床型感染。② 7%～10% 的孩子出生时有症状，这提示病情严重，预后差。其中约 50% 表现为典型全身巨细胞包涵体病，50% 为非典型临床表现。有症状的孩子中，约 10% 在生后数小时至数月内死亡；存活者中 90% 的孩子有各类并发症，其中神经系统并发症占 90%，35%～65% 可有内耳损伤导致的感觉神经性听力障碍，可进行性加重。新生儿期还可发生眼睛的病变。活下来的孩子非神经损害多可恢复，但神经损伤常不可逆，包括智力低下、耳聋、神经缺陷和眼部异常等。智力低下、运动障碍、脑性瘫痪等症状一般在较大婴儿才能被发现。部分听力和智力正常的儿童可有语言表达障碍和学习困难。听力损害可呈晚发性或进行性加重。

先天性巨细胞病毒感染症状、并发症、后遗症、死亡率分析如下：

（1）神经性耳聋：在先天性巨细胞病毒感染引起的后遗症中，神经性耳聋是最常见的，可以是先天性巨细胞病毒感染的唯一表现。听力丧失在新生儿期并不明显，但是有 15% 在生后 72 个月时有感觉性听力丧失。神经性耳聋与病毒负荷有关，发生者其病毒负荷量较高。先天性双侧耳聋中，约 12% 由先天性巨细胞病毒感染引起。新生儿耳聋 10%～60% 由巨细胞病毒引起，其发生可能与巨细胞病毒导致内耳迷路炎有关。

在一项对无症状性先天性巨细胞病毒感染的新生儿的研究中发现，有 7.2% 发生神经性耳聋，其中一半听力障碍加重，中位年龄是 18 个月。有 18.2% 发生晚发的神经性耳聋，中位年龄为 27 个月。

新生儿听力筛查可以查出不到一半由先天性巨细胞病毒感染引起的神经性耳聋。由于大多数先天性巨细胞病毒感染是无症状的，所以不容易认识到这些患儿是神经性耳聋的高危儿。因为神经性耳聋是进展性的，因此应该把听力筛查和巨细胞病毒筛查结合起来。当新生儿有巨细胞病毒感染的证据而听力筛查正常时，应对这些患儿在整个儿童期进行神经性耳聋的监测以寻找证据。

（2）神经系统并发症：主要有智力低下、脑瘫（肌肉瘫痪、肌张力异常等）、视力损伤（脉络视网膜炎、斜视、视神经萎缩等）、惊厥、脑膜脑炎、小头畸形、颅内钙化、脑脊液蛋白增高等，国外研究报道发生率高达40%~60%。日本对先天性巨细胞病毒感染与癫痫进行了研究，发现在19例先天性巨细胞病毒感染的患儿（16例有症状，3例无症状）中，共有7例发生癫痫，其中6例是有症状的患儿，1例是无症状的患儿。3例1岁内发病，4例1~4岁发病，平均发病年龄20个月。发作类型：婴儿痉挛症3例，部分发作3例，部分发作伴全身强直阵挛发作2例。

远期影响包括视力、听力受损，儿童期可出现智力落后、学习困难、行为异常等。

（3）巨细胞病毒感染所致肝炎是最为常见的，其中92%为先天性或围生期感染，先天感染畸形率、后遗症率和病死率明显高于围生期和生后感染。典型表现为轻重不等的黄疸（直接胆红素升高为主）、肝脾大、肝功能异常等。若有胆道闭锁、胆总管囊肿，则提示预后不良。

（4）有报道20%的先天性巨细胞病毒感染者可出现间质性肺炎。

（5）其他还有溶血性贫血、血小板减少性紫癜、外周血异常淋巴细胞增多、心肌炎、早产、低体重等。

（6）可导致各种先天畸形，如脐疝、腹股沟斜疝、鞘膜积液、巨结肠、多囊肾、胆道畸形或梗阻、肾积水、尿道下裂、心血管畸形、腭裂、小下颌畸形及四肢畸形等。

（7）严重感染者病死率达30%，主要死因为肝功能衰竭、弥散性血管内凝血、继发严重感染。

病变累及2个或2个以上器官或系统时称全身性感染，多见于先天感染和免疫缺陷患者；若病变主要集中于某一器官或系统，如肝脏或肺脏时，则称巨细胞病毒性肝炎或巨细胞病毒性肺炎。

母亲孕期发生初次感染（原发感染）的概率为1%~4%，宫内感染发生率为30%~40%。有25%的宝宝出生后会出现神经发育后遗症。而母亲孕期发生再发感染（继发感染、复发感染）的概率为 10%～30%，宫内感染率为 1.4%～6%，所生新生儿有 0.2%～1.5% 的概率发生后遗症，但严重后遗症较少。

原发感染者尿中排毒率比再发感染者高 10 倍。原发感染的婴儿出现症状和远期后遗症的比例高于再发感染的。原发感染还增加流产、死胎的危险。

先天性巨细胞病毒感染中，30%～50% 由孕妇再发感染引起。再发感染的母亲对巨细胞病毒有一定免疫力，胎儿感染时毒力降低，但不能完全避免感染。

一直以来，围生期巨细胞病毒感染的临床特征及转归尚缺少系统的研究数据。①相比先天性巨细胞病毒感染，国外研究发现围生期巨细胞病毒感染患儿神经系统受累概率高达 40%～60%，且主要为神经系统发育异常；刘逦玮等研究发现，围生期巨细胞病毒感染患儿神经系统受累率约为 8.4%，且主要为病毒性脑炎。产生这样的区别，很可能与巨细胞病毒感染发生时间不同有关。前者在发育期神经系统受累；后者神经系统基本发育成熟，但血脑屏障尚不完善，易受病毒侵犯形成病毒性脑炎。②巨细胞病毒性肝炎最为常见。可呈黄疸型、无黄疸型、亚临床型，轻中度肝大，常伴脾大，血清肝酶轻至中度升高。国外一些学者认为，巨细胞病毒性肝炎中多数病例临床表现较为轻微，疾病存在一定自限性，预后较好，可不进行抗病毒治疗。但胆汁淤积型肝炎病情一般较重，若治疗不及时则预后较差。③巨细胞病毒性肺炎多见于 4 岁以下幼儿，尤其是幼婴。多无发热，可有咳嗽、气促、肋间凹陷，偶闻肺部啰音。X 线检查可见弥漫性肺间质改变，可有支气管周围浸润、肺气肿和结节性浸润。临床和影像学表现都不特异。④输血传播可导致致命后果。⑤最常见的临床类型为巨细胞病毒性肝炎合并巨细胞病毒性肺炎。除上述系统累及外，巨细胞病毒还可能侵犯消化系统、循环系统等。

目前，多数文献认为围生期感染患儿很少有后遗症，但在早产儿和高危足月儿，特别是出生后 2 个月内开始排毒的早产儿发生后遗症的危险性增加。

不过，此类文献数据很少。围生期巨细胞病毒感染导致的各类合并症、后遗症的发病率，还有待进一步实验研究获得。

后天感染大多没有症状，也基本不会发生后遗症。不过也有例外：①有些孩子在出生后 9 个月内出现肺部表现，如间质性肺炎，死亡率颇高，不过发生概率很低，不超过 1%，多半发生在早产、低体重或有免疫缺陷问题的患儿。②可以表现为嗜异性凝集试验阴性的传染性单核细胞增多综合征，青少年多见。可出现高热、衰弱、肌肉及关节痛、皮肤红色斑疹等，全身淋巴结肿大较少见，渗出性咽炎极少。多在病程后期（发热 1~2 周后）出现典型血象改变 [白细胞总数达（10~20）× 10^9/L，淋巴细胞 > 50%，异型淋巴细胞 > 5%]；90% 以上血清肝酶轻度增高，持续 4~6 周或更久，仅约 25% 有肝脾大，黄疸极少见，嗜异性抗体均为阴性。③早产儿出现后天感染时症状比较重，常出现肝脾大、血小板计数减少、溶血性贫血、呼吸功能不良等症状，虽然大多可以自行痊愈，但病死率还是高达 20% 以上。④不可忽视移植并发症。肺部表现在骨髓移植者最为多见和严重。巨细胞病毒性肝炎在肝移植受者常与急性排斥反应同时存在，可出现持续高热、肝酶进行性升高、黄疸进行性加重、肝功能衰竭。肾移植者可发生免疫复合物性肾小球肾炎。胃肠道病变累及整个胃肠道，内镜可见溃疡，严重时见出血性和弥散性糜烂。还可发生脑膜脑炎、脊髓炎、周围神经病和多发性神经根炎（最常见格林 – 巴利综合征）等神经系统疾病。

有关后天感染导致严重并发症和后遗症的发生率，国内外数据都很少，还有待进一步实验研究证实。

家庭经济条件对婴儿巨细胞病毒感染也会产生影响。国外研究发现，在高收入组孕妇中，64.5% 的孕妇的孩子血清巨细胞病毒抗体阴性（为易感人群），其中 1.6% 的孕妇的孩子在孕期发生原发感染；在低收入组孕妇中

23.4%的孕妇的孩子血清巨细胞病毒抗体阴性，其中3.7%的孕妇的孩子在孕期发生原发感染。两组宫内传播率接近（分别为39%和31%）。在先天性巨细胞病毒感染中，低收入组患儿中25%由原发感染引起，高收入组患儿中63%由原发感染引起。高收入组易感人群比例高，原发感染的发生率也更高，对胎儿的影响更大，是原发巨细胞病毒感染的高危人群。

国外报道13%~70%的母亲的初乳和乳汁中有病毒排出。母乳巨细胞病毒阳性的婴儿感染率为78.9%，母乳巨细胞病毒阴性的婴儿巨细胞病毒感染率为12.9%。

我们通过上面的数据大致算算，感染了巨细胞病毒的孩子，出现严重后果（包括死亡、严重并发症、后遗症）的发生概率到底有多少。

（1）宫内感染，发生不良后果的大致概率：按最高的算为90%×15%+10%=23.5%，按最低的算为93%×10%+7%=16.3%。

（2）所有宫内感染新生儿中，发生不良后果的概率：按最高的算为6.2%×（90%×15%+10%）=14.57‰，按最低的算为0.18%×（93%×10%+7%）=0.2934‰。

（3）围生期感染，发生不良后果的大致概率：神经系统受累的概率为8.4%（包含肝脏、肺部损害等受累的总概率尚未找到权威数据。不过除了神经系统，其他系统损害多为自限性，暂不算在内），故发生不良后果的大致概率为80%×20.22%×8.4%≈1.36%。

（4）产后感染，发生不良后果的大致概率：肺部受累的概率为1%（同样，总概率尚未找到权威数据。绝大多数系统损害都是自限性的），故发生不良后果的大致概率，按最高的算为（80%-0.18%-80%×20.22%）×1%≈0.64%，按最低的算为（80%-6.2%-80%×20.22%）×1%≈0.58%。

（5）1岁内所有感染巨细胞病毒的孩子，发生严重不良后果的概率：按最高的算为1.46%+1.36%+0.64%=3.46%，按最低的算为0.03%+1.36%+0.58%=

1.97%。

（6）根据母亲是初次感染还是再发感染，计算严重并发症发生概率。①母亲初次感染时，按最高的算为 $4\% \times 40\% \times 25\% = 4‰$，按最低的算为 $1\% \times 30\% \times 25\% = 0.75‰$。②母亲再发感染时，按最高的算为 $30\% \times 6\% \times 1.5\% = 0.27‰$，按最低的算为 $10\% \times 1.4\% \times 0.2\% = 0.0028‰$。

根据这些数据，我们大致得出结论：1 岁内巨细胞病毒感染率约为 80%。活产新生婴儿感染率为 0.18% ~ 6.2%，其中存在死亡、严重并发症和后遗症等不良后果的概率占其中的 16.3% ~ 23.5%。总体不良后果发生率为 1.97% ~ 3.46%。

当然，算法非常不严谨，仅作为参考。我们从中大致能看出一些问题：1 岁内婴幼儿感染率总体来说挺高，但宫内感染率较低，出现不良后果率为 0.3‰ ~ 15‰。

明确孩子是不是先天感染很重要。先天感染者中，有症状的孩子预后比较差。判断妈妈是否为新发感染和再发感染也很重要。妈妈为新发感染的，特别是早孕时期感染的，孩子预后比较差。怀孕母亲初次感染，后代发生严重后遗症的概率约是 25%，总体概率是 0.8‰ ~ 4‰；怀孕母亲再次感染，后代发生严重后遗症的概率是 1% ~ 4%，总体概率是 3/1000000 ~ 3/10000。

刚才提到，国外研究证实 13% ~ 70% 的妈妈乳汁带"毒"，而出问题的孩子全部加起来最多不过百分之几。最为严重的初次感染的妈妈生的孩子，出问题的总概率最多不过千分之几。为了这么小的概率，让那么多的妈妈放弃母乳喂养，会不会太可惜？

当然，你很可能会问："万一有事呢？欣源你说起来容易，对出问题的家庭，那就是 100% 的灾难哇！"那我们接着往下看。

如果孩子为宫内感染，本身比较严重，妈妈的乳汁不会对孩子"毒上加毒"。

当然，对吃母乳的孩子，我们更关心围生期和产后感染。如果妈妈的奶水"比较毒"，妈妈本人只会"更毒"。让乳房与孩子隔绝有用吗？要知道，巨细胞病毒是可以通过接触和飞沫传播的！这一排毒期还可能是好几年。让"带毒妈妈"离孩子远远的，不能抱，不能对着孩子说话、打呵欠，更不能打喷嚏、咳嗽，本身就不现实呢！

母乳中是有抗体的。虽然可能杀不掉这些恼人的巨细胞病毒，但在一定程度上能让它们老老实实的，不会恣意兴风作浪。处心积虑停母乳，思忖着减少一点儿病毒，却连"保护伞"也跟着扔了，是不是有些得不偿失？

我们一听说孩子"感染"了，就大惊失色。但我们别忘了，我们更应该怕的是严重并发症！对于先天感染我们无能为力，围生期感染、后天感染出现严重问题的概率又很低，停母乳连保护性抗体一起放弃了，划得来不？所以该不该停母乳，你的心里该有杆秤了。不过，欣源依然不能拍着胸脯给你定论。

我们如何知道孕妈妈、小宝宝被巨细胞病毒感染了？

刚才提到，准妈妈或孕妈妈是不是初次感染，妈妈感染时机是不是早孕时期，对预后的影响很大。我们需要把这部分妇女筛选出来，指导她们是否能怀孕；已经怀孕的，根据后代出问题的概率，考虑是否需要终止妊娠。孩子出生以后有许多表现高度怀疑巨细胞病毒感染，如何证实呢？下面我们就来看看常用的诊断指标，以及它们是否靠谱。

1. IgM、IgG

巨细胞病毒感染后，多数人可产生抗体，并持续存在。但这些抗体仅有不完全的免疫保护作用，因此，血清抗体阳性者仍可能存在潜伏感染，呈长期带毒状态，并可在一定情况下被激活，甚或遭受二次感染。

免疫球蛋白 M（immunoglobulin M，IgM）阳性，多提示近期感染。何时感染上的？多长时间消失？个体差异很大。有学者认为是在首次感染的 $40 \sim 50 \, d$，就是浆细胞的免疫应答时间窗。也有学者认为是 $1 \sim 4$ 个月。

免疫球蛋白 G（immunoglobulin G，IgG）阳性，多提示感染有一段时间。因为病毒寄存体内无法消灭，多半持续存在而不转阴。也有少数于半年至 1 年后转阴，这可能是病毒含量低、检测方法灵敏度有差异的缘故。

（1）IgM 阴性，IgG 阴性：多数是从未感染过的易感人群；或曾感染过，时间长了抗体转阴了，但这个概率较小。

（2）IgM 阳性，IgG 阴性：以前未感染过病毒，属于近期感染，基本可以认定为原发感染。需要高度注意。IgM 可持续阳性 18 个月，原发感染急性期过后 $6 \sim 9$ 个月仍可检测到。

（3）IgM 阳性，IgG 阳性：以前感染过病毒，近期病毒活动，多提示再发感染（外源性再次感染或内源性潜伏感染的重新激活）。

（4）IgM 阴性，IgG 阳性：以前感染过病毒，已经产生保护性抗体，近期没有复发感染。

IgG 亲和力是目前确定原发感染的最可靠的检验指标之一。抗体亲和力代表多价抗体与多价抗原结合的能力。原发感染时产生的抗体对抗原的亲和力比再发感染时产生的抗体对抗原的亲和力低很多，随着免疫反应的成熟，亲和力缓慢增加，因此低亲和力代表急性或近期巨细胞病毒感染。在孕 $16 \sim 18$ 周时测抗体亲和力可识别出所有可能感染胎儿和新生儿的孕妇，其敏感性 100%。但是孕 20 周后敏感性明显降低，仅为 62.5%。

注：幼婴或炎症免疫缺陷患者，IgM 可呈假阴性（约 27% 的感染儿不能产生 IgM）；体内 IgG 水平高，或存在类风湿因子，或在其他感染例如微小病毒 B19、EB 病毒感染时，IgM 可呈假阳性。

另外，监测抗体变化也很重要。比如 IgG 从阴性转为阳性，提示原发感染；婴幼儿外周血仅 IgG 检测阳性者，应连续随访 6～12 个月，观察其滴度是否有显著意义的升高，双份血清 IgG 滴度≥4 倍增高或 IgM 阳性提示近期活动性感染。

需要注意的是，6 个月以内的婴儿，还带着从妈妈那儿带来的抗体，胎传性 IgG 可以为阳性，在出生后 6～8 周降至最低点。如果自出生开始血清 IgG 滴度升高持续 6 个月以上，提示宫内感染及围生期感染可能性很大。不过 IgM 是不能通过胎盘传递给宝宝的，所以如果检测到 IgM，基本上可以认为是原发感染了。

🦋 2. 巨细胞病毒 DNA、mRNA 🦋

采用递转录 – 聚合酶链反应（reverse transcription polymerase chain reaction，RT-PCR）法检测巨细胞病毒 mRNA 或检测 DNA 载量。巨细胞病毒 mRNA 阳性或高 DNA 载量提示活动性巨细胞病毒感染。

新生儿和免疫抑制个体血清或血浆巨细胞病毒 DNA 载量与疾病严重程度和病毒播散有相关性。

孕妇血中巨细胞病毒 DNA 载量标志着其病毒传染性的强弱。国内一项研究中孕妇巨细胞病毒 DNA 载量 $< 10^5$ copies/mL，没有宫内感染发生；巨细胞病毒 DNA 载量在 10^5 copies/mL、10^6 copies/mL、10^7 copies/mL、10^8 copies/mL 时宫内感染率分别为 18.75%、28.57%、33.33% 和 60.00 %。当血中巨细胞病毒 DNA 载量达到 2.62×10^5 copies/mL 以上时，应考虑有宫内感染的可能。

由于巨细胞病毒 DNA 在很多病人症状缓解后很长时间内仍持续存在，故不宜用于检测抗病毒药物疗效。

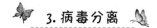

3. 病毒分离

病毒分离是金标准（不过巨细胞病毒生长缓慢，需要的检测设备、条件复杂，临床难以普遍推广），也可检测巨细胞病毒包涵体（阳性率低）、病毒抗原等。

（1）从病变组织或特殊体液如脑脊液、肺泡灌洗液、眼玻璃体液等中分离出巨细胞病毒或检出病毒抗原等，是诊断巨细胞病毒感染性疾病的有力证据。脑脊液中发现巨细胞病毒存在证据，提示预后不良。

（2）因唾液腺和肾脏（尿液）是无症状巨细胞病毒感染者常见排毒部位，单从这些组织中分离到巨细胞病毒或检出巨细胞病毒复制标志物需谨慎解释。

新生儿脐带血或羊水中 IgM 检测阳性，可诊断巨细胞病毒宫内感染（这是因为外周血 IgM 不能通过胎盘屏障。在采集脐血标本时应注意避免母血污染）。不过这属于有创检查，有一定风险，也有一定的假阳性率和假阴性率，需要综合判断。

孕期定期做 B 超检查也很重要，看有无胎儿畸形、宫内发育迟缓等证据。

值得注意的是，在下巨细胞病毒感染性疾病的诊断时，不能太武断。因为巨细胞病毒的致病力还是挺弱的，感染很普遍，无症状排毒率高，可与其他病原体混合感染或伴随其他疾病存在（如风疹病毒、弓形虫感染）。所以，你获得的"检查结果"，未必能够对应上真正的"病因"。当症状与巨细胞病毒感染指标不能完全对应的时候，一定要注意找找其他基础疾病或伴随疾病。

用药一定要有指征，需要权衡利弊再谨慎使用。

免疫功能正常的人群，无症状或轻度症状巨细胞病毒感染无须抗病毒治疗。

　　主要用药指征包括：①有明显巨细胞病毒感染性疾病如黄疸型肝炎或淤胆型肝炎、间质性肺炎、脑炎和视网膜脉络膜炎（可累及黄斑而致盲），尤其是免疫抑制个体如艾滋病患者需要用药。②移植后预防性用药。③有中枢神经损伤的先天性巨细胞病毒感染患儿需要用药，以防止听力损害恶化。

　　迄今为止，尚未发现针对巨细胞病毒感染性疾病疗效较为确切的抗病毒药物。阿昔洛韦对它不起作用。近年来，更昔洛韦、膦甲酸钠最为常用，不过主要用于艾滋病、器官移植术后合并巨细胞病毒感染患者的治疗，或器官移植术后预防性用药，不过效果仍然不是非常理想。

　　（1）更昔洛韦（丙氧鸟苷）为首选用药。它是第一个被美国食品和药物管理局批准用于治疗巨细胞病毒性视网膜炎和预防器官移植后巨细胞病毒感染的合成药物。胎龄 > 32 周，出生体重 > 1200 g 的新生儿，用药期间需要监测血常规、肝功能、肾功能，若黄疸明显加重和肝功能恶化，血小板计数 $\leqslant 25 \times 10^9/L$、粒细胞计数下降至 $0.5 \times 10^9/L$，或减少至用药前水平的 50% 应停药。

　　它可能有一定的近期疗效，但停药后病毒又会重新复制活跃，所以用药需维持好几个月甚至更久。另外，临床已经发现一些不同程度的耐药毒株，但是没有新生儿先天性巨细胞病毒感染应用更昔洛韦治疗导致耐药的报道。它对巨细胞病毒性肺炎也无效果。

　　（2）膦甲酸钠有肾毒性，儿童用药资料有限，一般作为替代用药，特别是单用更昔洛韦仍出现疾病进展时，可单用或与更昔洛韦联用。

　　（3）缬更昔洛韦目前尚未对儿童用药安全性进行评估。

　　（4）西多福韦副作用明显，应用范围狭窄，婴幼儿使用需要极其慎重。

　　由于巨细胞病毒感染不出问题便罢，出了问题，后果可以很严重，治疗棘手，所以还是以预防为主。易感孕妇最好少出门乱晃悠，尤其是早孕时期，也最好不要密切接触不知底细的孩童的分泌物，毕竟孩子的排毒率往往是最高的。也尽量别接触可能存在免疫缺陷性疾病、使用免疫抑制剂、有造血系统和淋巴网状系统恶性肿瘤及多次输血的病人。

平常注意洗手，对预防巨细胞病毒感染效果挺理想。巨细胞病毒相对而言比较"娇气"，对外界抵抗力差，65 ℃加热 30 min、紫外线照射 5 min、乙醚等均可使之灭活，也不耐酸。孩子的奶瓶、餐具、衣物等，最好能与大人分开清洗，严格消毒。

当然，怀孕期间，医生会安排 TORCH 筛查，其中"C"项，就是检测巨细胞病毒抗体。如果高度怀疑巨细胞病毒活动性感染，特别是在早孕期间（头 4 个月），甚至检出抗体滴度进行性增加，医生可能会建议你做一个脐带血或羊水巨细胞病毒抗体、巨细胞病毒 DNA 载量或其他抗原检查。研究调查显示，如果这些妇女再次怀孕，胎儿巨细胞病毒宫内感染的概率会减小，所以医生可能会与夫妻二人促膝长谈，让其谨慎抉择是否考虑人工流产（其实，很多孩子也会自然流产、死产、宫内停育等）。不过，如果夫妻俩因为某种原因不容易怀孕，孩子很珍贵，那就得慎重决定了，可定期去做 B 超检查，看孩子有无异常。

（二）巨细胞病毒感染的妈妈可以哺乳吗

（1）已明确感染巨细胞病毒的患儿，可以继续母乳喂养，不需要任何处理。

（2）早产儿、低出生体重儿、有疾病的患儿，妈妈又是急性巨细胞病毒感染者，母乳最好处理一下再喂养，不要嫌麻烦。带病毒母乳 –20 ℃冷冻 48～72 h 以上可明显降低巨细胞病毒滴度，再用巴氏消毒（62.5 ℃）可消除病毒感染性。也有学者认为，冷冻也只能抑制病毒，不能完全根除风险，效果不大理想，直接巴氏消毒就行，不过时间比较长，建议消毒时间超过 30 min。

有学者研究发现尽管乳汁中有病毒，但早产儿并没有出现有症状的感染，不过样本量不大，需要进一步研究证实。稳妥起见还是做些防护措施为好。

刚才提到，围生期和产后感染对足月儿影响很小，即使感染，多数无症状或症状较轻微，也多为自限性。所以对这部分婴儿，该不该杜绝母乳喂养，或把母乳处理一下再喝，学界一直争论不休，毕竟还是有较低神经系统、听力等受累概率的。

也有文章提出，婴儿摄入巨细胞病毒血清学指标阳性的妈妈的母乳，无论是冰冻的还是新鲜的，感染风险都很小。这需要进一步研究证实。

按照国际母乳会的建议，健康足月儿是可以母乳喂养的，并未提到需要考虑乳汁中的病毒含量、妈妈是否处于感染活跃期、要不要把母乳处理一下再喝。

当然，欣源很倾向于国际母乳会的意见。毕竟足月儿出现严重感染及产生后遗症的风险非常小，需不需要对健康足月的宝宝的口粮"大动干戈"，妈妈们要慎重考虑后作出抉择。

七、艾滋病

患艾滋病的妈妈到底能不能喂奶？这真是个棘手的问题。艾滋病的确可以通过母乳传播给孩子。既往，国际母乳会等发布的文章中，只提到艾滋病病毒和人嗜 T-淋巴病毒 1 型两种病毒感染的妈妈不能母乳喂养。不过，近年来，世界卫生组织、国际母乳会等权威机构基于大量的研究，发文称支持患艾滋病的妈妈母乳喂养。

奇怪，这究竟是怎么一回事？艾滋病患者通过乳汁感染孩子的概率是多少？需不需要服药？喂奶好处多还是风险大？且听欣源细细道来，再作抉择。

我们先来看看，世界卫生组织和国际母乳会到底说了些啥，我们从中可以获得哪些有效信息。

世界卫生组织《关于母乳喂养的十个事实》："艾滋病病毒与母乳喂养：受到艾滋病病毒感染的母亲可在孕期、生产时以及通过母乳喂养使婴儿获得感染。然而，对母亲或者对艾滋病病毒暴露的婴儿实施抗逆转录病毒药物干预，可降低传染风险。母乳喂养和抗逆转录病毒药物干预加在一起，可在保持婴儿不被艾滋病病毒感染的同时，大大提高其生存机会。世界卫生组织建议，当受到艾滋病病毒感染的母亲进行母乳喂养时，应当接受抗逆转录病毒药物治疗，并且遵循世界卫生组织在婴儿喂养方面的指导意见。"

世界卫生组织《艾滋病病毒与婴儿喂养（2011 年 4 月）》："如果艾滋病病毒感染产妇的母乳喂养期达两年，且未接受抗逆转录病毒治疗，婴儿的感染率为 14%～20%。不过，在许多资源有限的地区，婴儿没有母乳喂养可导致死于营养不良、肺炎和腹泻的概率增高 6 倍。由于存在这种两难状况，在儿童病死率较高的地区（如撒哈拉以南非洲地区），人们需要平衡风险和益处。

"2009 年和 2010 年新的研究结果表明，母乳喂养 12 个月同时接受抗逆转录病毒治疗可使经母乳喂养传播艾滋病病毒风险降至 1%～2%。在母乳喂养过程中，母亲或婴儿均可接受抗逆转录病毒治疗，使婴儿能在低感染风险的情况下接受母乳喂养。同时，也可预防导致婴儿死亡的传染性疾病。

"由于抗逆转录病毒治疗被证实可有效预防母乳喂养传播艾滋病病毒，世界卫生组织建议各国在以下两种做法中选择：在母乳喂养期间母亲或婴儿接受抗逆转录病毒治疗；避免母乳喂养。各国应认真分析艾滋病疫情和儿童主要死因，在此基础上决定是否采纳此建议。在部分国家和地区（如巴西、泰国和欧洲地区），因严重传染病所致的婴儿病死率很低，艾滋病病毒感染母亲可继续采取替代喂养方式。有些国家无法持续保障饮用水安全，且其他情况也不支持替代喂养，则在母乳喂养的同时接受抗逆转录病毒治疗是婴儿无艾滋病病毒生存期的最佳选择。"

国际母乳会转发了另一个权威母乳机构——国际母乳喂养行动联盟（World Alliance for Breastfeeding Action，WABA）的文章，《国际母乳喂养行动联盟（WABA）在世界艾滋病日的声明（2007 年 12 月）》："推荐携带艾滋病病毒的母亲在服用药物期间纯母乳喂养婴儿到 6 个月，然后继续母乳喂养并搭配适当辅食，直到婴儿 2 岁或者更久。在婴儿 6 个月大之前采用混合喂养方式（在母乳喂养的同时添加其他食物和液体），会使通过母乳喂养传播艾滋病病毒的风险有所增加。母乳替代品或配方奶喂养增加了因传染性疾病和营养不良而导致婴儿死亡的风险。

"近期研究显示，在孕期和哺乳期间严格执行抗逆转录病毒药物方案的母亲，其艾滋病病毒的纵向传播力显著降低；纯母乳喂养和持续母乳喂养显著提高了未受艾滋病病毒感染婴儿的存活率。推荐携带艾滋病病毒的母亲接受终生抗逆转录病毒治疗，这不仅可以保护她们自身的健康，使她们能享有平均寿命，还可以抑制她们血液及乳汁中的病毒水平至低于可检测出的程度。

"对曾暴露在艾滋病病毒下的婴儿，其母乳喂养应得到保护、促进与支持。此外，不应限制对这些婴儿的母乳喂养期限。"

我们从中可以获得以下几个信息：

（1）艾滋病是可以通过母乳传播给孩子的。妈妈没吃药，孩子感染率为 14%～20%。

（2）如果对患艾滋病的妈妈或（和）宝宝进行药物干预，能降低传染风险（注意，不是消除风险）。药不能停，推荐患艾滋病的妈妈终身服用。

（3）母乳和抗艾滋病病毒药物干预，能提高孩子总体生存机会。

（4）跟普通孩子一样，患艾滋病的妈妈的宝宝也建议纯母乳喂养到 6 个月再添加辅食，直到婴儿 2 岁或者更久。不应该限制母乳喂养期限。

（5）如果患艾滋病的妈妈决定母乳喂养，就要将母乳喂养进行到底，一口奶粉都不要喂。6 个月以前混合喂养，能增加宝宝感染艾滋病的概率（纯母乳喂养可以保持肠道的完整性而减少婴儿感染艾滋病的概率）。

（6）没吃母乳，用母乳代用品或配方奶增加了因传染性疾病和营养不良而导致的婴儿死亡风险（注意，这里是"两权相害取其轻"的意思，没吃母乳，孩子因其他原因死亡率比传染上艾滋病的风险高，不是说吃母乳一点儿风险都没有）。

（7）研究主要是针对非洲人做出来的，毕竟当地较为贫困，卫生条件较差，坚持母乳喂养利大于弊。所以，世界卫生组织提出，要不要坚持母乳喂养，根据当地主要死亡原因等综合判断，作出抉择，卫生条件较好、经济状况允许的地区可以选择人工喂养。

那么，对于艾滋病，哺乳妈妈还要注意些什么？

在新发艾滋病感染者中，超过 15% 是婴幼儿。如果不进行治疗，其中只有 65% 的感染者能活到 1 岁以上，能够活到 2 岁以上的少于 50%。

儿童罹患艾滋病，90% 以上是由母婴垂直传播引起的。主要传播途径有2 个：一是宫内传播，病毒通过胎盘、羊水传播给婴儿；二是宫外传播，即分娩过程中胎儿直接暴露于艾滋病病毒感染的血液和分泌物中，以及出生后吃了带病毒的母乳而致病。

虽然母乳喂养也是传播艾滋病的途径之一，不过大多数母乳喂养的婴儿，即使经过长期、重复的暴露接触，也不会感染艾滋病。这是为什么呢？美国北卡罗来纳大学医学院的 Victor Garcia 教授及其同事开创了拟人化的"BLT"小鼠模型，证实母乳中的物质很可能会杀灭病毒！如果应用抗逆转录病毒药物进行"暴露前预防"，防护作用十分显著。相关研究发表在 2012 年《公共科学图书馆·病原体》杂志网络版上。

真是激动人心的研究！不过，具体作用机制仍有待进一步研究证实。如果这个谜题能解决，艾滋病的防护、治疗将向前迈进非常大的一步。

如果患艾滋病的妈妈决定哺乳，最好能非常和缓地自然断奶，不要突然断奶，并在断奶期偶尔喂奶给孩子吃。是否要在断奶期加强药物处理，目前仍在进一步研究中。

美国加利福尼亚州洛杉矶儿童医院塞班研究所的儿科医生 Grace Aldrovandi

和她的同事，收集了纯母乳喂养到婴儿4个月大的患艾滋病的妈妈们的母乳样本。他们发现一个事实，突然中止母乳喂养的妈妈们，奶水中所含的艾滋病病毒载量明显高于继续进行纯母乳喂养的妈妈们。他们推测，这可能是因为在断奶期间，乳腺上皮细胞间的紧密连接（血乳屏障）变松散，艾滋病病毒更容易通过血液传播到母乳中，这一现象存在于啮齿动物和人类中。同时，突然断奶引发的炎症也可能是原因之一。他们还表示，由于断奶期是一个持久过程，在着手准备断奶后的1~2周，现用的抗病毒药物方案可能作用是不够的。他们建议后续研究中观察断奶期间强化治疗，是否有助于减少艾滋病病毒传播。

建议宝宝在1月龄、4月龄、6月龄时做艾滋病病毒培养或血清艾滋病病毒RNA水平测定，以确定是否感染艾滋病病毒，以便及早采取防治措施。

八、结核病

曾经，结核病在全球肆虐，一度是不治之症。我们所熟知的小说人物——我国的林黛玉和法国的茶花女，都很可能死于结核病。1882年，德国细菌学家罗伯特·科赫证实结核分枝杆菌是结核病的病原菌。后来，随着抗结核药物的不断发展、婴儿卡介苗接种和卫生条件的改善，结核病的发病率和死亡率一度大幅度下降。不过，如今由于耐药菌株出现、免疫抑制药物使用、吸毒、艾滋病、贫困、人口流动等因素，全球范围内结核病疫情又有抬头趋势。在某些发展中国家成人中，结核分枝杆菌携带率高达80%，其中有5%~10%的携带者可发展为活动性结核病（结核分枝杆菌属于机会致病菌，不是所有感染过或携带病菌的人都会出现活动性感染，免疫力波动时易于患病）。

我国是世界上22个结核病高负担国家之一，患病人数仅次于印度，居全球第二位。世界卫生组织在2004年召开的第二届全球遏制结核病伙伴论坛大会上，对我国"点名批评"——多达5.5亿人口感染过结核分枝杆菌，约占全国人口的 45%；活动性肺结核、传染性肺结核患病率分别为 367/100000 和 122/100000。

大多数感染者没有症状，称潜伏结核感染。其中有 5%～10% 会发展至活动性结核。如果没有得到适当的治疗，一个活动病例平均每年可使 10～15 人受到感染，自身死亡率超过 50%。

这么高的感染率，妈妈们不免担忧——我会是那结核病患者之一吗？我患的结核病，到底传不传染？喂奶会传播结核病吗？宝宝打了卡介苗，可以放心喂奶吗？一定不会被传染吗？且听欣源细细道来。

（一）结核病

偶尔，会有妈妈问我："欣源，我最近觉得喘气费劲儿，做了个检查，医生说是结核性胸膜炎。这个传染不，能不能给孩子喂奶？"

探讨这个问题，首先得知道妈妈是不是处于结核活动期，并且具备传染性。另外，还得考虑结核病的患病部位。

🦋 1. 肺结核 🦋

可以从以下几个方面判断肺结核的活动性：

（1）病情进展（有如下 1 条则可认为疾病处于活动期）：①具有低热、盗汗、咳嗽、咳痰、消瘦、倦怠等全身中毒或局部呼吸道症状。②痰菌，尤其是痰培养阳性，或由阴性转阳性。③X 线表现：显示有渗出、干酪、增殖性病变或发现新出现的浸润性或播散性病灶，或原病变范围较前扩大，出现新鲜空洞或原空洞较前增大。④CT 显示肺小叶中央结节影或树芽样改变，边缘模糊。

（2）病变稳定：①已无相关临床症状。②痰菌连续 6 次以上检查阴性（每月检查 2 次），如有空洞需连续观察 1 年。③X 线表现为纤维硬结或钙化病灶，空洞闭合。未闭空洞为纤维厚壁，且连续1年痰菌阴性，即"净化空洞"。④CT检查：纵隔窗显示密度较高的斑点、纤维条状阴影，与肺窗相比病变范围和形态相差不大，提示大部为纤维硬结性或钙化病灶。⑤病变稳定患者继续观察2年，仍无活动性表现，可视为临床痊愈。

痰菌阳性，说明有强传染性。总的来说，如果有症状，痰里有菌，影像学表现看到边缘模糊的渗出影，提示疾病处于活动期。不过，痰菌阴性和影像学上看上去较为干燥的纤维条索影，并不能100%保障没传染性，只是概率大大下降。

🦋 2. 其他结核病 🦋

结核分枝杆菌除了肺部，身体的其他部位也能去遛遛。这些部位的感染，会有传染性吗？

结核病最常见的感染部位在肺部。这是因为结核分枝杆菌是需氧菌（40%~50%氧气），又喜欢二氧化碳（5%~10%二氧化碳），适合生长的温度跟人类体温一致[（36±5）℃]，合适的pH值为6.8~7.2，喜好营养丰富的培养基，肺部的条件全部符合，再合适不过了。

其他部位感染称为肺外结核，患者数占结核病感染患者总数的10%~20%。最常见的类型为结核性胸膜炎、支气管内膜结核（这两种划分为肺外结核，欣源个人觉得不是很妥当。过去认为是肺结核的某种特殊类型），其他还有结核性心包炎、淋巴结结核、骨关节结核、泌尿与生殖系统结核、肠结核、结核性脑膜炎等，还有些非常罕见的感染部位，如腹膜、肝、胆、脾、乳腺、内分泌系统、皮肤、动脉、中耳、眼、鼻、咽、喉、口腔等。可以这么说，人身上除了头发和牙齿，几乎所有的器官都有过结核分枝杆菌感染的病例报道，只是概率不同而已。这些部位的结核分枝杆菌感染，非常容易延误诊断和治疗。

这些部位的感染，会造成结核分枝杆菌传播吗？如果上网看看，网络医生多半会说不传染。如果去医院里问问，医生多半也说"基本不会"。欣源并不这么认为。我们知道，牛奶检疫的很重要的一环，就是检测里面有没有结核分枝杆菌。牛可以通过大便、尿、乳汁等排结核分枝杆菌，人为什么不能呢？其实，人也是一样的，只是概率不同，或者我们并不知晓而已。

所以，肺外结核是否传染，也得分情况对待。

（1）支气管内膜结核，只要处于活动期，基本都是强传染源。我们临床上经常能见到一些病人，咳咳喘喘很久，胸片检查没事，吃药也不见好，反而越来越重，曾经生龙活虎的小伙子，拍两下皮球就胸闷，喘个不停。结果做了个纤维支气管镜检查，发现气管里满满的脓，把脓拿去检测一下，满满的都是结核分枝杆菌！这些致病菌就在气道里，所以传染性很厉害，却很隐蔽，常被误诊、漏诊，需要当心。

（2）结核性胸膜炎。一般而言，传染性很低。胸膜腔是密闭的，与气管、支气管并不相通，所以胸膜腔里的结核分枝杆菌一般不会跑到气道里，也就不会从口鼻里跑出来害人。不过，如果肺里面有病灶，小而隐蔽，不容易被现有手段检测出来，结核性胸膜炎又是肺中病灶直接蔓延、淋巴播散、血行播散所致，情况就不一定了。

（3）皮肤结核。过去在发展中国家和贫困地区很常见，如今生活条件好了，卫生水平大大提高，皮肤结核已经不多见了。可能是皮肤（尤其是受伤的皮肤）受到结核分枝杆菌感染，也可能是结核分枝杆菌随着血液和淋巴液流到皮肤组织所致。侵犯的皮肤部位不同，表现多种多样。最常见的是像卡介苗接种后那样的丘疹或脓疱疹，中间可有坏死，偶有瘙痒，常可自愈，也可能反复发作（最常见于儿童和青少年，好发于四肢的伸侧和臀部）。如果疹子上面有破溃，有渗出液，当然是具备传染性的了。

（4）其他类型结核。如果结核分枝杆菌播散入血，它很可能在血管里"愉快地"流淌，然后找个微循环丰富的器官"安营扎寨"。它最喜欢各种各样的淋巴结；也可能随痰进到肚子里，进入肠腔，再随大便时不时排出来；膜样结构它都喜欢，比如胸膜、心包膜、脑膜、骨膜等；泌尿、生殖系统也不赖，乳房也能待一待。想想，只要是开放的腔隙，或者有分泌物，都有传染结核分枝杆菌的可能呀！肾脏和肠子里的结核分枝杆菌可以随着尿和粪便排出来，口咽部的结核分枝杆菌能随着飞沫出来，男性生殖系统的结核分枝杆菌能随着精液出来，乳房里的结核分枝杆菌能随着乳汁出来！

那为什么感染的人貌似很少呢？

首先，人们的卫生习惯已经大大改善。其次，人类受到感染，总有这样那样的不舒服，一般第一时间会寻求诊治，结核分枝杆菌跑到血里面"驻扎"的机会大大减少。如果怀孕，本着优生优育的原则，还会定期产检，孕妇更是小心翼翼。所以，人类除了呼吸道，从别的途径排菌、接触致病菌的概率已经相当小了。

其实，大伙儿发现肺结核，很少会考虑其他部位排菌的可能；相反，发现其他部位结核分枝杆菌感染，也较少考虑肺部有无排菌的活动性感染灶。事实上，如果处在活动期，多部位感染是可能存在的，而人们往往想不起来去检查。

因此，如果得了结核性胸膜炎、骨结核、肾上腺结核之类，也不能掉以轻心，认为一定不会传染给别人。最好能做有关肺、痰的相关检查，并早点儿开始规范的抗结核治疗，监测痰菌以及影像学变化，综合判断疗效和传染危害性。

（二）L型结核分枝杆菌

值得注意的是，结核分枝杆菌跟其他许多细菌一样，受到物理、化学及免疫等不利环境影响，细胞壁部分或完全缺失，或在其生长繁殖的过程中自发形成细胞壁缺陷细菌，称L型结核分枝杆菌。近年来，国内外研究证实，

40%左右的临床各种类型的肺结核患者的痰液中能分离出L型结核分枝杆菌。

L型结核分枝杆菌很特殊，没了细胞壁仍能生长繁殖，生物学特性、致病性、药物敏感性或染色体结构等特性都可能发生改变。周围条件好一点，又转为典型的结核分枝杆菌（返祖）。不仅返祖后致病性一点儿没落下，某些L型结核分枝杆菌本身也能致病。它容易长期潜伏体内，伺机复发，个头小而易于入血，从而引发很多古怪的肺外感染，又相对不容易检测和治疗，应引起我们重视。

（1）由于L型结核分枝杆菌细胞壁中的抗原成分丢失或减少，致病性相对减弱，常缺乏明显的临床症状和体征，造成误诊。

（2）L型结核分枝杆菌形态多变，有圆球体、巨形体和长丝体等，形态明显不同于典型的结核分枝杆菌。它染色情况多样，生化反应大多阴转，抗原性也有明显的改变；细胞壁缺失，对渗透压敏感，在普通培养基中不能生长；由于缺乏细胞壁，并有代偿性细胞膜增厚，一般常用的溶菌酶不能使细胞膜破裂释放出DNA，PCR检测常为假阴性，需要用组织磨碎器充分研磨才可出现阳性。综合看来，会给诊断造成难度，容易误诊、漏诊。

（3）L型结核分枝杆菌能在宿主体内长期"潜伏"，待到"时机成熟"，宿主免疫力波动时就出来"兴风作浪"。研究发现，慢性结核病灶内，结核分枝杆菌以L型为主。因此，L型结核分枝杆菌是结核病复发、恶化及播散的重要原因。

（4）L型结核分枝杆菌由于细胞壁缺陷，对抗结核药物的敏感性也发生改变，易于变异，因此常规抗结核治疗往往不能取得良好效果，易于耐药。经治疗的结核病患者，典型的结核分枝杆菌可消失，L型结核分枝杆菌却经常持续存在。肺部空洞患者，痰中已经找不到典型的结核分枝杆菌，8%左右仍可检出L型结核分枝杆菌。因此，典型的结核分枝杆菌与L型结核分枝杆菌均转阴，才能视为痰菌阴性。

（5）L型结核分枝杆菌长期潜伏体内，机体可产生特异性抗体，可能导致肾炎、风湿性关节炎等免疫性疾病（血清病样反应）。

（6）L型结核分枝杆菌的原生质体个头小，与中等大小的病毒相似，所以更容易血行播散，在身体里到处乱钻乱蹿，形成各种各样的肺外结核。而且它可能通过胎盘垂直传播感染婴儿。

近年来有不少肺外结核的新报道，L型结核分枝杆菌的检出率多于典型结核分枝杆菌的检出率。如儿童结核性脑膜炎10例脑脊液培养，9例培养出L型结核分枝杆菌，仅1例培养出典型的结核分枝杆菌。

调查研究表明，L型结核分枝杆菌的患者症状较重，病情易于进展，预后相对较差。目前国际上许多学者倾向于认为它是活动性结核病的重要病原，并提出将多次检出L型结核分枝杆菌列为结核病活动的评判标准之一。不过迄今还没有权威机构"拍板"。

因此，妈妈患结核，尤其是肺结核、支气管内膜结核、产生分泌物的脏器结核等，如果证实妈妈有活动性感染，都有可能通过飞沫和日常接触传染给宝宝。要知道，结核分枝杆菌在外界和人体内的生命力都相当顽强！另外，即使是患肺外结核，也不能保证肺内没有结核分枝杆菌活动的情形。如果存在L型结核分枝杆菌，那么它容易在体内"韬光养晦"，时不时派几个"小分队"到血里遛遛，难于检出，且易于耐药。因此，如果妈妈患活动性肺结核，无论哪种类型，都不要掉以轻心。

（三）乳腺结核

结核分枝杆菌能通过乳汁传染吗？明确地说，是有可能的。

也许你会大惊失色：上网一查，网上绝大多数医生都说不会呀，欣源你是不是危言耸听了？

其实，当有人问到我的时候，我着实蒙了片刻。说实话我没太见过乳腺结核。不过奇怪了，牛的乳腺结核特别常见！牛能得，人为什么不会得？

再转念想想，理论上真的有可能呢！乳腺微循环丰富，血乳屏障又是结核分枝杆菌特别喜欢驻扎的类过滤膜结构。如果时不时堵奶，细胞连接有可能会出现细小的缝隙，真的可能会有结核分枝杆菌通过血乳屏障进入乳房。更何况肺和乳房还挺近呢，有些循环存在往来交通也是有可能的。

于是，欣源又去找资料看。哎呀，还真有。

为什么我们重视得少？是因为西方结核病病例相对很少，乳腺结核报道更少。乳腺结核于 1829 年首先由 Cooper 报道，至今在西方医学界的文献中仅报道了 700 多例，实属罕见病。我们喜爱阅读外国文献，自然也以为乳腺结核发病率低，没太重视。不过在不那么发达的国家就挺常见了，比如南非和印度就挺多，可能与当地的营养状况、卫生水平和环境有关。我国乳腺结核的报道也不少，近年来还有增加的趋势，占乳腺良性疾病的 1%～3%，多次妊娠和哺乳者发病率略高。5% 的病例可合并乳腺癌。

其实，我个人感觉，乳腺结核患病率可能比现有的数据要高。乳腺良性疾病很常见，多数人不会做病理检查，从影像学上看，许多乳腺结核与一般的乳腺增生挺类似，误诊率应该挺高。诊断出来的，多半是有乳腺较大包块、乳汁排脓、窦道、活动性感染、肿块增大等的。

那么，这些乳腺团块会不会像肺部团块一样，有的表面上看是"风平浪静"的良性包块，中间包裹一些 L 型结核分枝杆菌长期存活，时不时放一点儿到乳汁里，被孩子吃下去？理论上好像真的可以呢！

不过，有血乳屏障挡着，总归还是好很多的。毕竟存在血脑屏障的结核性脑膜炎、存在胎盘屏障的宫内感染都很少呢！另外，结核分枝杆菌本身属于机会致病菌，吃母乳的孩子胃肠黏膜免疫和肠道菌群建立都较为健全，理论上不容易患肠结核，或把结核分枝杆菌吸收到血里去。另外，多数时候进入乳汁的结核分枝杆菌总量还是挺少的（除非局限的脓肿或弥漫性病变，一般就跟肺里的小块儿一个样），"攻城"的"敌人"少，"守城"的"士兵"

多，通常也不用过分担心。

1. 流行病学

　　乳腺结核多见于 20～40 岁妇女，在妊娠期和哺乳期发病率较高，在未婚少女和男性中非常罕见。不过由于其临床表现多种多样，缺乏特异性，误诊、漏诊率非常高，文献报道 70% 被诊断成乳腺癌，有些人还经历了手术、化疗的痛苦。

2. 感染来源

　　（1）血行播散最为多见，可来源于肺结核、肠结核、骨结核。

　　（2）淋巴播散，比如可由同侧纵隔、锁骨上或下淋巴结群、颈或腋窝淋巴结群等部位结核分枝杆菌感染，逆行侵及乳房。

　　（3）邻近组织、器官结核病灶蔓延，如肋骨、胸膜、胸壁结核等。

　　（4）经由乳房皮肤创口及扩张的输乳管开口处直接感染。

　　（5）原发于乳腺的极少，多半继发于其他部位的结核病，有时不一定能找到原发病灶。

3. 临床症状

　　（1）乳腺局部的表现多种多样。可为多发或单发的乳房肿块，大小不等，相互融合，质地较韧，与周围组织界限不清（局限型）。如果为脓性包块，质地会变软（脓肿型），有些脓肿破溃会形成窦道或经久不愈的溃疡。有些患者病变弥漫全乳，乳房可有肿胀表现（弥漫型）。炎性期过后，慢慢形成瘢痕、纤维条索，粘连较为固定。有些老人家乳房硬邦邦的，看上去凹凸不平，内部组织对乳头和局部皮肤有牵拉，这可能是已经感染乳腺结核十多年甚至数十年的表现了（硬化型，看着挺像乳腺癌）。

（2）一般不怎么疼，可能稍微有点压痛，或隐隐作痛。呈典型慢性炎症表现。即使化脓也不像别的感染那样又红又肿，也称"寒性脓肿"。脓肿溃破后可流出米汤样稀薄脓液，可能会有些干酪样、豆腐渣样物质（可以做涂片，找到结核分枝杆菌）。

（3）由于感染结核分枝杆菌后局部组织可能瘢痕挛缩、乳腺萎缩，乳汁量会越来越少或停止分泌，或乳汁稀薄，有时混有脓块。乳房淋巴结肿胀发硬，但很少发红、疼痛。

4. 诊 断

（1）如果有窦道、慢性溃疡、冷脓疡、脓液或豆腐渣样物质排出等比较明显的表现，诊断起来相对简单，对分泌物进行几次涂片检查就行。

（2）如果只是包块或弥漫性病变，诊断起来可就没那么容易了。一般要依赖肿块穿刺或病理活检确诊，这是金标准，不过不是所有的病人都会做这项检查，也不是每次穿刺都能刚好穿刺到结核肉芽肿、干酪样坏死等典型部位。

（四）卡介苗

其实，卡介苗的防护作用，并不像我们想象的那样"万无一失"，接种后仍然有感染概率，遇到结核病患者通常还是需要进行有效的隔离防护。如果去结核病医院看看，绝大部分患者小时候都是接种过卡介苗的。你一定大吃一惊吧？这是为什么呢？且听欣源细细道来。

1908 年，Calmette 和 Guerin 经过 13 年的艰辛努力，将一支毒力较强的牛结核分枝杆菌在含甘油、胆汁、马铃薯的培养基中培养，历经 231 次传代获得减毒活疫苗株。人们为了纪念这两位做出杰出贡献的科学家，就将这种预防结核病的疫苗以他们二人的名字命名。后来经过科学家的不断完善，才成为如今广泛应用的卡介苗。

除非有禁忌证（如先天及后天免疫不全、早产、体重在 2500 g 以下、发热，患传染病、皮肤病、慢性病等），正常新生儿出生 24 h 内就可以接种卡介苗，越早接种越好。

卡介苗其实对降低结核病流行的作用不大，全年龄段接种更没必要。

目前大量的研究已经证实，卡介苗既不能预防原发性结核感染，也不能预防大量传染性肺结核，因此不能明显降低社区中的结核病传播。想想看，如果卡介苗这么管用，我国结核病感染率就不会这么高了。

它的作用主要是限制体内结核分枝杆菌的繁殖速度，减少一定数量，从而预防儿童期急性严重的结核病（尤其是血行播散的结核病），比如粟粒性肺结核、结核性脑膜炎等（预防效果约为 80%）。这是因为接种疫苗属于首次感染（原发感染），体内会产生一定量抗体，宝宝再次感染结核分枝杆菌一般就能被体内的免疫因子局限在受感染部位，绝大多数是肺部。

宝宝刚出生时免疫功能还不健全，感染结核分枝杆菌难以作出较为迅捷有效的免疫应答，相比成人更容易引发严重的结核播散性疾病，容易危及生命，治疗相当棘手。卡介苗无法像盾牌一样帮宝宝抵挡住所有的结核分枝杆菌，但能让它的危害和治疗难度大大下降。

卡介苗是给新生儿打的。这时候宝宝对结核分枝杆菌的免疫力基本上还像一张白纸，给他一次轻微的原发感染产生的免疫力是有一定作用的。然而，它对青少年和成人不能产生抵抗力。刚才提到，我国结核分枝杆菌感染率非常高，受环境因素和自身免疫力个体差异的影响，每个人都可能经历过隐性感染过程，毕竟每个人一生中免疫波动在所难免，比如营养缺乏、过度劳累、罹患疾病等。感染过结核分枝杆菌，真不需要再用疫苗来一次非常弱的原发感染了。另外，在这种情况下接种，反而可能引发严重的不良反应，如局部严重化脓、腋下淋巴结肿大等。所以，即使是从未接种过卡介苗的健康成人，也无须补种。

卡介苗如今接种成功率大约为95%，不是对所有的孩子都有足够的防护作用。接种效果主要与以下因素有关：

（1）与疫苗质量有关。卡介苗是一种减毒活疫苗，如果保存方式不当，比如温度、湿度等不合适，免疫效果会打折扣。

（2）与接种技术有关。在一些医疗单位，接种人员缺乏知识和培训，可能会导致无效接种，比如接种剂量不足、接种时药品未混匀等。

（3）与个体差异有关。有少部分孩子接种后可能产生不了有效的免疫应答，没有抗体产生或抗体量很少。如果孩子存在严重营养不良、免疫缺陷、长期慢性疾病等，产生有效免疫应答的概率也会下降。

接种卡介苗后1~4周，接种部位可能会红肿、化脓，2~3个月后会形成疤痕，称为卡疤。免疫成功的人群中，90%接种后都会出现这样的反应，5%~10%不会出现卡疤或较为明显的卡疤。卡疤的大小也不能作为免疫反应强弱的标志。

以前，如果孩子没有卡疤，医生会建议孩子去结核病医院做一下结核菌素试验，看有没有接种效果。不过，卫生部2008年发表了新的声明："已接种卡介苗的儿童，即使卡疤未形成也不再予以补种。"不过各地疾病预防与控制中心根据当地情况，政策上可能会有所不同，大伙儿依照当地规定执行

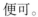

便可。

大量研究表明，多次接种并不能提升疫苗的保护效果。根据世界卫生组织建议，我国在 1997 年就废除卡介苗复种（7~15 岁时）加强的做法了。

出生时未能及时接种卡介苗的宝宝该怎么办呢？卫生部 2008 年声明还写道：“未接种卡介苗的 3 月龄以下的儿童可直接补种，3 月龄~3 岁儿童对结核菌素试验阴性者可补种，4 岁以上儿童（含 4 岁）不予补种。”这与成人不予补种卡介苗是一样的道理，孩子越大，经历过隐性感染的概率越高，不再需要卡介苗来形成一次微弱的隐性感染。

另外，有些谣言说打了乙肝免疫球蛋白要推迟卡介苗接种，这是不正确的。如果宝宝出生时打了乙肝免疫球蛋白，主要是针对乙肝病毒的，对结核分枝杆菌当然没效果。如果宝宝注射了其他种类的血液制品或免疫球蛋白，对皮肤上接种的卡介苗一般也没多大影响。

（五）患了结核病的妈妈能哺乳吗

我想聪明的你，应该可以看出来，欣源是不主张活动性结核患者进行母乳喂养的。

为什么对这个问题如此纠结，啰嗦这么久呢？因为我看到一些文献，认为活动性结核治疗一些时日就能母乳喂养，心里很疑惑，查了不少资料后还是觉得不喂更为妥当。

（1）开放性结核很可能会传染给婴儿。支气管内膜结核就更别说了，传染性很强，还非常隐蔽，除了纤维支气管镜和痰检结核分枝杆菌，一般不容易检查出来。

（2）其他部位的结核病灶，有时会合并肺内感染，如果肺内感染部位又很隐蔽，更不容易被察觉。临床上经常见到其他部位结核灶和肺结核同时误诊、漏诊的情形，不可掉以轻心。

（3）如果结核处于休眠期，虽然传染性大大下降，也不是百分之百保险。

刚才提到，L型结核分枝杆菌可能隔一段时间就出来"遛遛弯"，可能有传染性，但临床表现、检查结果都不典型，经常被忽视。

（4）一些肺外结核，如果有尿、便等排泄物或分泌物，是有可能接触传播的。结核分枝杆菌生命力很顽强，在外界能生存挺久。

（5）乳汁是有可能排结核分枝杆菌的。

（6）如果罹患活动性结核的妈妈被诊断出来，肯定是要吃药的。查阅下哺乳危险性等级，除了异烟肼属于L2级药物，其他抗结核药多半属于L3级或以上的药物，并不安全。比如利福平是能进到乳汁中的，经常能将乳汁染成橘红色。况且，抗结核药一吃就是6~9个月，不能随便停药，否则很容易耐药。这么看来，长期吃L2级的异烟肼的同时哺乳也未必安全。

（7）每个人疾病活动程度、感染菌种和遗传等情况不一样，药物反应也不一样，因此疗效不同的情形很常见。同时，结核分枝杆菌转阴、传染性变低的时间点也各不相同，有人吃了药立竿见影，有人很快耐药，迁延不愈。盲目认为吃14 d药传染性一定降低，不会影响宝宝，可以放心喂奶，我想这个观点的依据是不足的。

（8）万一宝宝被传染了，也要吃很久的抗结核药！想想，孩子肠胃娇嫩，肝、肾等脏器还未发育完善，易于受损，这些有点毒的药一吃就是好几个月，多么残忍！

（9）孩子受到较大剂量、毒性较强的结核分枝杆菌反复感染，往往抵御不了。如果家中有痰菌阳性的病人，传染性特别强，婴幼儿感染率会高达44%~65%。所以，我们不要对卡介苗抱过多不切实际的希望，更不要以为打了一针就"一劳永逸"，放心让孩子扎人堆儿，随便给人抱。如果妈妈不幸罹患活动性结核，还是尽量不要接触宝宝为好。

所以，欣源的个人意见如下，仅供你参考：

（1）开放性肺结核或支气管内膜结核患者最好不要喂奶，妈妈和宝宝最好能母婴隔离。

（2）全身各部位活动性结核要慎重考虑，由于肺部、排泄物、分泌物可能排菌，并需要长期服药治疗，能喂奶的可能性也挺小。

（3）已经确诊的活动期乳腺结核患者是不能喂奶的。

（4）如果明确结核感染不在活动期，传染的可能性大大减少，但不是没有。另外，孕期、产期、哺乳期激素快速波动，有可能影响免疫力，让一些潜在疾病重新"冒头"出来"兴风作浪"。因此，既往有结核感染者也得重视，如有条件，妈妈最好能做检查排查一下。谨慎评估疾病活动性，仔细权衡利弊的情况下，可以试着喂奶。

（5）服药期间最好别喂奶。

（6）如果不知道或没检查出来自己有活动性结核感染，那只能"撞大运"，听天由命了。不过，如果有发热、盗汗（产后会出虚汗，不要弄混）、消瘦、乏力、常规治疗无效的慢性咳嗽等表现，一定要考虑到结核感染的可能，需及时去医院就诊。

（六）怀疑罹患活动性肺结核需要做些什么检查

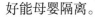

1. 痰标本涂片检查找结核分枝杆菌

一般初诊患者要送 3 份痰标本，最好是清晨痰、夜间痰和即时痰。如果没有夜间痰，最好在留取清晨痰之后 2~3 h 再留取 1 份痰标本。复诊患者每次送 2 份痰标本。1 份痰标本涂片检查约 80% 阳性，2 份痰标本涂片检查约 90% 阳性，3 份痰标本涂片检查约 95% 阳性。阳性率与送检时间和检验员的操作有关。

2.结核菌素试验

强阳性很可能提示活动性结核感染。不过免疫力低下或受损的人群，比如严重结核感染或存在其他感染性疾病（如麻疹）、免疫性或肿瘤性疾病，以及使用免疫抑制剂患者，可呈现假阴性。

3.影像学检查

结核感染表现有些特点，不过很多时候很难与其他疾病比如一般性质感染、癌症等鉴别，需要综合判断。影像学检查可明确病变性质、部位、范围，以及进展情况、治疗反应等，非常重要。

4.常规血液学检查

比如血常规，白细胞计数可高可不高，不是很特异。C反应蛋白往往会增高，血沉会增快。近年来又有不少免疫学检测方法，比如结核抗体等，假阳性率和假阴性率都挺高，意义很有限。

5.痰培养

痰培养是活动性结核诊断的金标准，不过结核分枝杆菌生长很慢，需要

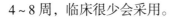

4~8周，临床很少会采用。

（七）活动性结核的治疗

结核分枝杆菌对链霉素、异烟肼、利福平、环丝氨酸、乙胺丁醇、卡那霉素、对氨基水杨酸等敏感，但长期用药容易出现耐药性，而吡嗪酰胺的耐药性 <5%。

肺结核必须进行规范的抗结核药物治疗，遵循早期、足量、联合、全程、规律的治疗原则。疗程一般要达6~9个月，部分患者需要到1年半。用药期间需要监测肝功能、肾功能。治愈率比较理想，约为90%。

由于用药配比非常专业，也需要患者坚持，用药不规范容易导致耐药性，治疗难度增加，因此，患者最好去正规诊疗机构在感染科专科医师指导下规范治疗。

（八）如何杀灭结核分枝杆菌

结核分枝杆菌对外界的抵抗力很强，尤其是在干燥的环境中，这是因为它的菌体，尤其是细胞壁中含有大量类脂质，占其干重的40%，能防止菌体水分丢失。如果它黏附在尘埃上，可保持传染性8~10 d；随地吐口痰，痰风干之后其中的结核分枝杆菌能存活6~8个月（无阳光直射情形）；在土壤中可生存7个月；在粪便内可生存5个月；在奶中可存活90 d。结核分枝杆菌在 -7 ℃以下环境中可生存4~5年。

不过，它对紫外线敏感，惧怕阳光直射，阳光直射下数小时即可被杀死。结核病患者的衣服、被褥、书籍、用品等经常晾晒，有助于杀灭结核分枝杆菌。它还怕热，在60~70 ℃水中能存活10~15 min，在100 ℃水中几分钟就会死亡。

同样因为它的细胞壁中含有类脂质，所以对乙醇敏感，在79%乙醇中2 min就会死亡。不过，其他类型亲水的消毒剂就不那么管用了，很难渗入其细胞壁。15%硫酸或15%氢氧化钠溶液处理30 min，可杀死一般的病原菌，但不能杀死结核分枝杆菌。

另外，结核分枝杆菌的抵抗力与环境中的有机物关系密切，痰液能增加它的抵抗力。大多数消毒剂能使痰液中的蛋白质凝固，包裹在细菌周围，使它不容易被杀死。5% 石炭酸在无痰环境下 30 min 能杀灭结核分枝杆菌，有痰时则需要 24 h；5% 来苏儿在无痰环境下 5 min 就能杀灭结核分枝杆菌，有痰时则需要 1~2 h。

总之，孕妇、哺乳妇女、婴幼儿罹患活动性结核，尤其是开放性结核，诊断和治疗、母婴隔离等措施都相当麻烦。由于是慢性感染，症状五花八门，很多妈妈没想着跟孩子隔离，直到孩子有症状了才发现。所以，最好还是预防为主。

孕妇、老人、孩子免疫力波动或免疫状态不理想，都是易感人群。妈妈最好在自身状态好的时候考虑怀孕，如果乏力、消瘦、盗汗、低热，一定要考虑到有没有结核感染的可能。有条件最好能做做孕前检查。孕期（特别是孕早期）、哺乳期不要经常去人员密集的地方，毕竟我国结核病患病人数多，人们的防护意识也相对薄弱，冷不丁碰上个活动性结核患者是很有可能的。如果是雾霾天，情况还会糟糕些。也尽量不要让不知底细，特别是咳咳喘喘的人与宝宝密切接触——这时候真别太考虑"情面"这种事，试着沟通一下，毕竟每家都有孩子，一般人多半能够理解。

九、接触放射性物质的妈妈能哺乳吗

有些妈妈很担忧射线。比如，照了 X 线或 CT，接受放射性同位素诊断（最常用碳–14 检测幽门螺杆菌感染）和治疗（最常用碘–131 治疗甲状腺功能亢进），工作性质可能有辐射暴露……射线会不会留在体内？会不会进入乳汁？是不是接触的所有射线，都有可能有残留呢？

这些情况需要区别对待，且听欣源细细道来。

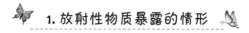

1. 放射性物质暴露的情形

妈妈暴露在放射性物质中，有 3 种情形：

（1）如果放射源是封闭的，没有沾染躯体，也就不会进入体内（外照射）。这样人离开后就不会有任何辐射。不过如果照射的射线剂量超过危险阈值，有可能对妈妈的身体造成损伤。

所以，妈妈去做检查，照 X 线或 CT，不会在身体内积聚辐射物质，更不会影响乳汁。这属于电离辐射，不可能有残留的。网上有许多谣言，认为照了 X 线或 CT，射线会留在体内，长久地伤害身体，大伙儿可别信以为真。

（2）如果身体与放射性物质有接触，但这些物质没有进入体内，比如拿手碰了放射性废物，反复洗涤、清除沾染物质（清水或加药），可将其逐渐消除。

这种也属于外照射，注意尽量避免皮肤残留，也有可能对自己和孩子造成影响。不放心的话可以去医院进行检测。

（3）如果放射性物质通过呼吸道、消化道、皮肤伤口等途径进入人体内，放射源就在人体里面了（内照射），产生的射线及化学毒性都会对人体造成影响。这些物质也有可能进入乳汁，必要时需要检测乳汁中的射线剂量。

为什么会有核辐射残留的说法呢？那是因为核爆炸后，不是爆炸瞬间放出射线就结束了。炸出的粉尘中含有放射性物质，到处散落，或被人体吸入、吞入等，造成危害。核泄漏会污染土壤、水源，远期影响非常严重。

这些被核暴露、内照射的人群，在一段时间内还需要与未暴露的人群隔离，当然也包括他们的孩子，隔离时间需要视暴露情况而定（暴露时间、暴露距离、核物质半衰期等）。这是因为他们的分泌物比如汗液、唾液、乳汁、尿液、粪便，以及被污染的衣物等，都可能有放射性物质。隔离结束，想要哺乳，最好能测定乳汁中放射性物质的量，尽量降低到痕量再考虑喂哺，因为婴幼儿的身体对放射性物质更为敏感。

2. 放射性物质的危害

放射性物质对人体有没有危害，外照射仅取决于辐射量，内照射则取决于辐射量和半衰期。

（1）如果放射性物质半衰期很短，随时间推移会逐渐消失。值得注意的是，一些放射性物质进入人体内半衰期会被拉长（比如我们常用的碘-131），如果沉积到骨骼就更麻烦。这跟该物质的理化特性有关，必要时要咨询专科医生意见。

（2）年累计辐射量越大，危害越大。不过偶尔进行影像学检查，危害基本可以忽略。

其实，我们每时每刻都在经受辐射。你会不会吓了一跳？晒太阳都有辐射呢！人工辐射主要来源于医疗照射（X线、CT等）、矿物开采、核动力生产、射线装置、核爆炸及核试验等，其中医疗照射是最大的人工辐射源。

我们主要考虑一年累计接受的辐射量。目前研究认为，一年做 12 次左右 X 线（每月 1 次）、1~2 次 CT（半年 1 次），对身体的影响基本可以忽略。当然，我们还是得考虑辐射的随机效应，射线检查和治疗还是不可滥用。

3. 哺乳妈妈使用造影剂还能哺乳吗

应用射线检查，使用造影剂的情形很常见。根据造影部位不同，造影剂的种类五花八门。

（1）我们常用硫酸钡粉末进行消化道造影，它完全不会被人体吸收，对乳汁自然无影响。

（2）60% 泛影葡胺多为水溶性碘制剂，静脉注射后 5 min 分布到全身各组织的细胞外液，5～10 min 内迅速下降，半衰期为 30～60 min，严重肾功能损害者可达 20～140 h。主要经肾以化学原型形式清除，半衰期为 1～2 h。在肾功能受损的患者身体中，它也能经肝脏异位清除，但清除率明显降低。

泛影葡胺进入乳汁的量很小，不过目前有关它的哺乳期用药资料并不多。泛影葡胺说明书上写道："有限的资料提示，哺乳妇女使用泛影酸盐对于哺乳的婴儿危险性很低。哺乳可能是安全的。"对肝肾功能不全的患者，使用需谨慎。

其他造影剂在哺乳期的应用情况，需查阅药品说明书和哺乳期用药分级。不过这些造影剂多属于新药，资料很有限。

（3）其他体腔、瘘管造影，诸如逆行尿路造影、子宫输卵管造影、胆管造影等，用药量少，多半直接从这些体腔管道排泄，入血概率很低，进入乳汁的量更是微乎其微了。

不过，值得一提的是，造影剂过敏并不少见，做增强检查前一般会先做个皮试。如果感到任何不舒服，一定要及时与医生沟通。

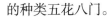

4. 哺乳妈妈做碳-14、碳-13 呼气试验 还能哺乳吗

有些妈妈觉得肠胃不舒服，医生怀疑幽门螺杆菌感染，会开碳-14 呼气试验检查。单位定期体检一般也会做碳-14 呼气试验检查。妈妈们心念着吹

口气就完事了，只要吹到位了诊断率能达到 95% 以上，满心欢喜地去做了。回家想想，有些不放心，因为去的可是核医学科，听说碳–14 有放射性的。上网一查，碳–14 的半衰期有 5730 年！心里不免担忧怨愤："都怪这'破'医生，说没什么辐射，对喂奶没影响。这倒好，一口气吃了这么个小型'核反应堆'，一辈子得受'核辐射'，还可能连带着宝宝跟着倒霉！"

这种事还真有。网上谣言不少，还有妈妈向媒体血泪控诉无良医院给孩子滥做检查，啥都没查出来，还让他一辈子白白生存在射线的阴影里。

其实，妈妈们大可不必过分担心。我们要看的不是碳–14 的辐射半衰期（5730 年），而是含碳–14 的尿素的消除半衰期（药代动力学）！也就是含碳–14 的尿素能排出去多少，碳–14 最终留在体内多少，这才是我们该考虑的问题。

碳–14 / 碳–13 呼气试验简单原理如下：幽门螺杆菌可产生高活性的尿素酶。妈妈吃下被碳–14 / 碳–13 标记的尿素后，如果存在感染，胃中的尿素酶可将尿素分解为氨和碳–14 / 碳–13 标记的二氧化碳。这些二氧化碳会经呼气排出，过一定时间收集呼出的气体，通过分析收集气体中的标记二氧化碳含量，即可判断妈妈是否存在幽门螺杆菌感染。

因此，如果存在感染，标记二氧化碳能被呼出来，没被分解的尿素会经尿、便、汗液等排出。总的来说，不管有没有幽门螺杆菌感染，碳–14 / 碳–13 理论上最后都排到体外去了。

看到这儿，你该长吁一口气了。不过别高兴得太早，如果存在幽门螺杆菌感染，分解出来的碳–14 / 碳–13 标记的二氧化碳多半会先进入血中碳酸氢盐缓冲系统，经过肺部呼出的二氧化碳，不一定是一开始入血的标记过的二氧化碳！只是标记气体呼出碳–14 总量增加，被我们检测到了而已。理论上慢慢呼气，总有一天会把这批有标记或没标记的二氧化碳通通呼干净，只是血中的 HCO_3^- 是有可能参与体内的生化代谢的，标记过的碳–14 由此打入细胞内部，成为组织结构的一分子，是真有可能出现的事情。只是，这个"打入内部"的概率和量、代谢干净的速度，目前的研究还不是很充分，但肯定是很少很少的，对成人还是基本安全的。目前很有限的动物实验，检测心、肝、肺、肾、肌肉、胃、肠、骨、脑、脂肪、生殖腺等，未见特异性积累（残留）。

不过，碳-14的辐射量还是非常小的。它是纯 β–衰变核素，β–射线的最大能量为 0.155 MeV，在空气中的最大射程为 22 cm，平均辐射能量仅 50 keV，峰值 80 keV，穿透力极弱，一般 0.3 mm 深的水、一张纸或胶囊皮就挡住了。资料显示，碳-14 呼气试验使用的一颗尿素胶囊，其放射剂量为 0.75～1 μCi，大概与乘飞机旅行 1～2 h 接受的辐射量相仿，还不及一天的自然辐射量。目前，还没有碳-14 呼气试验对人体有损害的确切报道。美国核条例委员会于 1998 年宣布将含碳-14 的尿素胶囊免于放射性管理，而将其视为一般的药品。因此，大伙儿也不用太过于恐慌。

自然界碳-14 也是天然存在的，通常是由宇宙射线与大气中的氮反应产生的。生物在生存的时候，由于需要呼吸、摄食、代谢，"旧的去，新的来"，体内的碳-14 含量大致不变。死后由于停止呼吸、摄食、代谢，碳-14 含量固定下来，开始慢慢衰变，所以可以用于考古检测年代。我们做一次碳-14 呼气试验检查，其实是在恒定的基础值上人为额外补充了一丁点儿碳-14，有没有害处？目前没有发现。

但是，很多国家实际上是禁止碳-14 检查的（美国食品和药物管理局批准成人使用，但禁止在儿童、孕妇、哺乳妇女使用）。除此之外，污染也是一方面的因素，呼气、尿、便排出来的碳-14 都到周围土壤、水、空气中去了。这一点我们国家还没有引起重视，碳-14 检查目前应用得挺多，还打算在基层大力开展。它的污染能到什么程度？我们不知道。对生产、实验、检查从业人员危害多大？我们也不知道。

碳-14 呼气试验用的受标记的尿素能部分通过胎盘，进入乳汁排泄，被孩子吃下去，也有少部分成为身体结构分子，长时间驻扎在妈妈体内，也担心对孩子不利——毕竟孩子娇弱，快速发育的身体更容易受辐射影响，因此碳-14 标记的尿素药丸说明书和检查知情同意书会提到"孕妇、哺乳期不宜做此类检查"。

其实，碳-14 可以被碳-13 替代，后者安全多了。它很稳定，没有放射性。自然界中碳-12 占 98.93%，碳-13 为 1.07%，碳-14 则极少。碳-13 呼气试验检查价格不同地方有所不同，一般就比碳-14 呼气试验多 100 多元，孕妈妈和哺乳妈妈完全可以选择这种，当然所有检查的人也可选择。

所以，综合看来，欣源意见如下：

（1）如果处于孕期和哺乳期，尽量不要做碳-14 呼气试验，可选择碳-13 呼气试验。

（2）如果哺乳期不小心做了碳-14 呼气试验，倒也没太大影响。碳-14 是一个人体和自然环境本就存在的同位素，以单次摄入 75 mg 的检测用量为例，摄入量大概只占人体本身碳-14 量的 10%~15%。

含碳-14 的尿素氮本来进入乳汁不多，孩子吃了奶又多半被他很快地排泄出来，长期留存在妈妈或宝宝体内的碳-14 量非常少，辐射量更小，基本不用担心。不过最好不要反复做这项检查。

稳妥起见，做了碳-14 呼气试验之后停喂一段时间母乳可能更安全些。一颗 75 mg 的尿素胶囊进入体内后吸收迅速，排泄很快。半衰期是 5.15 h，尿素从体内其余部分向膀胱排泄的半衰期为 6 h。24 h 粪尿排出率约 65%，48 h 98% 以上的药物已经排出体外。不过个人感觉，辐射量太小，实在不想停喂母乳问题也不是很大，只不过对人体是否存在影响的实验数据很少而已。肝功能、肾功能不全的患者排出速度非常慢，最好不要在哺乳期做这项检查。

（3）妊娠期做了碳-14 检查，那就不好说了，毕竟受标记的尿素透过胎盘，经宝宝肾脏排泄到羊膜腔里面，宝宝长时间吞吞吐吐羊水的概率是存在的。有没有害处暂时没有多少数据证实，不过还是小心些为妙。

（4）爸爸做碳-14检查，问题不大。不放心的话，孕妈妈和哺乳妈妈最好不要接触他的体液，性生活这种事推迟一两天没关系。当然，即使接触，辐射量也是非常小的，这些可能带辐射物的体液在皮肤上不会透过皮肉影响宝宝。

（5）如果是碳-14示踪物生产、实验、检查从业人员，那就该当心了。刚才提到，如果一位核医学科医生，天天给患者进行碳-14呼气试验检查，总有含碳-14的二氧化碳残留在空气中；而这含碳-14的二氧化碳的确可以被医生吸进身体里，很可能成为他身体结构的一分子。他们可不像病人，做一次检查完事了，而是会经年累月地吸入碳-14！久而久之，对身体的影响有多大我们不知道。因此，这些地方不太适合准备怀孕、生产、哺乳的女医生去工作。如果迫不得已，不好换工作，注意每日限制检查人数，检查室内最好不要有多位检查者逗留，勤开窗通风或采用新风系统，定期换班。

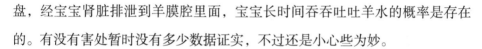

5. 哺乳妈妈做了碘-131检查和治疗后还能哺乳吗

明确地说，准备怀孕、孕期和哺乳期的妈妈如果得了甲亢，都不适宜采用碘-131治疗。

（1）碘化物或碘的任何离子形式都可能在乳汁中浓缩，这与乳房小泡细胞壁的泵系统有关。所以，碘化物（尤其是有放射性的碘化物）在乳汁内的浓度较高。

（2）检查和治疗期间接受的碘剂会被哺乳妈妈自己和宝宝的甲状腺吸收

利用。宝宝各大脏器都未发育完善，甲状腺尤为敏感娇弱，更易受影响。

（3）碘-131半衰期为8.04 d。对于放射性物质，咱们不能当一般药物考虑，认为5个半衰期就安全了。咱们得看它的放射性衰减的程度，这跟剂量有关。如果是治疗剂量，放射性需要数月的时间才会完全消失。

（4）我国医务人员一般会给病人经验性建议，认为格雷夫斯病等使用常规治疗剂量3个月后，体内碘-131基本代谢完毕，没有放射性物质存在，这时候才可以开始哺乳。但这个观点并没有找到权威出处。

美国国立卫生研究院旗下权威药物与母乳喂养数据库 LactMed 意见如下（2019年6月）：如果哺乳妈妈接受超过4 μCi 剂量的碘-131检查或治疗，需要永久性终止母乳喂养。不过欣源暂未查到该限额数据来源，而且低于这个数值需要停喂多久母乳在该意见中也没提到。

如果妈妈已经做了这项检查，剂量得向医生问清楚。不过，即使剂量没超过 LactMed 数据库提到的4 μCi 这个值，治疗前后都得停母乳一段时间，妈妈仍然很难维持奶量。另外，这个限值也实在是低，我国做甲状腺功能测定检查一般是用2~5 μCi，甲状腺显像检查一般是用50~100 μCi（找甲状腺癌转移灶用量更高），如果是做治疗，剂量就非常大，每克甲状腺组织期望活度为70~120 μCi。因此，给出这个限值意义仍然不大。

除了 LactMed 给了个具体数值，世界范围内几乎所有权威核医学相关机构、核从业机构、放射防护机构、甲状腺诊疗相关组织、母乳喂养支持专业机构，建议接受碘-131检查或治疗后，至少得长时间暂停母乳喂养，当然大多数机构建议完全终止喂哺母乳。

如果妈妈非常希望喂母乳，得寻求专业人士的帮助，用仪器监测乳汁放射性。目前成功的案例是接受14 μCi 碘-131治疗后21 d 恢复母乳。不过这个过程也挺艰难，案例很少，后续也没对妈妈和宝宝进行长时间随访研究，因此仍然不作推荐。

（5）在接受治疗前4周就得想办法停喂母乳。否则治疗期间给孩子突然断奶，他可能不接受，哭闹很久，妈妈忍不住给孩子吃奶则后患无穷。另外，活跃分泌乳汁的乳房受到辐射影响的概率也会更大些，对局部乳腺功能不利。如果有乳汁不时淌出来，放射性物质也容易污染衣物。

（6）妈妈接受了碘-131治疗后，还得与孩子有个隔离期——注意，不仅仅是不喂母乳，而是母婴分离！这是因为妈妈身体里有放射性物质，产生的汗液、尿液、唾液、泪液等分泌物都可能污染皮肤、衣物，影响宝宝。家里有孕妇、小孩的，接受碘-131治疗者要避免与他们亲密接触，相对隔离 1~2 m 即可，隔离期通常是 2~4 周。

开始隔离的前 48 h 内，受治疗者除了与宝宝保持距离，也最好不要影响其他家人，特别是宝宝的直接照料者。建议与伴侣分床睡，跟家里人分餐，平常做家务等最好戴上橡胶手套，上完厕所冲 2 遍水。2 d 过后，其间用过的床单、被套、毛巾、衣服等，都要自己清洗干净，不要让家人接触。挺麻烦呢，最好能出去住 2 d（单独 1 人，不要上班）。

看来，如果妈妈决定采用碘-131治疗，前前后后几个月不能喂奶，甚至得提早断奶，在早期放射性排泄物可能对亲友产生影响，母婴需要隔离好几周。所以，个人感觉哺乳期或生小孩不久采取碘-131检查，貌似不是非常明智的选择，具体也需要医生帮你综合评估。那么，用药可以吗？

个人认为，"两害相权取其轻"，用他巴唑、丙硫氧嘧啶相对更为安全些，孩子也能吃上些母乳，目前已经对此有相当多的实验数据，没有发现长期用药会对孩子造成损害的报道。只是对妈妈而言，药物不良反应挺多见，停药后甲亢有一定的复发率。

有妈妈会问："那生了二胎，也不能喂奶吗？"不会啦！碘-131几个月后会在身体里代谢干净，一般建议 6 个月以后可以怀孕，再经历十月怀胎，二胎宝宝当然可以吃奶啦！

十、乳腺癌及其他癌症

很多不幸罹患癌症的妈妈，很可能是在哺乳了一段时间后，才通过各种渠道发现自己患癌的。这会儿她们不免担忧："我得的癌症，会不会影响奶水，进而影响孩子健康？"尤其是患了乳腺癌，妈妈更担忧了："听说乳腺癌细胞有时会掉下来，会不会被宝宝吃下去，这样对他是不是不好？"

其实，有关患癌症妈妈哺乳的数据特别少，多半来源于在不知情的情况下不小心喂了奶的妈妈。知道自己罹患癌症，能够坚持母乳喂养的妈妈少之又少。其实我们也很理解，这些妈妈身体虚弱，心理受到巨大冲击，求生欲望强烈，经常接受放疗、化疗等副作用较大的诊疗，担心奶水质量……种种原因会让她们放弃母乳喂养，医生多半也不建议她们喂奶。

那么，患癌症的妈妈到底能不能喂奶呢？欣源了解到的数据不多，但也不太建议这么干。剥夺这些妈妈与宝宝亲密接触的机会，有些于心不忍，但也颇无奈——我这就把一些了解到的事实与大伙儿分享，让有需要的妈妈们作出最适合自身和家庭情况的选择。

🦋 1. 乳腺癌 🦋

（1）乳腺癌对宝宝的影响并不确切。目前已有资料显示，尚未发现不利影响。

其实，曾经有科学家统计过，目前没有证据证实，宝宝吃了带癌细胞的奶水也会得癌症或出现其他类型疾病或不良反应。这些癌细胞不会在宝宝肠道里出现种植、转移，更不会被吸收到血液里面。也有研究者追踪这些孩子，并没有发现远期不良影响。有些研究者发现这类孩子罹患乳腺癌的概率比他人高一些，不过还是归因于可能携带了患癌妈妈的基因。

想想，癌细胞在胃肠种植、转移，的确不那么容易发生。一大团细胞，历经几次 pH 值快速变化，穿过肠壁的黏液层，抵御或逃逸局部免疫细胞和正常菌群分泌物的攻击，牢牢地抓住不断蠕动的肠壁，快速繁殖、侵害周边组织，攫获血供，貌似是不可能的事情。更何况组织来源不同，肠壁组织未必欢迎这乳腺来源的"侵略者"。婴儿吃下去的带癌细胞的奶水很快被消化，变成大便排出去了。当然，这只是我个人的推测，一切还有待更多的实验数据证实。

你还可能担忧，肿瘤会不会"排毒"，宝宝把"毒素"吃了，会不会不好？的确，有些肿瘤有分泌功能，可能释放不少活性因子、激素之类，一些肿瘤本身跟一些病毒有剪不断、理还乱的关系。这些东西宝宝吃了好不好？貌似也不好。不过目前罕有文献报道，乳腺癌跟一些内分泌变化或病毒感染存在关联。

另外，恶性肿瘤的消耗能力惊人。肿瘤晚期有"恶液质"一说，就是肿瘤把宿主的营养都消耗掉，用于自身的快速繁殖了。不仅如此，还经常造成营养成分变化和电解质紊乱。在这样高消耗的前提下，的确很可能会影响奶水质量。

有些肿瘤有分泌功能，可能导致体内内分泌异常，从而影响泌乳和奶水质量。

如果妈妈进行放疗、化疗，可以查阅一下哺乳期药物分级，这些化疗药物没几个是在哺乳期能吃的。

总之，我们现在没发现吃含癌细胞的奶水对孩子有影响的切实证据，不过数据来源非常有限。单纯从理论上分析，貌似弊端不少。

（2）乳腺癌对妈妈的影响可能更为重要。

我们知道，乳腺癌是对激素变化较为敏感的肿瘤之一。而哺乳会造成一定的激素波动，这很可能对肿瘤的生长存在影响，到底是正面影响还是负面影响我们不知道。有些学者认为催乳素能够促进乳腺肿瘤的生长，这需要更多的数据证实。

泌乳期间，乳房血供丰富，乳腺细胞一直在卖力"劳动"，乳汁又能在乳腺内部流淌。这些都是肿瘤细胞快速生长繁殖，并在乳腺内部到处扩散的有利条件啊！有些文章认为，哺乳加速了乳腺癌的生长和扩散，不过数据有限。

2. 其他癌症

这需要根据情况来，比如癌症早期还是晚期、恶性程度、身体消耗情况等。总体看来，能够喂奶的患癌症妈妈仍然很少。

（1）癌症治疗期间，多免不了放疗、化疗，使用的药物没几个是哺乳期能用的。

（2）很多癌症有多种多样的内分泌表现（副肿瘤综合征），比如小细胞肺癌、肝癌等，可能会影响泌乳和乳汁营养配比。

（3）哺乳影响身体激素水平，一些对激素敏感的肿瘤可能会生长加速。具体可以问问肿瘤科医生，自己罹患的肿瘤类型与哺乳期的激素波动是否存在较为密切的关联。

（4）肿瘤属于消耗性疾病，非常影响妈妈的状态和奶水质量。

综合来看，不幸罹患癌症的妈妈还是不喂奶为好。宝宝没有母乳很遗憾，可宝宝更想要妈妈啊！希望妈妈平复心情，积极配合治疗。要知道，乳腺癌目前属于治愈率最高的癌症之一，其他很多肿瘤的治疗也有了突破性进展，

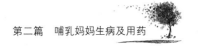

一定要有信心！

十一、内分泌疾病

1. 糖尿病（1 型或 2 型）

如果妈妈血糖过高，的确可能影响乳汁中的糖含量（注意，是总体糖含量，不仅仅是乳糖，乳糖含量往往较为稳定）。

不过，已经有不少研究表明，喂哺母乳有助于维持糖尿病妈妈血糖稳定。毕竟，分泌乳汁需要大量的能量供给，身体可能会动用各种机制，调整体内内分泌代谢系统，使其趋于完善；产后激素水平调整，也可能对缓解胰岛素抵抗等情形有一定帮助。由此，母乳中的含糖量也较为稳定。追踪这些子女的生长发育情况，未发现内分泌代谢性疾病发病率增加的情形。人类有非常强大的调节机制，让自己的奶水最适合哺育后代。

倘若妈妈未能喂哺母乳，身体囤积的能量也无法释放出来，体形可能会变得更为臃肿，对维持自身内分泌代谢水平稳定、控制糖尿病也是不利的。

当然，在孕期和哺乳期，妈妈的疾病最好能用饮食、运动及安全有效的药物控制。首选胰岛素治疗，其他药物中二甲双胍较为安全。如果妈妈患的是较为严重的 1 型糖尿病，可以采用胰岛素泵治疗，对血糖控制情况更为理想，对宝宝的喂哺也更为方便。

不过患糖尿病的妈妈需注意以下几点：

（1）患 2 型糖尿病的妈妈容易生出巨大儿（血糖高而胎盘血管情况良好）、低体重儿（胎盘血管情况不良）。宝宝在妈妈肚子里的时候长期浸染在高胰岛素水平下，出生后体内的胰岛素水平不会马上降下来，因而相对容易出现低血糖状况。早期是否需要喂哺母乳、如何监测和应对低血糖、血糖维持范围等，目前国内外都存在争议。国内多建议替代喂养，并且喂哺葡萄糖预防低血糖。我个人持保留意见，毕竟患糖尿病妈妈的乳汁中含糖量也较高，一定程度上也能防治新生儿低血糖，可在定期血糖监测的基础上，谨慎地、频繁地开始母乳喂养。毕竟，如果能实现母乳喂养，好处将远远大于弊端。

（2）患糖尿病妈妈易于感染，尽量让乳房泌乳和宝宝需求保持供需平衡，否则乳腺阻塞容易罹患乳腺炎。另外，患糖尿病妈妈阴道 pH 值水平使得念珠菌易于生长，孩子患鹅口疮继而妈妈乳头念珠菌感染的概率都会增加。

2. 甲 亢

长久以来，甲亢患者能否哺乳，一直是一个很有争议的话题。目前最新研究证实，甲亢患者可以哺乳，不过乳汁分泌量可能会受些影响，通过勤喂哺仍然可以维持足量母乳分泌。

近 20 年的研究表明，哺乳期应用抗甲状腺药物对后代是安全的，但要监测婴儿的甲状腺功能。

过去，我国医生一直建议妊娠中晚期妇女或哺乳妈妈优先选择丙硫氧嘧啶，美国食品和药物管理局妊娠期用药分级划分为 B 级，哺乳危险性等级划分为 L2 级，相对较为安全，尽量采用最低有效剂量（300 mg 以内），哺乳完毕再服药，间隔 3~4 h 进行下一次哺乳。这是考虑到丙硫氧嘧啶的药代动力学特点提出的建议，丙硫氧嘧啶进入乳汁的量很少（0.025%）。而他巴唑（甲巯咪唑他巴唑）进入乳汁的量较大（14%），过去认为它可能不如丙硫氧嘧啶安全。不过，2011年美国甲状腺学会及2012年中华医学会内分泌学分会的相关诊治指南，却作出完全相反的选择——首选他巴唑！有学者进行了长达7年的追踪观察，哺乳妇女无论服用他巴唑还是丙硫氧嘧啶，对下一代甲状腺功能均无不良影响，下一代的智商也没有差异。考虑到丙硫氧嘧啶的肝毒性，他巴唑更受青睐，美国和我国都建议将它作为一线用药，每天20～30 mg，在哺乳完毕后服用，间隔3～4 h再哺乳（服药后2 h在乳汁内含量达到峰值，服药4 h后乳汁中含量微乎其微）。尽量分次服用，而非顿服。哺乳期服药期间需要密切监测婴儿的甲状腺功能和一般状态。

不过，抗甲状腺药要吃相当长一段时间。吃太久，会对孩子有影响吗？有没有个时间限制？目前现有的文献还研究得不是很清楚，这些文献内容中，用药时长对宝宝的影响，要么欠考虑，要么写得比较含糊，具体请咨询内分泌专科医生意见。

🦋 3. 其他内分泌疾病 🦋

很多内分泌疾病，如肾上腺、垂体、甲状腺疾病，一些机制为雄激素增多的疾病如多囊卵巢综合征、病态肥胖等，的确可能影响泌乳（抑制或促进都有可能。其中相互影响的内分泌网络非常复杂，需要咨询内分泌专科医生意见）。

不过，大伙儿不用过分担心，不正常的激素水平如果能影响到乳汁分泌，那得是相当不正常的了，估计孩子怀都怀不上；即使怀上，流产、死产、早产的概率都会增加，孩子并不容易顺顺利利地正常足月出生。也就是说，孩子好好地出生了，妈妈所患的内分泌疾病应该不会很严重（但不除外怀孕期间疾病进展的情形），对泌乳的影响应该也不大。只要频繁喂哺，多半能维持足够的奶量。

值得注意的是，治疗这些疾病的药物的哺乳危险性等级很多都属于 L3、L4 级！因此，这些疾病能不能哺乳，哺乳期需不需要治疗，如何用药，最好还是咨询一下内分泌专科医生意见。

十二、动物咬伤后哺乳妈妈能打疫苗吗

曾几何时，我国是狂犬病重灾区，被疯狗咬伤的案例时有发生。

数十年来，我国仍然谈"犬"色变，甚至被随便什么动物咬了，哪怕它仅仅是舔了舔蚊子咬过的包，都要去打狂犬疫苗。目前，我国生产并消耗了世界上 80% 的狂犬疫苗。

哺乳妈妈人群这么庞大，难免有人被动物咬伤。可是她们却犯了难："欣源，我被邻居家的狗 / 野猫 / 兔子 / 老鼠 / 乌龟 / 熊孩子咬了 / 抓了，要不要打狂犬疫苗？打了狂犬疫苗还能喂奶吗？"

如今，国内外狂犬病发病率都相当低，我国一年只有几百个病例，而且城里基本看不到，这些病倒大多在郊区。患病的猫狗也极罕见。我们真有必要人人都打狂犬疫苗吗？狂犬病毒会进入乳汁吗？打了狂犬疫苗可不可以喂奶？且听欣源细细道来。

（一）狂犬病

狂犬病是由狂犬病毒引起的。它是一种嗜神经病毒，通过周围神经向上传递，直至进入中枢神经系统，引起急性脑炎等神经病变，并且下行至唾液腺，通过唾液进行传播。

狂犬病之所以为人们所熟知，是因为它的病死率奇高，几乎为 100%，目前无药可治。被患病动物咬伤后，60% 左右的人会发病。狂犬病毒能在身体里潜伏 5 d 至数年，通常 2~3 个月，平均发病期为 70 d，2 周以内发病极少，

99% 在 1 年内发病，超过 1 年再发病者罕见，目前世界上潜伏期最长的病例是 6 年发病。潜伏期内尚无任何诊断方法。一旦发作，患者一般会在 1~5 d 之内死亡（不超过 6 d，也有报道说 10 d 的，极罕见），死因多为咽肌痉挛导致窒息，或呼吸循环衰竭。

病毒不能侵入没有损伤的皮肤，人们大多是被生病的动物或人咬伤而感染的，这些动物舔舐伤口、黏膜也能传播病毒。对感染动物进行宰杀、剥皮，接触其分泌物、用品、肛门黏膜，甚至兽交，都有感染风险（很多时候，我们没注意到身上有没有细小的伤口）。有的人被打疯狗的木棒上的刺扎伤，或被疯狗接触过的草茎刺伤而感染；还有人接触了狗或患病的人的唾液、呕吐物等，擦了眼睛和嘴而发病的。吃狗肉受到感染的病例也不少见。因移植狂犬病患者捐赠的器官而发病的病例偶有报道。还有科学家认为，这种病毒还能经呼吸道和消化道传播，比如有人进入满是蝙蝠的山洞，呼吸了那儿的空气就感染上了。不过，这一点存疑，因为蝙蝠咬伤或损伤可以非常细微，让人难以察觉。迄今为止，还没观察到跟感染的狗和人共处一室，仅通过呼吸空气就被感染上的病例。

狂犬病毒的主要特征是嗜神经性——病毒复制几乎只限于神经元内。病毒最初进入伤口时，不进入血液循环（通常在血液中检测不到狂犬病毒），而是在被咬伤的肌肉组织中复制，然后通过运动神经元终板和轴突侵入外周神经系统。在一些蝙蝠变异株中，病毒也可侵害感觉神经。病毒进入外周神经后，沿着轴突向中枢神经系统"向心性"移行（所以咬了脸，通常比咬了脚更危险，发病更快，因为离中枢神经系统更近）。病毒在轴突移行期间不发生增殖，当到达背根神经节后开始大量增殖，随后入侵脊髓和整个中枢神经系统。这时病毒扩散速度非常快。脑干最先受累，也是感染最重的区域，由于脑干掌管着我们的呼吸、循环等重要生命中枢，所以狂犬病死亡率极高。

狂犬病在临床上可表现为躁狂型（大约 2/3）和麻痹型（大约 1/3）。躁狂型狂犬病患者以意识模糊、恐惧（恐水、怕风是本病的特殊症状，还有不少患者怕光、怕声）、痉挛（颈项强直、发作性咽肌痉挛、呼吸肌痉挛），以及自主神经功能障碍（如瞳孔散大、唾液分泌过多）为主要特点。有传言说人得了狂犬病会变得像狗一样，可能是这么来的。麻痹型狂犬病患者意识清楚，但有格林－巴利综合征（全称急性炎症性脱髓鞘性多发性神经病，表现为进行性对称性肢体软瘫、主观感觉障碍、腱反射减弱或消失）相似的神经病变症状。与格林－巴利综合征不同的是，狂犬病患者一般伴有高热、叩诊肌群水肿（通常在胸部、三角肌、大腿）和尿失禁，而不伴有感觉功能受损。

好在我国数十年来，对狂犬病知识普及挺到位，早期处理和疫苗预防较为及时，还出台了一系列较为严厉的犬类管理政策，目前狂犬病发病率逐年下降。根据我国人用狂犬疫苗的使用量，估计全国年暴露人口数超过4000万人。由于卫生宣教给力，疫苗普及力度好，狂犬病发病率已经降得很低，成绩喜人。不过，离完全消灭狂犬病的目标仍然有不小距离。

（二）哪些动物咬伤了必须打狂犬疫苗

虽然狂犬病让人闻风丧胆，但值得庆幸的是，有疫苗可以预防，而且疫苗相当有效。狂犬病病毒株有6个基因型，目前的狂犬疫苗可以对所有基因型产生免疫应答。健康人在完成世界卫生组织推荐的免疫接种程序后，迄今没有一例患上狂犬病。

可是，哺乳妈妈可就犯了难。孕期到哺乳期那么长，总有几个妈妈在这期间不慎被动物弄伤的。而且狂犬疫苗打起来还真够麻烦的，至少反复打上4~5次！哺乳妈妈打了狂犬疫苗还能喂奶吗？

欣源只能说，目前医疗环境实在是太保守了。如果你上网查，去医院问，90%以上的医务人员会建议你中断母乳喂养——毕竟用奶粉替代母乳喂养看上去是再容易不过的事情。

而哺乳妈妈却真是犯了难，中断母乳说起来容易做起来难。而且，暂时

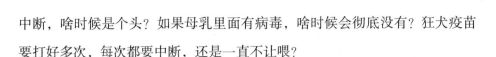

中断，啥时候是个头？如果母乳里面有病毒，啥时候会彻底没有？狂犬疫苗要打好多次，每次都要中断，还是一直不让喂？

欣源明确地告诉你，不需要停喂母乳。

（1）在发病以前，母乳里面是没有病毒的。及时接种疫苗，防疫效果有保证，基本不必担心受感染，妈妈可以放心喂奶。

在发病以前，受感染的动物的唾液中是没有病毒的。这是因为狂犬病毒只喜欢神经细胞，一开始根本不会到血液里面去，自然也就不会出现在各种分泌物中了。这时母乳中也没有病毒，是同样的道理。直到最终发病时，狂犬病毒在中枢神经系统里面大量繁殖了，情况才会有所变化，身体各种分泌物都可能带毒。这时候当然不能喂孩子了，也怕不正常的妈妈把孩子咬了，或身体分泌物接触到孩子。

如果妈妈发病特别早，该怎么办呢？放心吧，5 d 内发病的病例都极其罕见，尤其是成年人！刚被咬的时候，病毒真不是"飞毛腿"，能在短时间内顺着神经爬到中枢"兴风作浪"的。

所以，妈妈还没发病的情况下，在世界卫生组织、我国疾病预防控制中心推荐的疫苗接种流程保驾之下，孩子不会受染。放心喂奶吧！

（2）狂犬疫苗可以放心打，不会影响孩子。

迄今为止，国内外开展的研究均未发现狂犬疫苗引起孕妇流产、早产或致畸现象，也不会影响乳儿的正常生长发育。

狂犬疫苗属于灭活疫苗，相当安全，这些大分子碎片是不会通过胎盘屏障、血乳屏障的。它只是帮忙激活机体产生相应的抗体而已。

所以，孕妇、哺乳妇女完全可以打狂犬疫苗，不会影响到孩子。

当然，有些孩子可能会出现轻微腹泻，可能是对这些制剂中的基质或杂质成分有点儿过敏的缘故。不过一般而言影响很小，停药以后恢复会相当迅速，妈妈们大可放心。

十三、还有哪些妈妈不适合母乳喂养

（1）毒品滥用（吸毒）的妈妈最好不要喂哺母乳。

（2）妈妈存在严重精神疾病，可能会伤害宝宝，不适合亲自照看宝宝，特别是在与宝宝单独相处的情况下。精神疾病严重程度需要精神卫生专科医生评估。

注意，这一条包括严重的产后抑郁，非常隐蔽而常见。其实，我国媒体报道的产后数月乃至数年内妈妈伤害孩子、带孩子跳楼的事件屡见不鲜。需要引起足够的重视。

（3）妈妈患乳腺炎可以继续喂养，如果使用抗生素，尽量选择哺乳期较为安全的抗生素种类。只有妈妈患的乳腺炎是由耐药的金黄色葡萄球菌引起的，孩子早产或罹患疾病，需要中断母乳喂养直至感染治愈。

十四、患哪些疾病的宝宝不适宜母乳喂养

宝宝罹患半乳糖血症、苯丙酮尿症、枫糖尿症等严重的遗传代谢性疾病（这类遗传代谢性疾病很少见，症状往往很重，一般不难识别），不建议母乳喂养。吃的奶粉也得经过特殊处理，不含某些特殊成分。也有学者认为，苯丙酮尿症和其他一些代谢性疾病，只是摄入的某些物质的含量不能超过一定限度，不需要完全停喂母乳，可以母乳和特殊配方奶粉或其他代乳品混合喂养，不过得监测体内该特殊物质水平不要超标。有些孩子完全不能吃各种奶制品，只能吃豆浆、米粉、麦粉、特制的多维代乳粉等。

除上述 14 种情况之外，绝大多数疾病都可以坚持母乳喂养，但要注意用药情况。

目前很多文章认为患有心肺疾病、内分泌代谢疾病、自身免疫性疾病等的妈妈不能喂母乳，多属于谣传。其实，在密切医疗关注下，大多数患各类疾病的妈妈可以坚持母乳喂养。即使不能实现全母乳喂养，部分喂养也能给母婴带来益处。

不过需要注意的是，疾病本身可能对母乳和孩子影响不大，可是治疗疾病用的药就不一定安全了！比如治疗甲亢的丙硫氧嘧啶属于L2级用药，而卡比马唑（甲亢平）就属于L3级。慢性病通常用药较多，持续时间也很长，对孩子有没有影响，欣源真难给你"打包票"。用药前一定要查阅一下哺乳期用药分级，咨询一下专科医生意见。

罹患慢性病的妈妈，哺乳期用药、喂母乳的利弊，最好能向专科医生进一步咨询。妈妈们最好多掌握些知识，也多问些医生，学着判断。患绝大多数疾病的妈妈不需要停喂母乳，其中感染性疾病多半不会通过母乳传染。不要随随便便放弃给孩子最为珍贵的天然口粮的机会，也不要轻易怀疑自己的奶水质量。

第六章

哺乳妈妈用了药，就得停喂母乳吗

我们经常听到亲友对我们遗憾地诉说："我当时患乳腺炎，皮肤上都烂了个洞出来。去医院打了头孢类抗生素，要连打一两个星期。医生说不能喂奶，我就只能把奶断了，没再喂了。宝宝只吃了不到2个月的奶。""我是剖宫产的。我对头孢类抗生素过敏，产后医生安排打了氨曲南。我不放心查了查说明书，说用了氨曲南是不能喂奶的，宝宝出生好多天都没给喂。那时还接了镇痛泵，听说里面有麻药的，也不敢给宝宝吃，怕对他脑子不好，喂的奶粉。后来奶水的量一直少，宝宝老哭，也不肯好好吃，2个多月我的奶就没了。"

也经常有新妈妈拿着药盒问我："欣源，我吃了×××药，还能喂奶吗？""欣源，我想吃酵素减肥，会进到奶水中影响小孩吗？""欣源，我得了脚气，痒得难受，能抹药吗？不抹也怕传染给小孩，抹了还能喂奶吗？"……

刚刚剖宫产之后，哪有不打药的呢？人吃五谷杂粮，哪能不生病呢？哺乳期如此漫长，有个头疼脑热自是免不了的。去医院就诊，医生会开出些药物。新妈妈每每担忧地问医生吃药会不会对宝宝有影响，医生往往谨慎地说："那就断几天奶，给孩子喂奶粉替代，等病好了再接着喂奶就行。这两天把奶挤出来丢掉。"

鉴于目前的医患关系，医生这种谨慎建议是在情理之中的。在他们眼里，妈妈断几天奶，喂几天奶粉，是非常正常的做法，好像母乳能够"召之即来，挥之即去"，想停就停，想喂就喂。殊不知，停喂母乳要多麻烦有多麻烦，搞不好妈妈还容易患乳腺炎，奶水经常会迅速变少。

研究表明，72%的美国妇女选择母乳喂养，而其中相当多的母亲因为服用药物而终止母乳喂养。在我国，对此虽然没有切实的统计数据，但相信也不会比美国少。我国关于哺乳期用药的指南少之又少，医务人员大多按照药品说明书办事，毕竟这有法律效力，加之我国目前奶粉滥用的情形较为严重，本来母乳喂养率就在持续走低，因为吃药而停喂母乳更是稀松平常的事情。

有的妈妈不想给孩子暂停母乳，又不敢吃药，就自己硬扛着，难受得要命。欣源曾见过一个妈妈，患了细菌性感冒不敢吃抗生素，又想早点好，买了个吸鼻器天天冲鼻腔，操作又不是很得当，结果患上了"鼻窦炎"！这下倒好，几天就能治好的感冒，硬是变成了严重的鼻塞，持续了两三个月，差点儿没去做鼻窦手术。

事实上，大多数暂停母乳的操作并没必要，还"吃力不讨好"。大部分药物进入乳汁的量平均少于母体用药量的1%，而多数情况下少于10%就可以认为相当安全了。刚出生的孩子，每次吃奶量仅几毫升到几十毫升，摄入的药量基本可以忽略不计。可选的药物这么多，我们完全可以降低风险——尽量选择相对安全的药物，使用正确的给药途径，采用合理的哺乳时间。妈妈完全可以一边治疗疾病，一边保障宝宝健康，持续给予他深深依赖的最优质的口粮——母乳。

关于哺乳妈妈用药后还能不能接着哺乳，且听欣源细细道来。

一、为什么药品说明书多不建议哺乳妇女用药

在我国，多数医生都会照着药品说明书办事。如果他不这么做，孩子有点儿啥问题，妈妈拿着说明书将医生诉至法庭，一告一个准！要知道，药品说明书是具有法律效力的。鉴于目前的医患关系现状，医生保守一点儿也在情理之中。事实上，很多医生本身也缺乏哺乳期用药的知识，稳妥起见，会照搬说明书内容而让你停喂母乳。

让人纠结的是，除了一些维生素之类特别安全的，药品说明书上大多会写"妊娠期、哺乳期禁用或慎用"。真要依照这个，哺乳妈妈几乎没几种药是能吃的——因为限于伦理学和法律等原因，没几个制药商会拿孕妇和哺乳妇女做III期临床实验，并记录药代动力学规律和副作用，因此数据很少，说明书不仅"一棍子打死"都不让用，有关药物与哺乳的有效信息也很少记录。其实，这是制药商们逃避责任的做法。

相反，由于中药成分复杂，研究困难，说明书经常会写"副作用尚不明确"。这下倒好，"尚不明确"经常被大伙儿理解为"没有"，使得很多医生和患者对这些药物接受程度还挺高；这种说明书端上法庭，也不至于让医生吃

官司。所以医患双方，一个愿"开"，一个愿"吃"，在不敢开和吃西药的前提下，大量中药和中成药在孕期和哺乳期被滥用。

欣源当然很反对这一点。中药成分复杂，难以检测其药代动力学参数及副作用；其副作用并不是没有，只是我们不知道而已。另外，妈妈们在哺乳期吃这些中药，乳汁也可能造成孩子过敏。

二、哺乳妈妈用药，药物是怎样进入孩子体内的

（一）第一关：入母血

（1）妈妈如果是静脉注射，药品就直接进入血液循环，最终进入靶组织起作用。

（2）如果采用口服，药物需要先经历几次变化的 pH 值环境（口腔及上消化道略偏碱性的环境—胃的强酸性环境—小肠的偏碱性环境）、各种各样的生物酶及肠道菌群等的洗礼，被破坏了不少，有的没能吸收直接随大便拉出去了；剩下的经肠胃黏膜吸收入门脉系统，被肝脏代谢或蓄积（首过效应）；再剩下的一些或留下些肝代谢产物，最终进到血液里面。这个过程相对静脉注射就和缓多了，药品浓度整体偏低，不会大起大落，作用较慢、温和而持续。

（3）如果是外用，那就更安全了，药物需要透过皮肤相对较厚的角质层，艰难地抵达真皮毛细血管层，进入体循环。如果皮肤用药面积大，或皮肤破损，或直接在乳房上用药，吸收入血、进入乳汁的概率要大一些，但通常也没那么明显。

所以，患脚气的妈妈们放心抹药，化妆、烫头、美甲之类就更不用担忧奶水质量了（不过宝宝可能不喜欢带着天然奶香的妈妈染上这些气味，或不喜欢妈妈变样子。美甲用的甲油多有挥发性，有可能对宝宝造成伤害。文身更需要注意，文身的地方往往消毒不彻底，有可能传播血液系统疾病，药物

和病毒也很可能直接入血）。不过妈妈接触宝宝之前需要仔细清洁双手，避免将真菌、药物染到宝宝身上或衣物上。抹药的时候最好能戴双手套。

有的妈妈在实验室工作，担忧各种各样的药物试剂是否对乳汁有影响。由上述我们知道，偶尔做几次实验对乳汁的影响是微乎其微的。不过经年累月地在这种环境工作，有些挥发性试剂尤其是萘类、酚类等，的确是会进入身体并造成残留的。会不会影响乳汁？真不好说，最好还是看看试剂的种类再作定论。另外，相比影响乳汁，二次污染是更应该考虑的事情——一些挥发性物质能残留在妈妈的皮肤和衣物上，会不会对孩子造成伤害，我们无从知晓。所以，妈妈们如果需要长时间做实验，最好还是晚一点要宝宝。若一定得在哺乳期做实验，使用比较危险的试剂时最好做好自身防护，有条件者戴防护面具或特制口罩，回家接触宝宝前最好能洗澡、换衣服，自己的衣服与宝宝的衣服分开清洗、晾晒。

看到这儿，我们可以这么理解并想象：直接静脉注射，好比将一碗水直接倒进桶里，"飞流直下三尺"；口服，则隔了2～3层滤布倾倒，途中损耗了不少，入桶时流速缓和均匀；外用，则是隔了一层棉被倒水，大部分打湿了局部的棉被（作用在局部的皮肤），进到桶里的水量得按"滴"数了。

因此，哺乳期用药的第一原则是："能不用就不用，能外用不口服，能口服不静脉（注射）"。

（二）第二关：进入乳汁

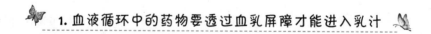

1. 血液循环中的药物要透过血乳屏障才能进入乳汁

药物进入乳汁的量与下列因素有关：

（1）药物在母亲血浆中达到高浓度。

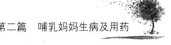

（2）分子量低于 500。

（3）低血浆蛋白结合率。结合型药物裹着一大团血浆蛋白，体积变大，暂时不能通过血乳屏障。之后药物慢慢地与血浆蛋白解离，才会发挥生物学效应，少量通过血乳屏障。未与血浆蛋白结合的游离型药物分子量较小，较易通过血管壁及各种膜性结构，产生生物学效应或进行代谢与排泄，当然更易于进入乳汁中。

（4）脂溶性高的药物易于分布到乳汁中。如地西泮，脂溶性较强，哺乳妇女应避免使用。

（5）药物解离度高，偏碱性。乳汁偏酸性（pH 值 7.0 ~ 7.2），更易于接纳偏碱性的药物，如红霉素、巴比妥类；而酸性药物如青霉素 G、磺胺类则不易进入乳汁中。举几个例子：红霉素、复方新诺明、复方磺胺甲噁唑、异烟肼、甲硝唑，口服或静脉给药后，乳汁中这些药物的浓度会达到血药浓度的 50%；而青霉素、头孢菌素在乳汁中的浓度不足血药浓度的 25%。

我们可以理解并想象，把第一关中接到的 3 桶水再分别倒到一层新的滤布上，损耗量更大了，接到的液体量已经非常少了。如果起初 3 桶水换成 3 桶油或 3 桶稀泥，最终接到的液体量又会有所不同，最后这层滤布对不同液体的滤过率和滤过速度也不一样。

🦋 2. 药物进入乳汁过程的特点 🦋

（1）易于通过胎盘屏障、血脑屏障的药物，多更容易进入乳汁。因此，孕期不适用的药物，多半哺乳期也不适用。作用于神经系统或易于产生神经系统副作用的药物，比如中枢性减肥药、抗抑郁药等，多需要当心。这类药物如果被孩子吸收入血，也更容易作用于孩子脑部（不过如果妈妈罹患严重的产后抑郁，多数学者认为抗抑郁药还是得吃的，相比而言，一个未经治疗的患产后抑郁的妈妈对婴儿的风险更大）。

（2）大多数药物是通过被动扩散的方式（从高浓度流向低浓度）通过血管壁扩散进入乳汁中，进入乳汁中的量大多只占母体摄入量的 1%～2%。不过有些药物有点儿特殊，可以通过主动转运在乳汁中浓集，比如前面提到的碘-131。碘化物或碘的任何离子形式都容易在乳汁中浓缩，这与小泡细胞壁的泵系统有关。对这类药物一定要当心。

（3）一般情况下，乳房屏障包括乳腺周围的毛细血管壁和小泡细胞的双层脂质细胞膜，还有些周边结缔组织，等等。不过，在泌乳早期（产后 72 h 内）和乳房胀得厉害乃至罹患乳腺炎的时期，小泡细胞之间的间隙较大，药物可以直接通过这些细胞旁的间隙进入乳汁。约 1 周后，乳腺细胞趋于肿胀，旁边的间隙大部分关闭，进入乳汁中的药物减少。

看到这儿你不免担忧，初乳含药比成熟乳多，还能吃吗？事实上，前面提到你吃的一粒药片，稀释到整个身体里面，一般只有很少量药物会进到乳汁里；更何况，宝宝头几天每次吃奶量可能就几毫升到几十毫升，吃下去的药量微乎其微。

（三）第三关：进入孩子血液循环

跟母体一样，乳汁中的药物进入孩子血液里面，先得经历胃肠 pH 值的变化，肠道吸收，肝脏代谢……不过呢，孩子的各脏器发育还不是很完善，这些关卡的阻挡功能要比母体差一些。孩子血浆蛋白含量较少，结合药物的能力也要相对差一些，具有药理活性的游离型药物是成年人的 1～2 倍；孩子体内许多转换酶活力不够，影响药物代谢；孩子肾脏滤过、清除药物的能力也较差。种种因素看来，摄入等量的药物，孩子比成人更容易蓄积。

从乳汁摄入的药物本身量就很少。由于胃酸和各种胃肠酶类的影响，有些药物在胃肠环境中很不稳定，包括氨基糖苷类、奥美拉唑和各种大分子肽类药物（如肝素、胰岛素等）；其他药物在婴儿胃肠道多半很少吸收，很快就被拉出去了，进入血液循环的量非常少。血液里的这一丁点儿药，还要再经历一次婴儿肝脏的首过效应，基本没可能进入体循环而发挥药效。所以，哺乳妈妈吃药，多数时候对孩子的影响微乎其微，基本可以忽略不计。

孩子娇弱的身体对药物要比大人敏感些。孩子正常足月，年龄越大越安全。如果孩子早产、低体重、存在疾病、小月龄，胃肠功能或免疫功能紊乱（尤其是有奶粉过敏或乱喂药物的情况）等情况下，药物吸收量更多，作用更明显。不过，这些刚出生有些先天不足的孩子，一方面，一开始吃的母乳量非常小，吃进去的药量微乎其微；另一方面，他们有更加娇弱、发育不完善的胃肠道和免疫系统，会更加需要妈妈的母乳为他们的健康和身体发育保驾护航。我们对这类宝宝，更需要谨慎评估用药风险、宝宝的状态，综合权衡利弊，慎重决定是否需要给妈妈继续用药、改变用药种类或中断母乳喂养。事实上，绝大多数正常足月或状态很好、胎龄不那么小的早产儿，妈妈在围生期使用了药物，对哺乳没有多大影响。

我们可以理解并想象，将第二关中3种情况接到的3桶水分别再倒到2～3个网孔更大的筛子上面，底下接一张白纸或一张草纸。当然，这3种情况，最终滴到纸上的水已经少之又少。倘若最初3桶水换成别的液体，结果可能略微有所不同，但它们最终流到纸上的量都微乎其微。如果是白纸，一般不会被滴破，可能一会儿就干了；如果是草纸，容易被滴破，干的速度也会稍慢一些。

这些比喻可能不那么合适和精确，欣源只是希望便于你理解。多数时候，这些"跋山涉水""过五关斩六将"进入宝宝体内的药物，曾经"一鼓作气"，这会儿"再而衰，三而竭"，已然是"强弩之末"，量和效力微乎其微。想在孩子体内达到临床剂量，更是几乎不可能的事。多数时候，妈妈可以放心。

　　看看，为了这么丁点儿药中断甚至放弃母乳喂哺，真是太得不偿失了！况且，妈妈本身不会为了一点儿小毛病就吃毒得不行的药物，一般的药物对孩子也比较安全。相反，盲目停喂母乳，采用代乳品对婴儿危害更大。

　　当然，选药和用药，我们最好注意以下几个细节：

　　（1）我们可以参考一些资料，尽量选择对孩子风险小的药物。问问儿科医生也行，经常直接给孩子用的药物，妈妈吃了多半也比较安全，有关婴幼儿用药的细节信息也更为完善。有些妈妈直接吃孩子用的药，也不失为一种不错的选择。当然，注意换算成成人剂量，尤其是抗生素，如果有必要吃，没有用足量则会效果不佳，还容易耐药。

　　（2）哺乳时间尽量避开血药浓度高峰期（很多都在服药后 1~2 h），等血液中药物排泄一段时间后再哺乳更为安全（最好两次哺乳能间隔 1 个半衰期以上，一般建议至少间隔 4 h 再哺乳）。最好能在哺乳后 15~30 min 内服药，越早越好。可适当延长下次哺乳的时间。其间孩子闹腾了，可以陪他玩耍转移些注意力。

　　不过有些孩子吃着吃着走了神，自顾自玩儿起来了，妈妈以为孩子吃满意了，交给其他家人带孩子，自己吃药去了。没一会儿孩子又要吃奶，这会儿可纠结了。妈妈可根据情况来，如果吃药时间不长，药物还没来得及吸收入血，再喂奶也没多大关系。

　　（3）较为安全的药物如哺乳危险性等级 L1、L2 级药物，可以不用停喂母乳，时间要求也宽松些。如果不小心吃了不安全的药物，L3 级药物需谨慎综合评估停喂母乳的必要性；L4 级药物，有条件时最好能等上 5 个半衰期，等母体药物代谢干净更为放心些。实在等不到 5 个半衰期，可以看看该药的药代动力学参数和描述婴幼儿不良反应的相关文献，谨慎抉择下一次哺乳间隔的时间。最好能在临床专业医师和药师指导下用药，并密切观察宝宝的反应。

　　（4）用药时间不要太长。比如抗结核药异烟肼的哺乳期用药分级为 L2

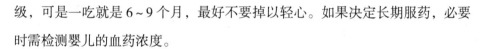

级，可是一吃就是6~9个月，最好不要掉以轻心。如果决定长期服药，必要时需检测婴儿的血药浓度。

（5）尽量选择半衰期短的药物（1~3 h），可以多次服用最低剂量。尽量避免半衰期长的药物，比如缓释片（缓释胶囊、控释片）等。

（6）尽量选择蛋白结合率高、口服生物利用度低或分子量高的药物。

（7）值得一提的是，如果药物引起孩子过敏反应，那就跟剂量多少没太大关系了。乳汁中很少量的药物也能引起孩子的过敏反应，最常见的是胃肠不适（腹泻、肠绞痛、便秘等）、湿疹、肛周溃疡等，不过通常作用很轻微，停药后好起来非常迅速。如果不能肯定宝宝身体变化是否与用药有关，最好能暂停哺乳，观察一下。如暂停哺乳后症状还未缓解，需及时就医。

（8）哺乳妈妈尽量不要长期口服抗生素治疗。偶有抗生素进入乳汁，引起孩子伪膜性肠炎的报道（肠道菌群失调，机会致病菌繁殖导致）。

（9）尽量避免影响奶量的药物，比如很多感冒药含"退奶"成分。

（10）用药尽量简单，最好避免复方制剂（绝大多数中药、特殊补品、大剂量维生素属于此类），能不用的药物尽量不用，需要用就针对性地用（比如应用抗生素一定要有指征），用足疗程，及时停药，绝不"恋战"。再次强调，"能外用不口服，能口服不静脉（注射）"。

（11）如果必须应用对婴儿有害的药物并长期用药，只好中断母乳喂养，比如长期癌症化疗、应用抗结核药。相比母乳，宝宝更想要妈妈呢！权衡利弊，妈妈自身的治疗过程更为重要。

（12）试图通过排空乳汁排药，往往是徒劳的。乳汁中的药物浓度往往与血药浓度密切相关，关键在于血液中药物代谢的速率。

（13）诚恳一点，跟医生表个态：你是多么想坚持喂奶，孩子是多么顽固，从来不肯用奶瓶。医者仁心，多数医生会考虑你的诉求，仔细研究用药策略的。

三、如何查阅哺乳期用药数据

（一）专业书籍

1. "L" 分级系统

临床药理学家、儿科学教授 Thomas W. Hale 所著的 *Medications and Mothers' Milk*，2014 年再版的第 16 版为最新版本，中文版则为 2006 年出版的原著第 12 版译文。书中收录了 1300 余种药物、疫苗、植物药等，附录还专门列出了化疗药、放射性药物和复方非处方药物的详细数据。Hale 教授将书中收录的药物在哺乳期使用的危险等级分为 L1 ~ L5 五个级别，也就是我们最为熟知、广泛运用的 "L" 分级。"L" 为 lactation（授乳，哺乳）的首字母大写。

（1）L1 级药物最安全（Safest）：许多哺乳妈妈服药后没有观察到对婴儿的副作用会增加。在哺乳妈妈的对照研究中没有证实对婴儿有危险，可能对喂哺婴儿的危害甚微；或者该药物在婴儿不能口服吸收利用。

（2）L2 级药物较安全（Safer）：在有限数量的对哺乳妈妈用药研究中没有证据显示副作用增加和（或）哺乳妈妈使用该种药物有危险性的证据很少。

（3）L3 级药物中等安全（Moderately Safe）：没有在哺乳妈妈进行对照研究，但喂哺婴儿出现不良反应的危害性可能存在；或者对照研究仅显示有很轻微的非致命性的副作用。本类药物只有在权衡对胎儿的利大于弊后方可应用。没有发表相关数据的新药自动划分至该等级，不管其安全与否。

（4）L4 级药物可能危险（Possibly Hazardous）：有对喂哺婴儿或母乳制品的危害性的明确证据。但哺乳妈妈用药后的益处大于对婴儿的危害，例如哺乳

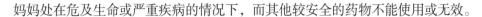

妈妈处在危及生命或严重疾病的情况下，而其他较安全的药物不能使用或无效。

（5）L5 级药物禁忌（Contraindicated）：对哺乳妈妈的研究已证实对婴儿有明显的危害或者该药物对婴儿产生明显危害的风险较高。哺乳妈妈应用这类药物显然是无益的。本类药物禁用于哺乳妈妈。

2. 其他分级系统

其实，除了 Hale 教授的"L"分级系统，还有许多其他的分级系统。比如 Richard K. Miller 教授在他的著作 *Drugs During Pregancy and Lactation*：*Treatment Options and Risk Assessment*（2014 年第 3 版）里，将妊娠／哺乳用药危险等级分为五级，依次是 1 级（首选）、2 级（次选）、S 级（可能耐受的单次或低剂量给药）、T 级（仅当出现必须使用的指征时使用）和 C 级（禁用）。

3. 其他综合性工具书

《马丁代尔药物大典》是世界公认最权威的药学巨著，信息量很丰富。大部分药物都总结了哺乳期的使用特点，内容多参考了《英国国家处方集》和美国儿科学会的建议。美国 *Physician's Desk Reference* 和国内参考型工具书（如《新编药物学》《中国国家处方集》等），提到哺乳期用药的内容与药品说明书差别不大，一般不推荐哺乳期服药，参考价值有限。

（二）世界权威机构声明

（1）世界卫生组织在 2002 年公布了哺乳妇女用药目录，所收录的药物按其对哺乳的危险等级分为适用、适用（监测不良反应）、尽量避免（监测不良反应）、尽量避免（影响乳汁）和避免使用五大类。不过，该目录只有推荐、建议，并无具体的哺乳期用药数据。

（2）美国儿科学会药物委员会就哺乳妇女用药问题先后发表过多份声明（*The transfer of drugs and other chemicals into human milk; The Transfer of Drugs and Therapeutics Into Human Breast Milk: An Update on Selected Topics*），提出药品使用建议，并推荐通过 LactMed 数据库查询更多哺乳期用药信息。

（三）数据库

（1）LactMed：LactMed（https://toxnet.nlm.nih.gov/newtoxnet/lactmed.htm）是美国国家医学图书馆旗下数据库 TOXNET 的子库之一，全称是"药物与哺乳数据库"，数据比较权威。LactMed 的所有数据均由研究文献综述而来，也列出了全部参考文献供进一步查证，内容看上去相对复杂些。它能使用个人电脑端网页版和手机客户端进行查询，非常方便。该数据库每月更新一次，每种药物的信息都提供更新时间。

（2）e-lactancia：e-lactancia（http://e-lactancia.org）最初由西班牙儿科医生 José María Paricio Talayero 创建，现由公益组织 APILAM 维护，是一个在线的免费数据库，可查询影响母乳喂养各种因素的相关数据。

e-lactancia 数据库的更新主要参考 pubmed、LactMed、*Medications and Mothers' Milk* 等资源，同样也给出了具体条目的更新时间。对于数据库收录的条目，e-lactancia 列出了所引文献，但并未作细节上的描述，将影响哺乳的危险因素分为四个级别——非常低、低、高和非常高，并直接给出结论，看上去相对简单明了。e-lactancia 不仅收录了药物的信息，还包括一些化妆品、疾病和医疗操作对哺乳的影响，内容全面。

（四）文献检索

一般而言，pubmed 够用了。

综上所述，我们最为熟悉的"L"分级系统，并不是评价哺乳期用药风险的唯一标准。除此之外，还存在诸多不同的评价体系，但都不是世界权威药政部门认可的标准。我们实际运用中，可以将各大评价体系进行对比参照，综合判断用药风险。必要时可向专科儿科医生、药剂师等咨询。哺乳期常用药物 L 分级见表 6-1。

表 6-1　哺乳期常用药物 L 分级

药物名称	哺乳危险性等级	半衰期	对乳儿影响
常用解热镇痛药			
对乙酰氨基酚	L1	2 h	仅少量分泌入乳汁，所以危害较小
布洛芬	L1	1.8～2 h	理想的止痛药
双氯芬酸钠	L2	1.1 h	
阿司匹林	L3	2.5～7 h	极少量可分泌入乳汁，不良反应的报道较少。可诱发瑞氏综合征，不建议选用
吡罗昔康	L2	30～86 h	虽然有非常长的半衰期，但研究说明它通常是安全的
吲哚美辛	L3	4.5 h	
常用抗生素			
青霉素 G	L1	<1.5 h	观察胃肠菌群失调和腹泻
双氯青霉素	L1	0.6～0.8 h	
氟氯青霉素	L1	1.5 h	
氨苄西林	L1	1.3 h	注意腹泻
阿莫西林	L1	1.7 h	少于 0.95% 的母体剂量进入乳汁
羧苄西林	L1	1 h	口服生物利用度很低（<10%），通过哺乳摄入的剂量很小
氯唑西林	L2	0.7～3 h	观察腹泻
哌拉西林	L2	0.6～1.3 h	口服吸收差将限制本药物的吸收
替卡西林	L1	0.9～1.3 h	注意观察胃肠菌群改变和腹泻
头孢氨苄	L1	50～80 min	观察如腹泻等的胃肠症状
头孢羟氨苄	L1	1.5 h	已知少量可以进入乳汁，观察有无胃肠道症状，如腹泻

续表

药物名称	哺乳危险性等级	半衰期	对乳儿影响
头孢唑林	L1	1.2～2.2 h	口服吸收差，因而婴儿可能仅吸收少量药物。观察如腹泻等的胃肠症状
头孢拉定	L1	0.7～2 h	观察如腹泻等的胃肠症状
头孢噻吩	L2	30～50 min	观察如腹泻等的胃肠症状
头孢克洛	L2	0.5～1 h	已知少量可以进入乳汁
头孢西汀	L1	0.7～1.1 h	观察如腹泻等的胃肠症状
头孢丙烯	L1	78 min	观察如腹泻等的胃肠症状
头孢呋辛	L2	1.4 h	观察如腹泻等的胃肠症状
头孢匹林	L1	24～36 min	观察如腹泻等的胃肠症状
头孢布坦	L2	2.4 h	观察如腹泻等的胃肠症状
头孢噻肟	L2	<0.68 h	观察如腹泻等的胃肠症状
头孢曲松	L2	7.3 h	本品在乳汁中的浓度很低，除了可能引起胃肠菌群失调外，不会出现其他相关临床症状
头孢他啶	L1	1.4～2 h	观察如腹泻等的胃肠症状
头孢唑肟	L1	2～3 h	当与其他抗生素一起使用时，会出现胃肠菌群失调
头孢地尼	L2	1.7 h	
头孢克肟	L2	7 h	观察如腹泻等的胃肠症状
头孢吡肟	L2	2 h	
头孢泊肟酯	L2	2.09～2.84 h	观察如腹泻等的胃肠症状
头孢双硫唑甲氧	L2	3～4.6 h	观察如腹泻等的胃肠症状
头孢哌酮	L2	2 h	观察如腹泻等的胃肠症状
头孢哌酮＋舒巴坦		2 h	观察如腹泻等的胃肠症状
阿莫西林＋克拉维酸钾	L1	1.7 h	目前没有报告说明克拉维酸钾进入乳汁

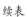

续表

药物名称	哺乳危险性等级	半衰期	对乳儿影响
氨苄西林＋舒巴坦	L1	1.3 h	
氨曲南	L2	1.7 h	因为很小的口服吸收率（<1%），预计在母乳喂养的宝宝中不会出现不良影响
亚胺培南	L2	1 h	
亚胺培南＋西司他丁钠	L2	0.85～1.3 h	口服吸收差，亚胺培南可被胃酸破坏。本品可能有极小量进入母乳，但没有数据证实。胃肠菌群可能改变，但少见
美罗培南	L3	1 h	
厄他培南	L2	4 h	可能会出现腹泻和假膜性肠炎
红霉素	L1、L3（新生儿早期，幽门狭窄）	1.5～2 h	替代药物是阿奇霉素
阿奇霉素	L2	48～68 h	通过哺乳摄入的药物不会对哺乳期婴儿产生相应的临床效应
克拉霉素	L2	2.6～4.4 h	
林可霉素	L2	4.4～6.4 h	观察腹泻
克林霉素	L2	2.4～3 h 2.9 h	乳汁内的量对于婴儿没有损害，注意观察腹泻。经阴道栓用药对于婴儿不可能造成明显的危害
泰利霉素	L3	9.8 h	分子量大，乳汁中的量可能很少
庆大霉素	L2	2～3 h	
阿米卡星	L2	2.3 h	仅有非常少的量进入乳汁，很难通过婴儿的胃肠道吸收
卡那霉素	L2	2.4 h	婴儿口服吸收少，注意观察腹泻
链霉素	L3	2.6 h	口服吸收很差，婴儿的吸收微乎其微（早产或新生儿早期除外）
磷霉素	L3	4～8 h	母乳里的药物水平不可能对婴儿造成不良影响

续表

药物名称	哺乳危险性等级	半衰期	对乳儿影响
妥布霉素	L3	2~3 h	口服吸收差，母乳喂养婴儿的血药浓度不会有明显升高
四环素	L2	6~12 h	进入乳汁的量极少，因为四环素与乳汁里的钙结合将降低婴儿的口服吸收量。婴儿短时间（<3周）接触并非禁忌。即使吸收量很小，长期接触也可导致牙齿着色，因此应避免长期接触
多西环素	L3（短期使用）、L4（长期使用）	15~25 h	短期使用（3~4 d）无禁忌，不建议长期使用
氯霉素	L4	2.5~4 h	乳汁药物水平很低，不至于对婴儿产生明显的毒副作用，但对以后用药可产生致敏作用。本品毒性很大，尤其对新生儿和轻度感染者不应使用
氧氟沙星	L2	5~7 h	注意腹泻
左氧氟沙星	L3	6~8 h	注意腹泻
诺氟沙星	L3	3~4 h	注意腹泻
伊诺沙星	L3	3~6 h	慎用，替代药物为氧氟沙星和诺氟沙星
环丙沙星	L3	4.1 h	应密切观察婴儿的胃肠道症状，如腹泻。最新研究显示在母乳中的含量非常低。眼科用药由于绝对剂量很小，可以使用
加替沙星	L3	7.1 h	没有母乳研究的资料
曲伐沙星	L4	12.2 h	肝毒性较大，易导致急性肝功能衰竭
葛帕沙星	L4	15.7 h	
洛美沙星	L3	8 h	密切观察出血性结肠炎可能
呋喃妥因	L2	20~58 min	葡萄糖-6-磷酸脱氢酶（G6PD）缺乏或小于1月龄的禁用

续表

药物名称	哺乳危险性等级	半衰期	对乳儿影响
呋喃唑酮	L2、L4（新生儿早期）		口服吸收较少，哺乳期婴儿全身吸收该药是很微量的，但在新生儿早期应注意观察
万古霉素	L1	5.6 h	经胃肠吸收少，低水平药物即可改变婴儿的胃肠菌群
灰黄霉素	L2	9～24 h	
多黏菌素 B	L2	6 h	局部使用不可能经皮吸收进入血浆或乳汁。本品在酸性环境中很不稳定，口服后大部分被婴儿的胃酸破坏。乳头局部少量使用不会影响乳儿
磺胺甲噁唑	L3	10.1 h	高胆红素血症新生儿和 G6PD 缺乏的婴儿的母亲使用要谨慎
磺胺异噁唑	L2	4.6～7.8 h	哺乳妇女最佳选择，慎用于高胆红素血症的新生儿和 G6PD 缺乏的婴儿
复方磺胺甲噁唑	L3		
替硝唑	L2	11～14.7 h	
莫匹罗星软膏	L1		
常用抗病毒药物			
金刚烷胺		1～28 h	能抑制催乳素的分泌，因而不要用于哺乳妇女或者慎用，使用时应注意观察抑制泌乳的情况；婴儿可有尿潴留、呕吐和皮疹
盐酸金刚乙胺	L3	25.4 h	
阿昔洛韦	L2	2.4 h	除了乳头，局部用药是安全的
泛昔洛韦	L2	2～3 h	本品的优点不比阿昔洛韦多，基于这一点，尽管泛昔洛韦副作用很小，但阿昔洛韦更适合哺乳妇女

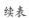

续表

药物名称	哺乳危险性等级	半衰期	对乳儿影响
伐昔洛韦	L1	2.5～3 h	
利巴韦林	L4	298 h	短暂接触本品可能产生的副作用很少，但是超过6～12个月的长期接触可能有更大的风险，应谨慎使用
奥司他韦	L3	6～10 h	因为疗效不强（仅能将总病程缩短约1.3 d），本品并不建议用于哺乳妇女，除非对于合并其他严重疾病的高危患者
喷昔洛韦	L3	2.3 h	口服生物利用度为0，且局部用药时母亲血浆药物浓度检测不到，因此本品经过母乳分泌以及被婴儿摄入的可能性很小
拉米夫定	L2	5～7 h	通过乳汁的药物剂量很低，不至于产生副作用
常用抗真菌药物			
两性霉素B	L3	15 d	有很强的毒性，只用于危及生命的感染。没有关于本品转运至乳汁的数据，但实际上不能口服吸收（<9%），乳汁中的药量极不可能使哺乳婴儿出现临床症状
制霉菌素	L1		胃肠道不吸收，母体血药浓度极低
克霉唑	L1	3.5～5 h	口服吸收差，阴道用药后不可能吸收足够的量导致婴儿出现不良反应
氟康唑	L2	30 h	
咪康唑	L2	2.1 h	母体口服吸收差
酮康唑	L2	2～8 h	口服制剂有严重肝毒性，目前仅用于局部治疗
特比萘芬	L2	26 h	
曲康唑	L3	4～11.3 h	阴道给药，只有少量被吸收。口服吸收好。就是给予很大的剂量，本品也不会诱导机体突变或胎毒性

续表

药物名称	哺乳危险性等级	半衰期	对乳儿影响
伊曲康唑	L2	64 h	不太可能口服吸收。不要与特非那定或阿斯咪唑同用。氟康唑可能是更好的选择
常用抗过敏药物			
苯海拉明	L2	4.3 h	可能会有少量药物转运至母乳。然而，这种具有镇静作用的抗组胺药不是哺乳母亲的理想选择，通常应首选无镇静作用的抗组胺药。注意观察镇静作用
氯苯那敏	L3	12～43 h	观察其镇静作用
氯雷他定	L1	8.4～28 h	注意观察镇静、口干和心动过速
西替利嗪	L2	8.3 h	观察其镇静作用
赛庚啶	L3	16 h	观察其镇静作用
色甘酸钠	L1	80～90 min	不足1%的药物经母亲（可能婴儿）的肠胃吸收，因此对婴儿也不可能产生太大影响
常用激素类药物			
泼尼松	L2	3.5 h	对于大多数类固醇而言，小剂量使用对哺乳妇女并非禁忌。即使小剂量替代治疗，如气雾剂或吸入剂，母亲用药后，最好等至少4 h再哺乳，以减少婴儿的摄入量。大剂量（>40 mg/d）激素替代治疗，特别是长期疗法，很可能影响孩子的生长发育。短期大剂量疗法并不禁用，因为总吸收量不多；如长期大剂量使用，需严格监测婴儿的生长发育。尽量应用喷雾剂或鼻腔内用药以减少婴儿摄入量。短期疗法是安全的
地塞米松	L3	3.3 h	乳汁里的量没有很大可能产生临床效益，除非长期大剂量使用

续表

药物名称	哺乳危险性等级	半衰期	对乳儿影响
丙酸倍氯米松	L2	15 h	小剂量运用，吸收入母体血浆的量极少，所以在婴儿体内不太可能产生临床作用
局部用氢化可的松	L2		
氟氢可的松	L3	3.5 h	谨慎使用
布地奈德	L2	2.8 h	使用正常剂量，进入乳汁中的浓度不会引起临床相关症状
曲安奈德	L3	88 min	吸入或鼻内用药，对临床无影响
肾上腺素	L1	1 h（吸入剂）	除了新生儿早期或早产儿，本品一般不会被婴儿吸收，但注意观察短暂的兴奋作用
去氧肾上腺素	L3	2~3 h	口服生物利用度低，除非母亲大剂量使用，否则婴儿不会出现临床症状
常用麻醉药物			
利多卡因	L2	1.8 h	以下是推荐剂量：骶管阻滞<300 mg，硬膜外阻滞<300 mg，口腔麻醉<100 mg，脂肪抽吸术4200 mg。作为在口腔或者其他外科疗法中的局部麻醉剂，仅有少量被使用，通常少于40 mg。然而，在吸脂术中，所用的量是相当大的。不过，母体血浆和乳汁中的水平看上去不会达到高浓缩，婴儿的口服生物利用度也是相当低的（<35%）
布比卡因	L2	2.7 h	
盐酸曲马多	L3	7 h	注意镇静作用
呼吸系统疾病常用药物			
右美沙芬	L1	<4 h	没有资料说明能够进入乳汁
茶碱	L3	3~12.8 h	

续表

药物名称	哺乳危险性等级	半衰期	对乳儿影响
氨茶碱	L3	3～12.8 h	
沙丁胺醇	L1（吸入治疗）	3.8 h	口服时，药物可能转运入乳汁；而吸入治疗时，不到10%的药物被吸收进入母体血浆，少量的药物有可能进入乳汁，但没有相关的报道。然而，如果口服给药，乳汁中的药物浓度足以使婴儿出现震颤和焦躁不安
左旋沙丁胺醇	L2	3.3 h	
特布他林	L2	14 h	进入乳汁但是量少
麻黄碱	L4	3～5 h	短期使用时不可能对哺乳期婴儿造成危害，但仍不建议哺乳妇女常规应用麻黄碱。观察厌食、易怒、哭闹、睡眠障碍和兴奋
伪麻黄碱	L3（短期使用）、L4（频繁使用）	<4 h	泌乳量少的母亲应该尽量避免使用
醋酸吡布特罗	L2	2～3 h	吸入治疗乳汁浓度可能非常低，口服时血药浓度较高，对母乳喂养儿的危害也较大，注意观察易激惹及震颤等不良反应
沙美特罗	L2	5.5 h	
咖啡因	L2	4.9 h	
可待因	L3	2.9 h	应用于早产儿或体弱的婴儿时应观察有无镇静及呼吸暂停
愈创木酚甘油醚	L2	<7 h	祛痰的低效性不适宜哺乳妇女使用，但还没有副作用的报道
左卡巴斯汀	L2	33～40 h	局部用药后，体循环中水平很低
消化系统疾病常用药物			
阿托品	L3	4.3 h	仅有少量进入乳汁，微量吸收以及新生儿增强的敏感性可产生潜在的危险，需慎用。尽可能避免使用，但并非绝对禁忌

续表

药物名称	哺乳危险性等级	半衰期	对乳儿影响
东莨菪碱	L3	2.9 h	口服后生物利用度差，一般认为乳汁中浓度较低
多潘立酮	L1	7～14 h	一度认为是理想的催乳药，不过已经有出现心血管异常的报道，慎用
西沙比利	L2	7～10 h	
硫糖铝	L2		吸收的可能性很小
西咪替丁	L2	2 h	哺乳母亲有其他选择时可以不使用这种药物，短期（几天）使用并非禁忌
雷尼替丁	L2	2～3 h	虽然雷尼替丁会在乳汁内浓缩，但总的剂量少于治疗量
法莫替丁	L1	2.5～3.5 h	更好的选择（相比雷尼替丁、西咪替丁），临床首选
泮托拉唑	L1	1.5 h	本品在酸性环境及母乳中极不稳定，在吸收前基本被破坏
奥美拉唑	L2	1 h	实际上，通过母乳摄入的药物很可能在吸收前已在婴儿的胃内被破坏
雷贝拉唑	L3	1～2 h	吸收前在婴儿的胃内被破坏
心血管系统疾病常用药物			
地高辛	L2	36～48 h	
胺碘酮	L5	14～28 d	婴儿剂量是母体剂量的4%～6%；由于其半衰期很长，可能在体内聚集，可能存在心血管及甲状腺的副作用
维拉帕米	L2	2.8～7.4 h	
尼莫地平	L2	1～2 h	
硝苯地平	L2	2～3 h	硝苯地平进入乳汁的量很少，对乳汁成分也没有影响，目前观察对哺乳婴儿几乎没有影响
氨氯地平	L3		

续表

药物名称	哺乳危险性等级	半衰期	对乳儿影响
非洛地平	L3	10～25 h	
美托洛尔	L3	3～4 h	
倍他洛尔	L3	16～20 h	
普萘洛尔	L2	2～3 h	
拉贝洛尔	L2	6～8 h	
卡维地洛	L3	6～10 h	
比索洛尔	L3	10～12 h	
马来酸依那普利	L2	11 h	
卡托普利	L2	<3 h	
福辛普利	L2	12 h	
贝那普利	L2	10 h	
培哚普利	L2	1.5～3 h	
氢氯噻嗪	L2	15 h	
吲达帕胺	L2	14～18 h	
硝酸甘油	L4		
影响内分泌常用药物			
炔诺酮	L1	5～14 h	
左旋甲炔诺酮	L2	11～45 h	
米非司酮	L3（非妊娠患者）、L5（妊娠患者）	20～34 h	
氯米芬	L3（哺乳后期）、L4（产后早期）	5～7 d	
胰岛素	L1		
阿卡波糖	L3	2 h	
二甲双胍	L1	6.2 h	

续表

药物名称	哺乳危险性等级	半衰期	对乳儿影响
格列苯脲	L2	6～12 h	
丙硫氧嘧啶	L2	1～2 h	
卡比马唑	L3	6～13 h	转运到乳汁中的量很低，不会影响哺乳期婴儿的甲状腺功能，但仍有必要对婴儿进行密切监测，建议选用丙硫氧嘧啶
左旋甲状腺素	L1	7～8 d	
促甲状腺激素	L1		
促肾上腺皮质激素	L3	15 min	理论上可以转运到乳汁。哺乳期母亲用药很大程度取决于剂量、暴露时间及对乳儿的危险。短时间应用并非禁忌
降钙素	L3	20～24 h	
神经系统用药			
甲哌氯丙嗪	L3	10～20 h	建议较小的婴儿慎用。注意呼吸暂停的问题
异丙嗪	L2	12.7 h	与婴儿猝死征有关，建议慎用
毒　品			
可卡因	L5	0.8 h	乳汁、血浆比例高提示本品有可能大量进入乳汁。口服、经鼻给药及吸入同样危险并禁用。对那些已经摄入的人来说，建议最少挤出并丢弃乳汁 24 h 以利药物清除
其　他			
维甲酸	L3（外用）、L4（口服）		口服本品不要哺乳
异维甲酸	L5	>20 h	本品极具脂溶性，在乳汁中的浓度可能很高
铁	L1		铁很少进入乳汁

续表

药物名称	哺乳危险性等级	半衰期	对乳儿影响
含糖氧化铁	L2		进入母乳的铁很少，对哺乳的母亲进行大剂量补充并非禁忌，但仍建议谨慎使用
肝素	L1	1～2 h	分子量高，一般不会进入母乳。进入母乳中的肝素很快被婴儿胃内容物破坏

注：资料来源于《药物与母乳喂养》2006 年第 12 版，原著 Thomas W. Hale（美），译者胡雁，人民卫生出版社出版；*Medications and Mothers' Milk* 2014 年第 16 版，Thomas W. Hale（美）著。

　　欣源对于哺乳期使用这些药物的安全性不作建议，只对现有的公开出版的科学文献进行汇编。个人使用药物必须由医师、患者和其他护理咨询专家共同决定。

四、哺乳期用药"指南"

1. 感　染

　　如果明确属于细菌感染，如咽炎、扁桃体炎、肺炎、乳腺炎等，需要应用抗生素，首选青霉素、头孢菌素等（注意，四代头孢头孢匹罗、头孢吡肟可以进入乳汁，使用需权衡利弊。其他药物多在乳汁中含量很少）。妈妈如果罹患较为特殊的感染，如支原体感染、衣原体感染等，大环内脂类如红霉素、阿奇霉素等可供选择，注意它们是能进入乳汁的，量还不少，不过这些药是儿科常用药。红霉素更为安全些；阿奇霉素最好不要用于新生儿和 6 月龄以下婴儿，他们的妈妈也尽量避免应用。这些药物半衰期很长，达 35~48 h，并可能会造成 Q-T 间期延长、心律失常等心血管疾病风险增加，已知有心血管系统疾病者更要避免使用。碳青霉烯类如亚胺培南、西司他丁等，未见对乳儿有毒性的报道。甲硝唑和替硝唑可进入乳汁，不过尚无对孩子不利的报道，谨慎使用。

尽量使用单方制剂，如无特殊需求，类似阿莫西林+克拉维酸钾、氨苄青霉素+丙磺舒之类的复合药物尽量少用，后一种药物往往会提高前一种药物的血药浓度，增强其效果，延缓其代谢。而婴儿尤其是新生儿身体代谢、排泄速度本来很慢，又易于过敏，所以妈妈如果没有罹患耐药或难治性感染，尽量使用单方药物更为安全些。

不宜选用氨基糖苷类（如链霉素、庆大霉素、阿米卡星等，尽管它们在乳汁中浓度很低，但鉴于其耳毒性、肾毒性等副作用，不作第一选择），其他还有喹诺酮类（氧氟沙星、诺氟沙星、左氧氟沙星在乳汁中的浓度比较低，现有研究显示影响较小，不过鉴于其软骨毒性，不作第一选择）、磺胺类（尽管哺乳危险性等级多为 L2 级，但使用需谨慎，尤其是新生儿期不适用。这时候孩子肝酶功能不太完善，有造成溶血、黄疸加重的风险，蚕豆病宝宝的妈妈禁止使用）、呋喃妥因（新生儿禁用此药，因其酶系统发育尚不完全，有致溶血性贫血的危险。蚕豆病宝宝的妈妈禁止使用。可少量进入乳汁，使用需权衡利弊，哺乳危险性等级为 L2 级）、氯霉素（可致骨髓抑制，"灰婴综合征"）、四环素类（脂溶性强，易向乳汁转运，可沉积在宝宝牙齿和骨骼中，使牙齿永久性着色，牙釉质发育不良，并抑制骨骼生长）等，也不宜在哺乳期使用。

如果考虑为普通病毒感染，绝大多数没有特效药物，一般 3~7 d 可自愈，其间密切观察宝宝状态，加强护理，可谨慎应用对症处理的药物。不得不提一提我国大小医院滥用的利巴韦林，它在欧美国家的说明书适应证一栏中，只提到对呼吸道合胞病毒有效（而仅有 5% 的普通感冒是由呼吸道合胞病毒引起的，即使确诊，也仅推荐雾化吸入，不推荐口服或静脉系统给药），丙肝病毒感染时可以使用。所以，一般的感冒用它治疗多半没什么效果，而它的半衰期很长（298 h，用药后可在体内存留长达 6 个月），副作用很大，孕妇和哺乳妇女禁用，直接用在小婴儿身上更不安全。

再提提另外一个被滥用的抗病毒药——奥司他韦。这个药主要用来治疗成人和 ≥1 岁的儿童流感，预防成人和 ≥13 岁的青少年流感。美国的相关研究表明，可在母乳中检测出奥司他韦，但美国疾病预防控制中心提示，可以继续喂母乳。目前该药的哺乳危险性等级被划分为 L3 级，主要是它的活性代谢产物半衰期比较长 [6~10 h（平均 8.2 h）]，还是权衡利大于弊的情况下再谨慎使用。值得注意的是，这个药只对甲型和乙型流感病毒有用！目前没有发现它对其他病毒或其他疾病有用。也就是说，它并不是我们想象中的"万能感冒药"，啥病毒感冒都有用。另外，它得在确诊流感，或接触流感病人 48 h 之内应用，超过 48 h 再应用的意义也不大。只有病情严重，可能出现严重并发症的情况下，超过 48 h 才酌情考虑使用。另外，它的作用仅仅是将总病程缩短 1.3 d；可以减轻些症状，并且减少一些并发症的发生，比如中耳炎等。

绝大多数抗真菌药如酮康唑、氟康唑、伊曲康唑等，副作用较大，能进入乳汁，最好不要在哺乳期使用。不过，制霉菌素可局部用药，一般不经过胃肠和皮肤黏膜吸收，比较安全。

🦋 2. 普通感冒 🦋

我国市面上常见的感冒药有泰诺（酚麻美敏片）、白加黑（美息伪麻片）、日夜百服咛（氨酚伪麻美芬日片 / 氨麻美敏夜片）和新康泰克（盐酸伪麻黄碱缓释胶囊或美扑伪麻片）等，多为复方制剂，或多或少含有伪麻黄碱及扑尔敏，偶见金刚烷胺。它们都有一定的退奶作用，不过不太明显，但最好不要长期、大剂量使用。妈妈服用伪麻黄碱、茶碱（常用于平喘，约有 1/10 进入乳汁）等，孩子可能精神兴奋、烦躁，睡眠受影响。因此，妈妈感冒症状不重的话，能不用药尽量不用。

止咳药中多存在中枢性镇咳成分，比如右美沙芬、可待因等。右美沙芬基本不进入乳汁，哺乳危险性等级为 L1 级，宝宝 2 月龄以上再用更安全些。可待因哺乳危险性等级为 L3 级，其可能使宝宝出现兴奋、烦躁、嗜睡、便秘、心动过缓等，应慎用。值得注意的是，我们常买来用于镇咳的中成药来镇咳，里面多半含这些成分，别以为中成药就没副作用。

退热药多为解热镇痛药。烧得不厉害，也不是特别难受，可以不用药，物理降温即可。

鼻塞的话，可以做做雾化，吸入热水蒸气或滴点儿盐水，稍微会缓解些（不要来回剧烈地折腾鼻子，否则有造成鼻窦炎的风险）。嗓子疼可以用冷盐水漱口。总之，能用物理方法对症处理的问题，尽量别用药物解决。

3. 过　敏

如果妈妈出现过敏症状，如全身瘙痒、荨麻疹、过敏性鼻炎、过敏性结膜炎等，首先得考虑寻觅过敏原，而不是用药！多半需要从宝宝饮食、哺乳妈妈的饮食、洗涤用品、日常接触的用物、环境等着手。过敏原不去除，症状很难好。过敏性鼻炎可尝试用冷盐水冲洗鼻腔。

如果荨麻疹长得全身都是，特别难受，首先考虑外用药物，如炉甘石洗剂等，其次才考虑服药治疗。其实，大部分抗过敏药物能进到乳汁中，目前并没有绝对安全可靠的口服药物，不同的文献可能意见不一致。相比而言，西替利嗪、氯雷他定在乳汁中的水平较低，英国过敏和临床免疫委员会推荐哺乳妈妈酌情使用，尽可能使用较低的有效剂量。尽管有学者提出，氯雷他定可能存在引起神经系统不良反应的风险，不过迄今为止还没发现它引起婴幼儿神经系统不良反应的确切报道。

相比而言，扑尔敏进入乳汁的量更多，可以小剂量（2~4 mg）、短时间服用。由于扑尔敏可能导致睡眠增加，可考虑在宝宝晚上睡觉前、最后一次喂奶后服药。不建议长时间、大剂量服用，否则可能会影响婴儿，并会减少母亲乳汁分泌量。西替利嗪也有此特点，不过它进入乳汁的量很少。

4. 发烧、疼痛

发烧、疼痛（咽痛、头痛、关节痛等），这两个症状看上去八竿子打不着，用的药却多为同一种——解热镇痛药。

布洛芬（儿童用药商品名有美林等，成人用药商品名有芬必得等）和对乙酰氨基酚（扑热息痛，儿童用药商品名有泰诺林、百服宁等，成人用药多将它和其他药品成分做成复方感冒药）是世界卫生组织推荐的两种儿童退热药，较为安全。其中，布洛芬是美国食品和药物管理局和世界卫生组织唯一共同推荐的儿童退烧药，是公认的儿童首选抗炎药。

布洛芬和对乙酰氨基酚也常用于成人退烧、止痛、抗炎等。孩子吃了都没事，哺乳妈妈多半也能放心吃了。它们的哺乳危险性等级均为L1级（进入乳汁的量极少，半衰期短，而婴幼儿使用剂量远高于母乳中分泌的量），可作为哺乳妈妈的优先选择。不过我们尽量选择普通剂型（分散片或普通胶囊），我们常吃的芬必得就属于缓释胶囊，最好避免使用。

阿司匹林（哺乳危险性等级为L3级，值得一提的是赖氨匹林，商品名为来比林，是各大医院常用的静脉退热药，其实是阿司匹林和赖氨酸的复合制剂，哺乳期也不适用）、吲哚美辛（哺乳危险性等级为 L3 级）就不适宜使用了。这两种药物进入乳汁的量较大，长期大剂量应用，婴儿可能会产生不良反应，比如出血、黄疸、酸中毒、惊厥等。应用阿司匹林最为严重的副作用是会引起"瑞氏综合征"。

🦋 5. 牙疼、脚气、肋软骨炎、眼病等 🦋

如果妈妈出现牙疼，系统用药往往需要慎重对待，而局部采用含漱液不失为一个很好的选择。最常用的是复方氯己定含漱液（商品名为口泰），里面含氯己定和甲硝唑（哺乳危险性等级为 L2 级），要比直接吃甲硝唑安全不少。

如果妈妈有脚气、股癣、头癣等，可以放心使用外用抗真菌药物，如硝酸咪康唑乳膏（达克宁）。使用时最好戴个手套，使用前后清洁双手。平常尽量避免直接拿手抓挠患处后再与宝宝密切接触，皮肤痒得厉害可以拿别的工具抓一抓。如果病变面积过大，比如很大范围的股癣等，在发炎、肿胀的皮肤上大量用药，吸收率也不容小觑，需要仔细研究下药物中各成分的药代动力学参数和哺乳期用药分级。

肋软骨炎发生部位多在胸骨旁第 2～4 肋软骨，以第 2 肋软骨最常见，偶尔也可发生于肋弓。由于它经常发生在乳房部位，妈妈们时常以为是乳房疼痛而就诊。治疗多外用解热镇痛类药，麻烦的就是药物经常抹在乳房上方，是具有一定透过皮肤而被吸收入血和乳汁的可能性的。所以，选择布洛芬乳膏（芬必得）安全性有保障，注意尽量不要将药抹在乳头上面和周围，别让孩子的小嘴和皮肤接触到药物。相反，我们对最常使用的双氯芬酸二乙胺乳胶剂（扶他林）在哺乳期的安全性知道得较少，还是尽量用布洛芬乳膏吧。

不要把塞肛、塞阴道的药物也当作外用药物。有些药物经黏膜吸收率非常高，速率也挺快，比如舌下含服硝酸甘油比吃到肚里起效快，效果好得多。对这类药物也得像口服药一样，仔细研究下哺乳期是否适用。

滴眼液用药量很少，即使全部被黏膜吸收也只有一丁点儿药，不影响哺乳。

🦋 6. 麻醉剂 🦋

妈妈牙疼去拔牙，或要做个小手术，难免会用到麻醉剂。很多妈妈担心麻醉剂进到血里面，会损害孩子的大脑，其实这个可能性是基本不存在的。一来，针剂局部麻醉（局麻）药都代谢得很快，最常用于局麻的是利多卡因和普鲁卡因，前者约 2 h 在局部完全代谢干净（半衰期 2 h），后者 30 ~ 45 min 就基本没效了（半衰期 3 h）。二来，局部用药剂量很小，进入全身血液循环后再进入乳汁的概率很低。所以局麻对哺乳的影响很小。外用局麻药，透皮吸收入血的概率很低，进入乳汁的剂量可以忽略不计，更不必担忧。

妈妈在哺乳期也能选择无痛胃肠镜等检查，不必硬扛。至于全身麻醉（全麻）药，可以跟医生沟通一下，告诉他自己还在哺乳期，他会尽量选择短效药物。尽量不用阿普唑仑等，因其半衰期稍长，为 1.5 ~ 2.5 h，可进入乳汁。镇痛剂可使用静脉泵泵入瑞芬太尼（芬太尼和舒芬太尼半衰期较长，对哺乳影响较大），其有效的生物半衰期仅 3 ~ 10 min。丙泊酚也需要静脉泵泵入，半衰期仅 1.8 ~ 8.3 min，1 h 后代谢产物能从体内排干净。绝大多数肌松药作用时间也非常短暂，清除很快。吸入麻醉剂中，停止吸入后排泄最快的是七氟烷。

所以，用这些全麻药，醒了之后过 0.5 ~ 1 h 就能喂奶。

事实上，妈妈做完全麻手术，麻醉医师也会建议在医院平躺观察一阵的，主要是为了减少术后麻醉并发症发生风险。可以说，等到妈妈见到宝宝的时候，喂奶就完全没问题了。

剖宫产一般采用椎管内麻醉，麻药局限在椎管内部，一般不会进入血液里面，更不会进入乳汁。很多剖宫产妈妈术后会使用镇痛泵，一般医院会提供24~48 h连续静脉泵入，多使用舒芬太尼，该药能进入乳汁，说明书上建议停药24 h后再哺乳，不过镇痛泵中的药量非常低，而头一两天孩子每顿只需要吃几毫升到十几毫升母乳，药物对乳汁的影响非常小。妈妈可放下顾虑，尽量早开奶、勤喂奶，对孩子的受益远远大于风险。

7. 糖尿病

妈妈罹患糖尿病，口服药中二甲双胍是安全的。当然，使用胰岛素是最为安全的，它是大分子蛋白质，完全不会进入乳汁。但早期要注意监测，保持血糖水平较为平稳，尽量不要出现低血糖。

8. 肠胃不适

明确细菌感染引起的肠胃不适，需使用抗生素，详见上述。

绝大多数治疗胃肠疾病的药物或多或少能进入乳汁中，不太适合在哺乳期服用。比如 H_2 受体阻断剂（雷尼替丁、法莫替丁、西咪替丁）能进入乳汁，可能对乳儿有毒性，慎用或禁用，部分药物如西咪替丁已证实对宝宝肝功能有影响，并能抑制其胃酸分泌；质子泵抑制剂（奥美拉唑、兰索拉唑）、胃动力药（多潘立酮、依托必利、莫沙必利、西沙必利）、止吐药甲氧普鲁胺（偶见妈妈服药，宝宝出现椎体外系症状的报道）、黏膜保护剂（瑞巴派特、果胶铋）可进入乳汁，慎用；缓泻药硫酸镁也能进入乳汁，可能会使宝宝出现腹泻、呼吸困难，最好不用；解痉药物（阿托品、山莨菪碱），大量应用时可进入乳汁，孩子可能出现瞳孔增大、烦躁等症状，且对泌乳有些抑制作用，尽量避免应用……

看到这儿，兴许妈妈犯难了。这不让用，那不让用，肚子疼、拉肚子的话，咱还能用点儿啥？

其实，肠胃不适，不一定非要用药才能好，很多时候仅仅调整饮食效果就很不错。一些稀粥、烂面、米糊、芝麻糊之类，在一定程度也具有黏膜吸附、减少胃酸刺激、解痉等作用。

吐和拉，本身是一种保护性反应——身体认为这些东西不好，于是想办法把它们弄出去。我们用药，基本都是对症处理，让妈妈好受一点，另外就是防治严重并发症，比如脱水等。但成人拉虚脱的情形相对还是少见的。所以，根据情况酌情处理就好，不一定需要"大张旗鼓"用药。

一定要用药的话，也有不少安全药物可供选择：中和胃酸可以不用 H_2 受体阻断剂和质子泵抑制剂，碳酸钙口服混悬液（兰达）和铝碳酸镁片（达喜）、复方氢氧化铝效果也很不错，单次服用吸收率很低，乳汁中含量极低。注意铝碳酸镁片等含铝制剂不要经常服用，因为铝难以代谢，可能会在妈妈体内蓄积，影响大脑，不过一般不会通过乳汁影响孩子。止泻药中，蒙脱石散是最为安全的，完全不被吸收，只是吸附在黏膜表面缓解症状。

🦋 9. 高血压 🦋

降压药都属于长期用药，需要非常谨慎。即使哺乳危险性等级为 L2 级，也需仔细权衡哺乳期长期用药的利弊，必要时咨询心血管内科医师。

钙离子通道阻滞剂中，硝苯地平的哺乳危险性等级为 L2 级，它进入乳汁的量很少，目前尚未观察到对哺乳婴儿存在影响。氨氯地平、非洛地平的哺乳危险性等级为 L3 级，目前哺乳期用药资料较为匮乏，稳妥起见，最好选用其他种类药物。

β 受体阻滞剂中，普萘洛尔、美托洛尔、拉贝洛尔哺乳危险性等级分别为 L2、L3、L2 级，资料相对充分，在权衡利弊的前提下可以谨慎使用。卡维地洛和比索洛尔的资料较为欠缺，其哺乳期用药分级暂时划分为 L3 级，慎用。

血管紧张素转化酶抑制剂（ACEI）中，绝大部分药物的哺乳危险性等级划分为 L2 级。其中卡托普利、福辛普利、贝那普利、依那普利临床资料相对多一些，雷米普利、赖诺普利、培哚普利哺乳期用药资料很少，慎用。血管紧张素 II 受体拮抗剂（ARB）如厄贝沙坦、缬沙坦、氯沙坦等，分子量较小，有可能进入乳汁，慎用。

氢氯噻嗪和吲达帕胺是最常用的两种利尿剂，哺乳危险性等级为 L2 级。美国儿科学会认为这两种药物较安全，哺乳期可以应用。不过一定要注意用量不要太大，否则引起血容量下降可能导致泌乳量减少。

🦋 10. 神经系统疾病 🦋

大部分神经系统用药，如地西泮、舒乐安定、左旋多巴、金刚烷胺、卡马西平、苯巴比妥、唑吡坦等，都能透入血脑屏障产生作用，因此也易于通过血乳屏障进入乳汁，可能对孩子产生影响。如果罹患神经系统疾病，需长期用药，一定要慎重对待。

哺乳妈妈尽量不要吃安眠药：一来可能进入乳汁；二来妈妈睡太沉，不便于照料宝宝，对于小月龄的孩子，还有压住孩子使其窒息的风险！如果妈妈夜间睡眠不理想，白天尽量让妈妈和孩子多睡一会，睡好一点。

至于产后抑郁的治疗，可真棘手，用药一定要非常慎重。哺乳妈妈一旦服药，喂奶的事就变得十分棘手。产后抑郁的妈妈接触孩子也有较大的风险，她们有可能做出伤害自己和孩子的行为。希望家人多多理解她角色改变导致的心理变化，多关心她总没错。另外，一定要保障妈妈的睡眠，白天不要让过多客人来访，也不要经常吵醒新妈妈让她吃东西等。要知道，睡眠剥夺是产后抑郁的一个重要诱发因素。

另外，很多减肥药都是作用于中枢神经系统的，人为造成轻微的"神经性厌食症"，从而减少食量，减轻体重。所以，哺乳妈妈尽量不要使用这类药物。运动和饮食调整仍然是最好的减肥方法。

🦋 11. 自身免疫性疾病（包括免疫性肾脏疾病等）🦋

如果妈妈的疾病处于活动期，绝大多数免疫抑制剂如环孢素、甲氨蝶呤等在哺乳期都是禁用的。

如果妈妈的疾病处于维持期，只需服用 1 片维持剂量的糖皮质激素，可以哺乳，不过需要谨慎观察孩子的变化。

哪种激素安全？可的松 25 mg＝氢化可的松 20 mg＝强的松（泼尼松、去氢可的松）5 mg＝强的松龙（泼尼松龙）5 mg＝甲泼尼龙（甲基强的松龙）4 mg＝曲安西龙 4 mg＝倍他米松 0.8 mg＝地塞米松 0.75 mg＝氯地米松 0.5 mg……其中，最常用的口服片剂泼尼松、泼尼松龙、甲泼尼龙的哺乳危险性等级为 L2 级。研究表明，生理剂量或上述低药理剂量（每日强的松 5 mg、甲泼尼龙 4 mg 等或更少）对婴儿一般无不良影响。不过安全起见，可以考虑服药后 4 h 再哺乳（比如氢化可的松的半衰期为 1.5 h，泼尼松的半衰期是 3.5 h，甲泼尼龙的半衰期为 2.5 h，甲泼尼龙静脉制剂的半衰期约为 30 min）。地塞米松的哺乳危险性等级为

L3 级，因其为长效药物，抗炎效果好，在小诊所或经济不发达地区常被滥用，欣源当然不推荐使用，特别是长期应用。

糖皮质激素是可以进入乳汁的，长期大剂量应用可能会对婴儿造成不利影响，比如生长受抑制、肾上腺皮质功能受抑制等。

12. 抗凝血药

有些妈妈存在心血管疾病，曾经做过换瓣手术，或围生期形成血栓，需要应用抗凝血药。华法林在孕期可以致畸，让人闻风丧胆，不过在哺乳期相对很安全，进入乳汁的量极少，目前没发现对婴儿存在影响。

静脉应用的肝素或皮下注射用的低分子肝素属于大分子，不会进入乳汁，非常安全，尤其是后者。

13. 甲状腺疾病

如果妈妈罹患甲状腺功能低下，左旋甲状腺素片是可以安全服用的。关于甲状腺功能亢进的用药及碘-131 治疗的影响，详见本书前面相关章节。哺乳期服药应进行随访。

14. 乳头皲裂

乳头皲裂可以挤一点儿奶水抹一抹来保湿，也可以买一支羊脂膏抹，对宝宝无害，吃下去也没事。如果买不到羊脂膏，也可以涂点儿百多邦，下次哺乳前需清洗干净，别让宝宝吃到或皮肤接触到。

🦋 15. 中草药 🦋

很多妈妈乃至医务人员担忧西药有副作用，就拿中草药顶替。欣源觉得这样非常不可取。中草药不是没有副作用，而是其副作用"不明确"，我们不知道而已，它们在哺乳期应用的安全性数据少得可怜，成分又复杂，容易引起过敏或其他不良反应，我们蒙在鼓里不知道，也难以做检查。

目前已有报道显示，含有金丝桃的中草药可引起婴儿肠绞痛、昏睡等表现；长时间使用含葫芦巴成分的药物，可引起凝血功能异常及血糖异常。这肯定只是冰山一角。绝大多数中草药的效果和副作用并不确切，性价比很低。

🦋 16. 疫　苗 🦋

在所有的疫苗里，哺乳妈妈唯一不能接种的是天花疫苗。这种疫苗的制作方式很原始，是从小牛身上的感染疮口采集到的病毒制成的（牛痘），副作用挺大。不过世界卫生组织在 1980 年就宣布天花病毒已经灭绝，世界多数国家停止疫苗的生产和接种，只有少数国家还生产了少量的储备疫苗。

除天花疫苗外，哺乳妈妈可以接种其他任何疫苗。不论是接种灭活疫苗还是减毒活疫苗，母乳喂养不会影响疫苗效力，疫苗也不会对母乳和乳儿产生影响。

虽然活性疫苗会在母亲的体内增殖，但目前资料显示，大多数的活性疫苗不能进入乳汁中。即使有研究显示风疹疫苗可能进入乳汁，但疫苗中的病毒通常不会感染婴儿。即使发生感染，婴儿也能够耐受毒性减弱的病毒。

灭活疫苗、基因重组疫苗、亚单位疫苗、多糖疫苗、共轭疫苗和类毒素，通常对母乳喂养的妈妈和宝宝都没有危险。

值得注意的是，孩子有可能对母乳中的药物和杂质过敏！这就跟妈妈用药的种类和量没太大关系了，即使是哺乳危险性等级为 L1、L2 级较为安全的药物，母乳中量很小，也有可能出现过敏反应，尤其以抗生素类和中草药最为常见。如果孩子出现任何不适的症状或跟以前表现不太一样，比如腹胀、肠绞痛、呕吐、腹泻、便秘、肛周溃疡、湿疹、食欲下降、睡眠不安、哭闹增加等，需要考虑到该可能。鉴于宝宝对母乳过敏的症状往往很轻微，好起来很迅速，妈妈又通常只是一般性质的感染，吃几天药就不用再吃了；而如果妈妈没吃够疗程很容易耐药，再用药效果会打折扣。所以欣源建议，如果妈妈怀疑孩子对母乳中的药物过敏，自身感染不严重的话，可用足疗程后停药观察。

如果妈妈长期较大剂量使用抗生素，宝宝也可能出现胃肠菌群失调，造成腹泻。所以尽量避免长期大量用药，可以给孩子补充些益生菌（其实有关益生菌，近期有不少争议性的结论，以及有引起菌血症等不良反应的个案报道，因此还需更多数据明确其使用指征，并证实其在各种情形下的实际疗效，避免滥用）。

综上所述，绝大多数常用的药物，对于哺乳妈妈和她的小宝宝都是安全的。如果因为吃药就轻易停喂母乳，多数时候是得不偿失的行为。不过哺乳期能不用的药物尽量不用为好；需要用药，就依靠现有资料谨慎挑选合适药物，用药一定要简单，尽量选用最低有效剂量，时间也不要太长。另外，不可忽视药物进入乳汁引起宝宝过敏的可能性，毕竟孩子在早期胃肠通透性高，易于过敏。因此，妈妈在服药期间需密切观察宝宝反应。

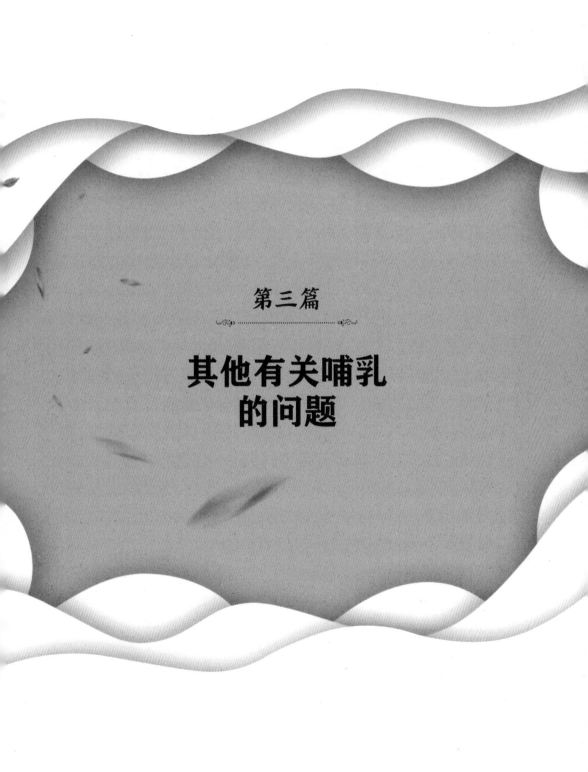

第三篇

其他有关哺乳的问题

宝宝吃完奶，乳房特别疼——
"雷诺现象"知多少

欣源导读

宝宝刚出生不久，妈妈的乳头不适应，可能会出现疼痛的情形。不过，一般几天后，这种现象就自行缓解了。

但有些妈妈就不那么幸运了。在哺乳前后，她很可能出现长时间的乳头、乳房痉挛性疼痛。曾有个妈妈问我："欣源，帮帮我，我的乳房疼啊！我孩子现在3个多月了。大概半个月前，有一次半夜给宝宝喂完奶，右侧乳房内侧突然像针刺一样疼，一下一下地疼。当时疼得我在床上辗转反侧，无法入眠，第二天打算去医院，结果不疼了，就没去。谁知到了晚上又开始疼。第三天去了医院，医生觉得可能是堵奶了，给做了理疗，让我回家热敷。我每晚照做，的确不那么疼了，不过半夜给孩子喂完奶后，偶尔还是觉得刺痛，有时候疼得简直想哭，都有想断奶的心思了。这是咋回事呢？如果我一直喂奶的话，啥时候是个头？能好吗？"

妈妈们疼痛的感受可能不尽相同。一般而言，疼痛会贯穿整个哺乳过程，约 1/4 的人在开始哺乳时疼痛最为剧烈。多数人在哺乳前、中、后期都痛，多为中度锐痛，通常为一下下的跳痛。还有不少人喂完奶后宝宝的嘴离开乳房才开始疼，疼痛可持续几分钟，也可能持续 1~2 h。

有些妈妈上网查了资料，了解到乳头疼痛多为宝宝含乳不当引起。如果妈妈、宝宝配合理想，一般不会感觉到疼痛。她们检查孩子吃奶的动作，好像没太大问题；试着给孩子做"压舌训练"，孩子被弄得哇哇大哭，好像也没什么效果呢，他还是那样吃，疼痛依旧。

妈妈们本应非常幸福、安宁的哺乳体验，被这剧烈而持续的疼痛破坏得一团糟——孩子一吃奶就疼，吃完还疼，真受不了！现在一听到孩子哭，看到他的小嘴歪来歪去找奶吃，就吓得浑身打哆嗦！眼看半个月、1 个月过去了，一点儿也不见好。咋回事哩？难不成真得等断奶了才能好？真让人感到有些绝望，不知道还能坚持多久。是为了孩子忍痛喂奶，还是为了自己狠心断奶？这种选择题实在是太难了！

这是咋回事哩？怎样才能好哩？且听欣源细细道来。

一、雷诺现象（乳头反白）

所谓"雷诺现象"，指的是身体某个部位血管（常为末梢小动脉）痉挛，血供不佳，出现皮肤颜色改变、疼痛等现象。雷诺现象多由温度下降诱发，多发生在手指。女性发生雷诺现象的概率比男性高，常和各类自身免疫性疾病有关联。比如，一个女子衣服穿得不多，从温暖的室内走向寒冷的户外，雷诺现象就比较容易发生了，皮肤一会苍白、青紫，一会儿潮红，伴随着一阵阵痉挛性疼痛。

这种现象能发生在手指，也能发生在乳头。事实上，乳头雷诺现象发生概率并不低，有时手指和乳头的雷诺现象还会同时出现在一个人身上。

典型的雷诺现象造成的乳头、乳房疼痛，多在孩子小嘴离开乳头时发生，可能也与温度变化有关。其实我们也观察到不少病例，在哺乳前、中、后都有可能出现乳头痉挛性疼痛——理论上，只要各种原因造成乳头及周边小血管、输乳管痉挛性收缩，都有可能出现这样的疼痛。除了疼痛，仔细观察，乳头可在几分钟甚至几秒钟内变成白色（也可呈现青灰色、蓝色），此时疼痛较为剧烈，常为较持续的灼痛（血管痉挛）；过一段时间，血液回流，乳头颜色又转为正常或潮红，疼痛转为阵挛性抽痛（血管恢复）；没多久乳头又可能变白，由此循环往复。

有些妈妈不仅仅是乳头痛，疼痛还从乳头放射至整个乳房，并感觉疼痛位置较深。由此，整个乳房的疼痛感受跟着乳头颜色、疼痛变化而变化（乳头灼痛、整个乳房放射痛，持续时间较久，多由乳头念珠菌感染引起，具体见下述）。

乳头或乳房这种疼痛和颜色来回变化，可持续数分钟甚至 $1 \sim 2$ h，可把妈妈折腾得死去活来。

一些妈妈仅能观察到乳头变色，但疼痛不明显或很轻微，这种情况很少见。

二、为什么乳头会出现雷诺现象

科学家们观察到，这些存在雷诺现象的乳头，多半存在受伤和感染的情形。少数妈妈乳房可能存在疾病，比如乳腺囊肿等（往往摘除囊肿后，雷诺现象的发生会减少或消失），少有完全健康的乳头会无端存在雷诺现象的。有些妈妈怀孕时就出现了乳头雷诺现象，这可能是因为激素变化和随之而来的免疫系统调整，会导致乳头敏感性增加。这些孕期就存在乳头雷诺现象的妈妈，哺乳期出现乳头雷诺现象的概率会增加。

其实这一点很好理解：雷诺现象是由血管痉挛导致的。哪些情况容易导致血管痉挛？除了自身免疫性疾病等因素（这也有可能是疾病基础，此类人群更敏感），多半是在受到各种刺激的情况下引起，比如疼痛、感染、冷热变化、潮湿、负压等。

因此，如果宝宝含乳不当导致乳头皲裂（有的外观上看不那么显著，损伤部位在输乳管内），或乳头存在念珠菌感染，要么罹患乳头湿疹，乳头及周边组织更敏感，容易受刺激。在乳头敏感性增加的基础上，孩子的小嘴让乳头感受到冷热变化、潮湿、负压等刺激，雷诺现象就这么发生了。

所以，如果妈妈们的乳头存在雷诺现象，主要检查下自个儿乳头有没有受损、感染、湿疹等情形，积极治疗后，雷诺现象一般也就跟着好转了。如果妈妈们的乳头好好的却出现了雷诺现象，且不大容易好，最好能找找有没有体质方面的原因，比如合并乳房疾病、自身免疫性疾病等。有时，手指、乳头的雷诺现象是疾病发出的信号之一，有些妈妈由此检查出来红斑狼疮、干燥综合征、乳腺囊肿，不可掉以轻心。

检查孩子是否存在含吮不当的情形，尽量不要添加奶瓶干扰他的小嘴，平常与宝宝多磨合。如果发现他含吮方法不到位，便拿出乳头，多试几次。如果乳头受损是由念珠菌引起的，可以抹制霉菌素治疗；如果是由乳头湿疹引起的，治疗详见"乳房瘙痒"部分。

在这儿得提一提乳头皲裂和含吮方法不当，这两种情形往往挺棘手。

有些妈妈因为乳头皲裂导致雷诺现象，乳头和乳房疼得不敢喂奶。唯有让乳房休息几天，将乳汁吸出来用奶瓶或小勺喂给孩子。而乳头皲裂很多时候是由含吮不当引起的，如果经常给孩子用奶瓶喂奶，他的含吮方式更难纠正，还可能变得更糟，反而容易进一步加重乳头损伤，雷诺现象也越发厉害，妈妈也就更不敢喂奶了。

如果你打算暂停喂母乳，让乳头和乳房充分休息，进而恢复，而且自己乳房跟吸奶器配合挺理想，未尝不可。当然，吸出来的奶水最好拿小勺喂给宝宝，这样乳头混淆的情形会好些。如果你不打算停喂母乳，也可以尝试一些方法，尽量缓解疼痛，比如热敷、服用硝苯地平等药物。这些内容会在下面介绍。

三、如何治疗乳头的雷诺现象

上面提到，如果乳头存在雷诺现象，最好看看是否是宝宝含乳不当、乳头皲裂、念珠菌感染、乳头湿疹引起的，如果是这样，治疗原发病，雷诺现象经常能不药而愈。

其间最好不要停喂母乳，毕竟这样容易引起乳头混淆，使宝宝含吮不当，反而易于加重乳头损伤，使得雷诺现象越发严重。如果妈妈还是疼得受不了，实在不想喂母乳，也不必勉强自己，买一个跟自己配合理想的吸奶器，模拟宝宝的吸吮节奏把乳房吸空，尽量选择小勺喂哺宝宝，如果宝宝接受杯子也可以。妈妈要注意休息，让乳头和乳房暂时能歇歇气，休养生息，整装待发，再"投入战斗"。

如果疼痛很轻微，一般不需要治疗。很多时候，这种现象会随着时间流逝自行好转，不过需要几周甚至 2~3 个月的时间。如果每次喂奶都疼得厉害，甚至血液供应不良影响乳头愈合或恢复，以下措施可供选择：

1. 尽量保持乳头温度较为恒定

（1）妈妈平素注意保暖，喂奶前可以洗个热水澡，或用温毛巾敷一敷乳头和乳房。避免摄入茶、咖啡等，里面的茶碱、咖啡因等可能会加重血管痉挛性收缩。其他缩血管药物也尽量不要使用，比如含咖啡因、麻黄碱的感冒药等。

（2）喂奶后最好能热敷一会（热毛巾、热水袋等）。

2. 悉心护理脆弱的乳头，减少乳头受刺激的机会

（1）如果可以，多在家休息，天气不那么冷的话，尽量让乳头暴露在空气中。一般而言，稍干燥又不会太干燥的环境下，乳头皲裂（注意，太干燥反而可能加重皲裂，残留点儿乳汁可能有好处）、念珠菌感染（最好不要残留乳汁，清水冲洗后纱布沾干，或自然干燥）、乳头湿疹等情形，都会好一点。

（2）尽量减少对乳头的刺激。不过，是否使用护乳头罩、防溢乳垫等，值得商榷。很多妈妈以为这样做乳头会舒服点，休息得好些，恢复得快些，衣服又不会直接蹭到乳头而使其受刺激。其实不然。因为乳头部位闷热、潮湿，往往不利于恢复；如果乳头部位存在疾病，闷着常会感觉不舒服。事实上，已经有些数据证实，这样做对缓解乳头雷诺现象等并没什么用处。

防溢乳垫粘在受损的乳头表面，这样往往更糟，撕下来时可能会加重乳头损伤。如果溢乳严重，我自己的体验就是拿块毛巾在乳房下面接着滴下来

的奶；如果不嫌麻烦，拿个奶瓶接着也好，不过抱着宝宝喂奶，这样操作起来并不容易。这种现象往往不会持续太久，3~4个月后，妈妈、宝宝磨合得挺理想了，喷乳反射也日渐削弱时，溢乳的情形就自行缓解了。

护乳头罩会减少孩子对乳头直接的吸吮刺激，奶量可能会减少。有些宝宝习惯吃护乳头罩，也可能造成乳头混淆，不愿意直接吃乳房。总体而言，使用护乳头罩的性价比不高。

（3）不要经常清洗、摩擦乳头，更别拿毛巾用力蹭，这样容易加重损伤。乳头表面的一些分泌物和残留的奶水往往对局部皮肤有保护作用。平常用清水洗澡就够了，最好不要用各种化学洗澡用品，包括肥皂。

（4）有些药膏可能有用，比如滋润乳头的羊脂膏，没有毒，对孩子吃奶没有影响，用完了不必清洗。其他一些药膏，诸如凡士林药膏（滋润）、激素药膏（减少过敏，常用于湿疹）等，可酌情使用，但在喂奶前最好能擦洗干净。

3. 疼痛较厉害或持续时间长，可考虑使用药物

（1）维生素 B_6：其实并没有多少实验研究证实它对雷诺现象管用，不过从机理上看，它能减少血管内皮损伤，稳定神经系统，进而影响内分泌，可能会让输乳管、血管痉挛症状减轻一些。事实上，也有不少妈妈反映它有效果。鉴于它副作用很小，对乳汁质量没什么影响，所以可以尝试使用。不过不要大剂量用太久，可能会影响奶量。

使用剂量为 150~200 mg，1 次/d，连续使用 4 d，然后改为 25 mg，1 次/d。一直用到疼痛感减轻以后 1~2 个星期，再尝试停药。如果高剂量下疼

痛减轻了，换成低剂量疼痛又严重了，仍可恢复到高剂量使用。

如果维生素 B₆ 使用几天后效果不理想，那就不必再使用了。

（2）硝苯地平：这是一种降压药，普通人未必一下子能耐受，可以服用缓释剂型，先少量服用，耐受后再慢慢加量至 30 mg，1 次/d，2 个星期后停药。约有 10% 的人会复发，可再重新使用，2 个星期后停药。很少有妈妈会重复使用超过 3 次。

该药副作用很小，主要副作用是引起血压波动，可能会导致头痛。缓慢加量、减量很重要。如果妈妈乳房疼痛仍然不见好转，可以谨慎地加量，看看有没有效果。

我们当然很关心这种药会不会进入乳汁，对孩子的身体会不会产生影响。前面"哺乳妈妈生病及用药"章节提到过，硝苯地平属于 L2 级用药，进入乳汁的量很少，目前没有观察到对婴儿有影响，是相对比较安全的用药。不过，鉴于其用药时间有点长，能不用尽量不用。如果疼痛实在难忍，又很想坚持纯母乳喂养，可以在医生指导下谨慎使用。

乳房瘙痒

很多妈妈在哺乳早期会感觉乳房很痒。这一现象多在宝宝出生后1~2个月，常在感觉到胀奶的时候出现，宝宝出生后2~3个月时往往最为明显。绝大多数妈妈几周或几个月后，瘙痒症状就自行缓解了，并不需要任何处理；少数妈妈乳房上会长出疹子来，症状严重，痒得晚上睡不着觉，需要使用药物。

乳房上的疹子，大概是什么样的？多数妈妈双侧发病，也有单侧的，病变常在乳头、乳晕附近，乳房下部褶皱里也较多见，严重者可遍及整个乳房皮肤。可表现为皮肤红斑、丘疹，可伴渗出、糜烂、脱屑或结痂，瘙痒严重，有些妈妈还能感到灼热感，夜间更为明显。这种疹子称为乳房湿疹。如果经久不愈，可出现皮肤增厚、粗糙、皱裂、疼痛，甚至继发细菌感染。

一、为什么乳房会痒

知己知彼，百战不殆。咱得先了解下原因，再想针对性的处理方法。

其实，尽管这一现象挺常见，原因却一直没能弄得特别清楚。科学家们考虑与以下几个因素有关：

（1）在早期，乳房胀痛比较明显，皮肤中纤维等组织会出现断裂的情形，皮肤牵拉而造成瘙痒。有过胀奶感受的妈妈应该有所体会，瘙痒最明显的时候是胀得厉害的时候和宝宝将乳房快速吃空的时候。想想其实不难理解，如果乳房皮肤上有细小的伤口，一会儿撑大，一会儿缩小，当然会觉得不舒服了。

（2）为适应哺乳，乳房内存在大量乳腺增生组织，并慢慢改变原有组织结构，逐渐适应日渐增多的奶量，这些过程都可能造成乳房瘙痒。

（3）早期喷乳反射明显。宝宝吸吮乳头，没多久，便会刺激输乳管造成痉挛，让乳汁加速排出，喷入宝宝口中。很多妈妈描述这种感觉像"过电"一样。当这里里外外"过电"的感觉发生后，乳房内外也容易感到明显的瘙痒。

（4）产后新妈妈很容易出现不明原因瘙痒症状，有些妈妈会罹患各种各样的皮炎，跟激素波动有关。有的是一大粒一大粒的痒疹，有的是手脚小关节皮肤发红、瘙痒，有的是出现湿疹或原有湿疹加重，有的是神经性皮炎……更多的妈妈在皮肤上看不到疹子，只是痒。在刚生孩子头几个月更多见些，也有过几个月再发生的，多见于瘦身太快的妈妈（可能影响到激素波动）。

为什么激素造成的免疫波动，要找乳房皮肤当靶点呢？因为乳房皮肤微循环丰富，可能存在细小的伤口，这都是抗原抗体复合物等免疫物质喜

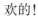

欢的！

当然，倘若妈妈本身为过敏体质，或孕期曾出现过妊娠瘙痒症，产后出现过其他部位或性质的瘙痒、皮疹等，乳房瘙痒或乳房湿疹的发生率会高一些。

（5）有些妈妈瘙痒难耐，经常抓挠乳房皮肤，引起"搔抓性皮炎"，这反而会造成皮肤进一步损伤，于是越抓越痒，越痒越抓，形成恶性循环（所以，止痒、忍耐是治疗上很关键的一环）。很多此类皮损被诊断为"乳房湿疹"，其实并不那么确切，有经验的医生也很容易就能看出差别来。

（6）饮食不节。很多妈妈希望奶水好，在月子里拼命吃大鱼大肉。过多的营养垃圾能让身体产生不少炎性介质，经常会造成免疫相关的症状加重。还有些食物，可能直接就当了过敏原，让妈妈皮肤敏感。

（7）因为要哺育幼儿，妈妈的作息被打乱。变化的睡眠节律、精神紧张、过于疲惫，都会加重免疫紊乱的情形。

（8）如果妈妈平素习惯穿过紧的、不透气的、质地不佳的文胸，也可能造成乳房皮肤敏感。即使在哺乳期没穿文胸，瘙痒往往也会明显些。

二、乳房瘙痒非得断了奶才会好吗

其实，这些表现跟孕期肚皮胀大、激素波动造成的"妊娠瘙痒症"颇有些类似。

这让妈妈犯了难："本来带孩子就够累了，这小毛小病，让人痒得吃不好、睡不香，真难受啊！每次都是胀起奶来痒，孩子吸的那会儿痒，乳房快速吸空了还痒。欣源你说跟孕期'妊娠瘙痒症'有类似的地方，'妊娠瘙痒症'等·'卸货'了就好了，这乳房瘙痒什么时候才是个头，难不成得等断了奶才好？"

　　妈妈们别担心，乳房瘙痒多见于孩子1~3个月的时候。多数妈妈不会持续太久。如果能忍忍，或按照下面的方法规避影响因素，或稍作治疗处理，这段晦暗的时光还是很快就能过去的。很多网络文章建议乳房瘙痒严重的妈妈可以选择"回奶"，真没必要，因为多数妈妈没几周就能自行好转！

　　为什么多数妈妈乳房瘙痒会自行好转，不必等到断奶的时候呢？刚才提到的诱发因素中，激素波动、乳房组织快速变化、喷乳反射、乳房充盈或快速排空都是常见原因，而这些现象在哺乳早期特别是头3个月最为常见！

　　宝宝刚出生1个月左右，妈妈体内的激素正在剧变，快速调整，几周之后便趋于稳定了。在宝宝刚出生头3个月，生长速度快，吸吮需求旺盛，妈妈的奶量也相应地增长很快。这一时期乳房组织也在快速调整，容易胀奶，喷乳反射明显。3个月以后，妈妈和宝宝磨合期已过，配合得很理想，妈妈体内激素变化趋于平稳，喷乳反射渐渐没那么明显，明显胀奶和排空的感受也日渐消退，绝大多数妈妈乳房瘙痒的情形就自行缓解了。

　　所以，困难是暂时的，经历了风雨，过后会有彩虹。倘若妈妈一时灰心无望而盲目断奶，真是挺可惜的一件事。

三、如何缓解乳房瘙痒

　　刚才了解了发病原因，我们可以针对性地做些事情，看瘙痒能不能缓解一些。即使一时半会儿缓解不明显，妈妈也别太灰心，坚持做到以下几点，绝大多数妈妈几天后是能看到明显效果的。必要时可咨询皮肤科医生，但不要轻易考虑回奶。

　　（1）尽量忍住搔抓的欲望（当然，可以用点儿药帮帮忙）。要知道，搔抓会进一步加重皮肤损伤，只会延长恢复的时间，甚至让湿疹转为慢性，更难治愈。我们观察到一个现象，意志力超强而能忍住不抓的妈妈，比那些抓得

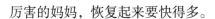

厉害的妈妈，恢复起来要快得多。

（2）尽量避免刺激乳房皮肤，平常洗澡使用清水即可，不要用任何化学产品（包括肥皂），且水温不可过热。平常痒得厉害的时候，可以用毛巾蘸温偏凉的水略微冷敷，但不要凉过头，怎么舒服怎么来。

（3）最好不要戴文胸，尽量保持乳房皮肤干燥。潮湿、闷热的环境往往会加重瘙痒，更不利于乳房湿疹恢复。如果你非常介意，那就选择穿宽松的、无染料的、高档的棉质文胸。切忌使用闷热的、不透气的，甚至有些刺激性的劣质化纤文胸。还有些妈妈对毛料或丝织物等过敏，比如牦牛毛、蚕丝等，穿文胸和衣服时也要尽量避免。

（4）哺乳妈妈不要乱吃东西，也不要吃得"太好"，平常正常饮食就足够了，营养绝对够宝宝和自己使用。如果吃到鲜奶、海鲜、鱼类、蘑菇等过敏的东西，或吃得过于油腻，会加重乳房瘙痒症状。

当然，乱服药也不行。有些妈妈急于保健和减肥，林林总总吃不少药保养，这些药可能会成为过敏原，也有可能进入乳汁影响孩子。所以，哺乳期不要盲目用药，需要用的时候也得尽量从简，并密切观察孩子变化。

（5）哺乳妈妈尽量保持心情轻松、愉快，生活规律，睡眠充足。虽然体内激素剧变常会带来糟糕的心情，可是身边吃着奶的小婴儿是最好的疗愈剂。

（6）可以往乳房上抹药，但不要乱抹。一些妈妈找来不少偏方，抹母乳、中药、芝麻油、橄榄油、樟脑油、红花油、蛇酒或蜈蚣药酒、野菊花、爽身粉、烧酒、蛤蟆粉、白矾、刚出锅的滚烫的韭菜炒鸡蛋……拜托，正常皮肤也经不起这种折腾呀！另外，有些药物可能会经过皮肤吸收一些，不知道对乳汁有没有影响；抹着花花绿绿的药的可怕乳房，带着难闻的气味，孩子也怕啊，可能会拒奶。

能不抹药尽量不抹。抹药的目的是减轻瘙痒、缓解湿疹。我们可以抹些什么呢？炉甘石洗剂，止痒效果不错。如果湿疹处于急性期，渗出明显，可以谨慎地用些硼酸洗剂，量不要太大，时间不要太长；若一些妈妈不能耐受，那就不要再用了。激素药膏可以使用，但最好与哺乳时间错开。具体如何抹药，最好能咨询一下皮肤科专科医生。

（7）能吃点儿止痒、抗过敏的药物吗？如果痒得特别厉害，内服药物也可考虑。西替利嗪、氯雷他定等，都是相对安全的用药。注意，是相对安全，毕竟这些药物进入乳汁的概率大一些，用药前还是得仔细权衡利弊。

西替利嗪还有点儿镇静作用，会让妈妈夜里睡好一点儿。不过，倘若身边有个嗷嗷待哺的小月龄婴儿，妈妈最好不要吃这些镇静的药物，可能会增加婴儿猝死综合征的风险。

妈妈们不要太灰心，做到上述几条，尽量规避那些使瘙痒加重的因素，重视乳房皮肤护理，严重的情形下可以用点儿药物，绝大多数妈妈几周后症状能明显缓解，接着愉快地喂奶啦！如果实在拿不定主意，可以向皮肤科专科医生咨询。

第三章

关于哺乳的其他问题

一、奶在乳房里放久了会变酸吗

曾有个妈妈焦急地问我:"欣源,我刚上班不久,每次赶了地铁赶公交车,大热天赶回来给孩子喂奶,他奶奶总拦着不让喂,说奶在乳房里放一天了,都酸了。再加上回来路上活动了,是'热气'奶,质量不好,得丢掉,不能给孩子吃。我这边厢奶胀得厉害,只能挤了丢掉,心疼得要命,孩子那边厢哭天抢地要妈妈,奶奶宁可喂水也不让孩子吃我的奶。请问她的说法是真的吗?"

听到这个说法时,我真不知该说什么好。更没想到的是,这个说法在民间还流传甚广。

其实,乳房是一个封闭的、无菌的系统,乳汁在其中不接触细菌,是不会坏的。另外,咱别忘了,乳汁中是有抗体的,真放 20 ℃室温,也能存放 6~8 h 呢!

乳房里的奶水是不断更新的,这边厢分泌,那边厢吸收一部分。供需平衡刚刚好,质量也非常稳定。

有些妈妈还是挺困惑:"我回来喂奶,的确看到孩子吃一会儿就闹,要么边吃边皱眉,有时作出干呕的动作,好像不喜欢的样子呢。这是不是说明奶水味儿变了,质量不好了呢?"

这种现象原因太多了:孩子吃了一天奶瓶,突然吃乳房,可能有点儿不适应；妈妈是有喷乳反射的，一开始孩子可能有点儿抗拒，过段时间才能磨合好；妈妈着急喂奶，乳房胀得厉害，往孩子嘴里送得又快又深，刺激了孩子的咽反射，所以会干呕；还有的孩子吃了点儿奶，肠子蠕动了，想放屁、排尿、排便而已；有的是因为其他照料者把孩子喂得饱饱的，孩子暂时不饿，或添了点儿奶粉或其他味儿重的东西造成挑食，所以有点儿挑剔清淡的母乳……

妈妈如果长时间剧烈运动，的确乳汁中酸味儿、盐分会多一些，有点儿影响味道，不过过一会儿，不到半小时就恢复正常了。这怎能都怪乳汁酸了呢？

二、断奶后需要排残奶吗

曾几何时，"排残奶"的服务已然变得非常时髦，欣源对此竟一无所知。直到有一天，一位公众号运营者发了篇"排残奶"的文章给我："这篇文章引起了妈妈们极大的反响，欣源，这是真的吗？"

我看了看标题，瞬间被震惊了："你知道吗？产后排残奶＝排癌！""别说你不需要排残奶！即便产后十年，你也需要排残奶！"再看看内容，简直不忍直视，极尽恐吓营销手段，无所不用其极："……体温是 36.5 ℃，不排出来就会沤坏，变质，产毒素，乳汁会化脓，会发黄、发灰、发黑、发棕，时间越长，颜色越难看，味道越难闻！水管里的水一直在里面，时间长了，温度高了，就会变质，腐蚀水管！排出来的乳汁像清水一样提示患癌倾向；排出来的乳汁颜色深，黏稠像膏状、豆渣状，患癌的概率更高！这些废物堆积在乳房内，里面堵奶，造成乳腺增生钙化，外面让乳晕起疙瘩，造成乳头内陷；不断刺激乳房组织，易于癌变！……排了残奶，毒素少了，堵奶包块没了，乳腺增生好了，乳腺细胞得到激活和滋养，乳房更丰满……哪些人需要排残奶？产后停止哺乳的妈妈，乳房胀痛、乳房包块、乳腺增生的女性……乳房保养千万不能忽视，很多女性觉得无所谓，等到严重的时候就追悔莫及了！……自己别在家里瞎按，小心手法不到位排不好，破坏乳腺造成乳腺炎。我们有专业哺乳指导人员上门排残奶，电话×××××××……"

我告诉他："残奶没关系的，乳房是活的，奶水都会被吸收掉的。吸收了一半儿，看上去就是黄的、稠的，正常生理现象。这种文章，只是一些哺乳指导人员的营销手段，刷存在感赚点钱而已。"

"那为什么有的妈妈说，真的能排出黄的、黑的液体呢？"这位运营者问。

"黄的是脂肪颗粒多了显现的颜色；黑的往往见于暴力断奶的妈妈，只是一些小血管破裂，血流出来一些而已。这些血被局部组织处理了一下，含铁血黄素就显出棕色、黑色。"

我在想，怎会有人相信呢？

然而，随着产业链日益发达，搜索引擎推波助澜，排残奶的观念竟然越来越深入人心。很多妈妈发现自己有乳腺增生、钙化、肿块，就去找人排残奶，一次排不干净，还得多排几次，花费少则几百，多则几千。有些人过哺乳期很久了，根本挤不出来奶，心里很懊悔。还有新闻介绍，有妈妈找了不靠谱的人按摩乳房，搞出乳腺炎的。

嗯，是时候探讨一下残奶是何方"神圣"了。

1. 断奶后乳房和乳汁的变化

断奶后几周，乳房渐渐进入退化期。发达肿胀的乳腺细胞渐渐萎缩，细胞间的联结变得松弛，钠和氯漏入乳汁内，乳糖和钾含量下降。乳汁变成两部分，一部分较为清稀，里面含较多矿物质，可以吸收水分，矿物质和水分再被周围组织缓慢重吸收入血。另一部分是一些浓缩的脂肪和蛋白成分，以脂肪为主，看上去有点儿像牙膏或奶渣，颜色偏黄一些，气味略重一点儿，有些腥臭。有的妈妈尝了两口，味道偏咸。

倘若妈妈这时候挤点儿"残奶"出来，估计就不淡定了：挤出的奶要么比较清，要么比较稠；清的像黄浠水，稠的像牙膏、豆腐渣，还有点儿味儿，总觉得像发酵过似的，不像什么好东西。如果妈妈曾经暴力断奶，奶里面有点儿含铁血黄素，颜色是棕色的、黑色的，那看上去就更吓人了。

那么，这些看上去像发酵过的乳汁，会不会永远留在乳房里呢？当然不会啊！人体非常智能，只要是生物活性物质，都能慢慢消化吸收掉。比如一些微生物、细小异物进到气道里，人体会分泌鼻涕、痰液，慢慢把这些东西消化掉或排出；胃肠道就更别说了，大部分动物性、植物性东西都能消化。残留的乳汁也是一样的。清浊分离，浓缩变色，这样的性状改变，只是乳汁自行消化、分解、重吸收的第一步而已。

上面章节提到过，只要人是活的，就没有哪种分泌物是持续存在，干等沤坏的。这些分泌物不断地分泌，起作用，再重吸收，因此，永远都是新鲜的。

这些分泌物完全吸收掉的时间因人而异，有人仅需要几个月，有人需要1~2年。在这个过程中，乳腺萎缩，不必要的泌乳组织遭到破坏，乳房各组织被重新编排，各就各位。脂肪逐渐回填到乳房中，使其逐渐恢复饱满的状态。如果哺乳期没有经常胀奶，也没经历暴力断奶，乳房恢复情况多半挺理想，跟怀孕前差别并不大。

🦋 2. 钙化、增生、包块等乳腺疾病 跟残奶有关系吗 🦋

欣源想了很久，实在找不出什么相关性来。

（1）钙化往往是炎症消退后出现的。细胞病变、坏死则易于形成钙盐。

比如肺结核好转后，会在肺里留一个钙化点；乳腺炎症消退后，也可能出现不同程度钙化的现象。

钙化是惰性的，本身对身体并没多大危害，我们可以将它理解成死掉的组织的残骸，就像人过世后会留下满是钙、磷等无机物的骨头一样。

不过乳汁是活的，流水不腐，一般情况下极少发炎，因此基本上不大可能出现钙化。

因此，欣源实在找不到钙化和乳汁之间存在密切关联性的证据呢！排了残奶，对钙化也没多大帮助。

（2）乳腺增生，严格意义上讲其实并不是病。到了一定年龄，身体会发号施令，让这些乳腺组织做好准备，随时准备迎接小宝宝的到来，可以让他按部就班地吃上母乳。

当然，这一切需要整个内分泌系统的精密调控。如果某个因素影响到体内的激素平衡，往往会使乳腺增生的情形更明显。比如，很多人在来月经的时候感觉乳房胀痛，就是激素波动影响到乳腺的缘故。如果是一些病理性因素影响到内分泌平衡，乳腺过度增生，乳房胀痛明显而持续，才可以理解为疾病。

这个残奶，怎就影响内分泌，导致乳腺增生了呢？我是没想明白。

（3）乳腺包块那就更多了，有统计数据认为，几乎一半的女性乳腺内都有各种各样的包块，绝大多数都是良性的。有时候，输乳管痉挛可以导致某个乳腺叶乳汁排泄不畅，造成奶块；有些乳腺增生摸起来也像是块状物。它们连真正意义上的包块都不算，隔段时间可能就会变化。

当然，乳腺里面有包块，最好能去做做影像学检查，更放心一些。但这也跟残奶八竿子打不着关系啊！那些网络"软文"，说这些东西和相关的妇科症状，甚至一些断奶以后正常的生理现象，都是残奶害的。妈妈们从各种渠道接受了这样的信息，发现了这些现象，第一时间不是向医生询问，明确诊断，寻求医疗帮助，而是去排残奶，这逻辑多扯啊！

况且，如果真的存在癌症，找些不靠谱的哺乳指导人员乱按一气，反而有可能造成癌细胞扩散！

所以，真有这些医疗上拿不准的事情，赶紧问问医生，做做检查，大多数情况是没问题的，有问题也能早发现、早治疗。

❀ 3.盲目排残奶是排不干净的 ❀

有些妈妈上网问："我排残奶好多次了，怎么越排越多，啥时候能排干净啊！"

这真让人啼笑皆非。乳汁是按需分泌的呀！如果一直在排残奶，身体就会以为还需要这么多奶，会重新分泌些乳汁！

咱们不是一断奶，奶就没了的。这种残奶将持续存在一段时间，可能几个月至1~2年内都会有。如果给弄出来，很快乳房就又会分泌。

不过得注意一点，断奶后，乳房一般不会自个儿主动溢乳。如果在没主动挤奶的前提下，乳头那儿总有点儿溢乳，一定得早点儿去医院看看，这往往提示一些疾病，比如妇科疾病、内分泌疾病、垂体疾病、肿瘤等，不可掉以轻心。

一些妈妈看到自己乳头在溢乳，认为是没排出来的残奶自个儿流出来了，不去医院明确诊断，反而找哺乳指导人员排残奶，这有可能耽误真正的病情，甚至加重病情，实不可取。

三、母乳成分检测

如今，大伙儿对自己的乳汁太没自信了，随便什么事就扯到"奶少、奶不好"上来。这不，咱还是得拿"数据"说话，奶好不好，咱可以测。于是，一个行业悄然兴起——母乳成分检测！

一些诊疗机构可以靠这项检测又捞一笔，美其名曰"根据检测结果，指导哺乳妈妈调整自己的饮食！蛋白少了多吃肉，脂肪多了少放油……"一些奶粉商也从中发现商机，如果妈妈经过检测，对自个儿的乳汁彻底死心，推销奶粉那就是顺水推舟的事情了。因此，还有不少奶粉商家免费提供母乳检测服务。欣源对此颇不赞同。

🦋 1. 母乳成分检测空有其名 🦋

（1）母乳中目前已知的物质就超过 400 种，还有很多未知的成分等待我们发掘。这么多成分，检测些什么才可以证实母乳存在营养优势？

欣源了解到，大部分母乳检测仪只检测蛋白质、脂肪、乳糖、热量和总固体含量 5 个指标。这几个指标，就能反映出母乳的优劣吗？就好比拿身高、体重、智商、学历、存款来评价一个人好不好，适不适合处对象。

（2）乳汁是在不断变化的。不同的妈妈，乳汁成分可以大不相同；同一个妈妈，孩子不同月龄时乳汁也不尽相同；同月龄孩子，妈妈吃的每餐饭不同都会让奶水中的营养物质不一样。这项检测究竟以谁的奶为参照物呢？世界上可存在标准母乳？

如此变化多端的母乳，让孩子体验到丰富多变的营养，跟我们每餐吃不一样的饭菜是一样的道理。牛肉有营养，还是虾子有营养？西蓝花有营养，还是西红柿有营养？拿牛肉、西蓝花的营养成分当对照，还是拿虾子、西红柿的营养成分当对照呢？

（3）同一次分泌的乳汁，还有前奶、后奶之分。前奶看上去清稀一些，里面的矿物质、糖分更多；后奶中蛋白质、脂质更丰富。拿着前奶去检测，妈妈哭着回来，说是蛋白质、脂质不够，且得把孩子饿瘦了；拿着后奶去检测，妈妈还是得哭着回来，说是矿物质又差点，容易贫血、头发黄、脑袋傻……

这奶真憋屈，怎么着都不对啊！人家只是变来变去，怎么就判断出这奶好、那奶差了？

（4）母乳中的免疫活性物质，是奶粉无法做出来的，该如何检测呢？没有这项检测，就说明母乳没优势吗？

🦋 2. 母乳成分检测没有标准 🦋

看到这儿，你一定很好奇。拿某个单一母乳样本当标杆，好像不现实，那么参照数据是如何算出来的？到底谁的奶能成为母乳界的标杆？

我想你一定大跌眼镜，这标杆竟然还是牛乳！

是的，你没听错，母乳成分检测的参考指标，是参照市面上比较畅销的奶粉制定的。这逻辑真奇怪！牛连人都不是，比什么比？

（1）牛的基因编码毕竟跟人不同，生产出的奶肯定不一样。现有的奶粉制作工艺，无法从基因上把牛彻底变成人，只是分解点儿大分子，添点儿这个那个，让牛奶尽量往人奶的成分和渗透压上面靠一靠，但终究离人奶有不小的距离。

（2）前面内容提到过，牛奶中营养垃圾比较多，糖、脂肪、蛋白质、矿物质都是母乳的2~3倍，配比也未必科学，这些"丰富"的营养未必是好事，孩子脏器负担加重，将来患内分泌代谢性疾病和肥胖的概率都会增加！

多不一定好，适合才是最好的。牛奶是适合小牛吃的，人奶是适合小孩吃的，这是颠扑不破、放之四海皆准的道理。

拿营养相对"少"的母乳，跟营养过剩的奶粉比，除了给自己添堵，还有啥好处哇？欣源还是没想明白。

（3）奶粉有不同的品牌，还要分一、二、三段，那么拿哪个品牌、哪一段的奶粉当标杆呢？

要知道，全世界所有的奶粉都是试验品，不同的厂家铆足劲儿想往母乳上靠一靠。每个厂家奶源不一样，制作工艺不同，生产的奶粉也不尽相同。

另外，每个国家营养需求还不一样。比如日本靠海，人们吃海产品比较多，就不需要往奶粉里添太多碘，但其他很多国家奶粉中添加的碘含量要比日本高许多。

那么，哪个国家的牛最合适，奶粉最好，可以拿来当咱们中国妈妈奶水的营养参照？

🦋 3.母乳成分检测仪器不可靠 🦋

其实，这个母乳成分检测仪器连医疗设备都算不上，不仅仅是在奶粉商家、药店、商场那儿小打小闹，竟堂而皇之进入了各大医疗机构。一些儿保科医生，竟然开单子让每个妈妈都去化验母乳。

这可怕的、愚蠢的仪器，影响着越来越多的妈妈，让她们质疑自己的奶水，惶惑自己坚持母乳喂养的初衷是否正确。

仪器闹了半天，到底检测了啥？设计仪器的人，想要这样的结果吗？

这仪器真的一无是处吗？放哪儿用比较合适？

其实，有个地方是需要大致检测下母乳的，那就是母乳银行！变化多端的乳汁可根据检测结果按比例混合，送给不同年龄阶段的孩子吃。

四、母乳过少怎么办

前面欣源在不断强调一个事实，没有奶、奶不够孩子吃的妈妈是极少的，生病不能喂奶的妈妈也非常少。

1. 迫切地需要母乳的孩子

（1）早产儿。统计表明，每9个新生儿中就有一个是早产儿。给这些孩子喂奶粉，风险要比正常足月的孩子高很多。他们的胃肠发育更不理想，更敏感，通透性更高，罹患坏死性小肠结肠炎的概率要高出不少。有数据表明，吃奶粉的早产儿罹患坏死性小肠结肠炎的概率为10%～17%，而吃母乳的婴儿这一概率只有1.5%！另外，他们身体敏感性增加，院内感染等发生率也会增加。

常有这样悲伤的故事发生：早产儿甫一出生，就被送入新生儿重症监护治疗病房（neonatal intensive care unit，NICU）。妈妈辛辛苦苦挤奶，送到NICU门口，希望护理人员喂给孩子吃，小护士摇摇头，说："这点儿奶不够，他一顿都能吃30 mL呢。还是吃我们这儿的配方奶吧，我们好控制量。"看到前面的内容，我们知道孩子是因为吸吮需求吃下去过多的奶水，其实是过度喂养了。结果孩子受不了这高渗透压的、过量的、难消化的、致敏的配方奶，不久后肠穿孔、坏死，住院1～2个月，医护人员全力抢救，才把他从死亡线上拉了回来。

（2）出生有健康问题的宝宝。生病的宝宝身体较差，胃肠黏膜水肿或功能不良的概率会增加，肝肾等脏器代谢能力也更差。还有些孩子免疫力不健全。很多宝宝吃母乳不给力，妈妈就觉得自个儿奶不够，孩子恢复情况更差，想着给他们添奶粉。而这些宝宝，却要花更多的生命能量消化配方奶，承担过敏、感染的风险，是不是得不偿失呢？

唇腭裂的宝宝，难以有效含吮乳房，也就很难刺激产奶。可是吃配方奶的话，奶水容易顺着缝隙流入他们的耳朵，进而引发中耳炎！早期妈妈折腾母乳焦头烂额的时候，是不是很希望他人供给些母乳，助自己一臂之力呢？

我们国家的NICU是不允许家长进入的，有很多因素在里面。毕竟家长们对医疗举措难于理解和配合，反而常干扰医护人员工作，一时半会儿让家长陪床还是很困难的事情。这种情况下，与其给封闭管理的孩子喂配方奶，是不是求助于母乳银行更为理想呢？

（3）无法正确含吮、刺激妈妈乳房产奶的孩子。这类孩子非常少见，毕竟吸吮是哺乳动物幼崽的生存本能。但欣源真的见过一例，还是从来没经历过奶瓶干扰的。以前只在书本上见到过，从未在现实生活中遇到。

在哺乳指导人员那儿很流行的"压舌训练"往往很不给力，没几个孩子是会被"训练"好的。这些孩子可能有非常顽固的平舌，或过短的舌系带，或者找不到原因，就是不会吃。

解决方法有两个，一个是妈妈试着拿吸奶器空吸追奶，一个就是求助于母乳银行。

上面提到的那个始终不会吸奶的孩子，生长情况非常不理想。她的妈妈迫切希望孩子吃母乳，自己又挤不出来多少奶，就求助于母乳银行。结果孩子飞快地追赶性生长。后来妈妈空吸追奶，奶量上来些，并接着吃别的妈妈捐赠的母乳，孩子后来生长得很理想。这很值得借鉴。

（4）对配方奶过敏的孩子。有的孩子身体高度敏感，非常容易感染，要么长期慢性腹泻，要么顽固便秘，要么全身长满湿疹痒得寝食难安，要么不长个子，换什么品牌的奶粉都不见好，到了吃辅食的时候几乎没几样东西能吃。有的孩子不慎感染了一次，1～2个月甚至更久肠胃都不见好转，而他们的妈妈已经错过分泌奶水的时机了。此时是不是非常需要别的妈妈的奶水中的抗体，为自家宝贝的免疫力助上一臂之力呢？

（5）天生没奶的妈妈的孩子。虽然天生没奶的妈妈很少，但不是没有，概率大概是几百万分之一。患先天乳腺发育不良、严重内分泌疾病的妈妈，真有可能无法分泌足够的奶水。另外，乳房受伤、手术、隆胸、患癌的妈妈，如果很希望母乳喂养，也要求助于母乳银行。

（6）罹患了特殊疾病或用了某些药物而无法喂奶的妈妈的孩子，可以求助于其他妈妈的奶水。

不过，妈妈必须停喂母乳的情形并不多，切忌滥用。乳头混淆之类的问题也会给后续亲喂带来不少麻烦。

2. 讨要"百家奶"需谨慎

其实，在我国古代，有些自认为没奶的妈妈，会抱着宝宝挨家挨户讨要"百家奶"；王公贵族、富户，也因各种原因没有给孩子亲自喂奶，而是物色几位奶妈轮流喂奶给孩子吃。

欣源认为这件事，多数情况是可行的。毕竟，母乳中存在抗体，能够通过母乳传播的疾病种类并不多。不过，我们无法彻底了解提供母乳的妈妈的健康状况，所以还是有风险的。

那么自己拿回家消消毒再喂行不行呢？母乳中最好的成分之一就是免疫活性成分，一加热都没了，非常可惜。巴氏消毒，自己在家又很难操作。

所以，讨要"百家奶"，还是要慎重的。不过多数情况下，还是比喂奶粉

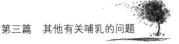

好得多。

3. 母乳银行

世界上陆陆续续出现不少机构，能够提供志愿者捐献的母乳，我们称之为母乳银行。那么，上哪儿能找到母乳银行？

（1）北美母乳银行协会（Human Milk Banking Association of North America，HMBANA），是北美地区，包括美国、加拿大和墨西哥的唯一一个母乳捐赠管理机构。该机构由多个专业的医疗团队组成，负责宣传、支持母乳捐赠，并制定北美地区母乳捐赠的流程和标准。

该协会旗下管理的母乳银行一共有15家，协会网站上有这些母乳银行的详细信息。每个母乳银行也有自己专门的网站和社交网络主页，能提供更多详细信息和专业知识。

HMBANA做得很系统，是现今世界上最成熟的母乳管理机构，持续时间最久，影响范围最广。

（2）世界上其他地方母乳捐赠情况如何呢？巴西母乳银行数量最多，共210家。得益于这些母乳银行的努力，巴西的新生儿死亡率从1990年至今降低了73%。欧洲地区共有203家母乳银行，澳大利亚有5家，南非也有类似的机构。

（3）我国的母乳银行上哪儿找？中国母乳库由中国母乳喂养行动联盟管理。世界上所有国家和地区的母乳银行信息，包括我国现有的母乳银行，都能在其官网（http://www.caba.org.cn）查到。当然，相比这些国家，我国的母乳银行管理系统还有很长的一段路要走，不过已经有相当多的妈妈因此获益。

4. 捐赠的母乳安全吗

捐赠者会接受专业医务人员详细的调查，包括既往病史、生活方式等，还要接受血液测试。这个流程跟义务献血有些类似。以目前的检测手段，安全性是非常高的。

鉴于母乳成分时时刻刻在变化，每个人的奶水也不尽相同，母乳银行工作人员会将奶水化冻，取样进行一系列检测，根据检测结果，不同捐赠者的母乳可能会被有选择性地混合，再被封装。这些奶水会按照宝宝生长各阶段的营养需求来"配"，类似奶粉分段。

之后对这些"配"好的母乳还会进行一次巴氏消毒，最大限度保留母乳的营养成分。

这些消毒过的奶水再次被深度冷冻保存，分配到各个医院或有需要的家庭。

5. 如何捐赠母乳

我们需要做的是，将母乳装进储奶袋，密封好，标明封装日期，放进冰箱下层进行冷冻。然后可以捐赠给母乳银行的接收中心。注意，冷冻奶不要超过4个月。

一些机构可以接受邮寄，不过冷冻母乳保存操作颇有些麻烦。很少有母乳银行提供上门收奶的服务（第一次捐赠肯定要到专门的机构，做些基本的病史采集和体格检查）。目前我国这方面还不是很完善，亟待改进。

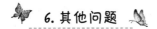 6. 其他问题

（1）我们希望这些珍贵的奶水不要被母子都健康的家庭滥用，优先供给有迫切医疗需要的宝宝，比如早产、生病的宝宝。

因此，珍贵的资源如何分配是个难题。我们可以向世界上比较成熟的母乳捐赠机构借鉴。他们有专人对宝宝进行评估，很多时候也需要医生的处方，保险公司需要承担这部分费用，也会把关。

（2）我们依然希望妈妈对自己的母乳有信心，尽量亲自喂哺，而不要过分依赖别人的奶水。

如果母乳银行中的奶水唾手可得，会不会让那些本来有可能亲自喂哺的妈妈放弃亲自喂哺呢？

好在母乳资源相比奶粉还是珍贵很多，一般情况下，这些机构会把关，不会滥用。这些机构也不存在商业买卖性质，资源分配还是能在不少环节被严格把关的。

孙时进教授：

我对于冯欣源的工作非常支持！本套书十分细致全面！上天赋予了女性独有的哺育的功能，冯欣源在完美地行使这一天赋时，她就是天使，完美地履行母亲职责就是在完成她的使命和行使她的天职。而她做的这一切不单是为她自己和她的家庭，也是为整个社会。

（孙时进教授简介：复旦大学心理研究中心主任，教育部中小学心理健康教育专家指导委员会委员，中国心理卫生协会大学生心理咨询专业委员会副主任委员，上海市心理学会副会长，上海高校心理咨询协会会长，教育部"九五"人文社科项目"团体心理咨询的理论与应用研究"等课题的负责人，发表论文多篇，出版专著多部。）

罗教讲教授：

看了冯欣源的书，感慨良多。毕业于国内顶级医学院的她曾经是医生，现在对儿童心理学感兴趣，边读书边自己带两个孩子，非常不容易。无论是从科学实践还是人文关怀的角度看，本书都有非常强的可信度和可读性！希望她能通过她的书，将科学育儿、轻松快乐育儿、做美好自己的理念传播出去，让更多人分享宝宝和自己一起成长的喜悦。我认为她是在为社会做贡献！我对她的工作鼎力支持。

（罗教讲教授简介：武汉大学社会学院教授，武汉大学社会发展研究所所长。湖南师范大学心理学学士，南开大学社会学硕士，武汉大学经济学博士。研究方向：社会心理学、经济社会学。学术兼职：湖北省社会学会秘书长、湖北省社会心理学会会长。1996—1997年，美国爱荷华大学访问学者；2002—2003年，美国哈佛大学访问学者。）

冯玲教授：

冯欣源是个有心人，将自身经历和在产科病房的观察描写得丝丝入扣！我们的新妈妈们何尝不会遇到书中林林总总的疑问？如今剖宫产率居高不下，多数妈妈或多或少都会在早期遇到哺乳方面的各种问题。本书综合了国内外权威文献，并非常"接地气"地解答了我们非常常见的中国式疑问，这一点非常好！国内还没有这样的书出现。我们在门诊和病房何尝不是被这些问题缠身？内容相当实用，相信会对新妈妈们有很大的帮助。

（冯玲教授简介：华中科技大学同济医学院附属同济医院围产医学科主任医师，副教授，博士生导师，现任中华医学会武汉分会妇产科学会委员兼秘书，中华医院管理学会病案专业委员会委员，湖北省及武汉市医疗事故鉴定委员会专家成员。1984年毕业于中山医科大学医疗系，从事妇产科工作30年，对处理产科急危重症有着丰富经验。曾参加国家"七五""八五""九五"攻关课题的研究，主持或参加3项国家级和6项省部级课题研究，发表文章30余篇。1998年赴德国汉堡BMK医院进修妇产科临床，2007—2009年赴莱索托，任援外医疗队队长。）

刘爱国教授：

从一个儿科医生的角度来看，冯欣源的视角很独特，她不仅在医疗上有相当的见地，也从一个有两个孩子的妈妈的角度亲身实践，细致入微地阐述了有关哺乳和育儿的各项事宜。很多知识，对我们的工作也非常有助益。

（刘爱国教授简介：华中科技大学同济医学院附属同济医院儿科主任医师，教授，医学博士，硕士生导师，儿童血液病科医疗副主任。现任中华医学会儿科血液分会青年委员，美国留学做博士后研究。1997年毕业于原同济医科大学，长期从事儿科临床工作，经验丰富。）

梅伟教授：

　　冯欣源曾是我的学生，工作期间非常用功，认真仔细，知识面很广，也很善于观察和学习，对患者十分负责任、友善和热情，也乐于帮助他人。她在麻醉科分属小儿外科和妇产科均工作了一年，对儿科、妇产科常见病及麻醉都有深入的了解。她的书在科里反响挺不错，很实用！我们都很想念她。希望她的书能够帮助更多的人。

　　（梅伟教授简介：华中科技大学同济医学院附属同济医院麻醉科副主任，医学博士，教授，主任医师。中华医学会麻醉学分会老年麻醉学组副组长，中国医师协会麻醉学医师分会委员，中华医学会麻醉学分会中青年委员，中国药理学会麻醉药理学专业委员会委员，《Medicine》杂志学术编辑，《中华麻醉学杂志》和《临床麻醉学杂志》通讯编委，2005—2008 年于德国 Charite 医学院麻醉与重症监护专科完成麻醉专科医师培训。擅长神经阻滞麻醉、心血管麻醉和经食道超声。主要研究方向为急性疼痛基础与临床研究。第一或通讯作者发表 SCI 收录论文 9 篇。主编人民卫生出版社出版的专著《超声定位神经阻滞图谱》，参编著作 6 部。主持国家自然科学基金研究课题 1 项，主持湖北省自然科学基金研究课题 3 项。）